中华传统医学养生丛书

传世国医灵方

上海科学技术文献出版社

Shanghai Scientific and Technological Literature Press

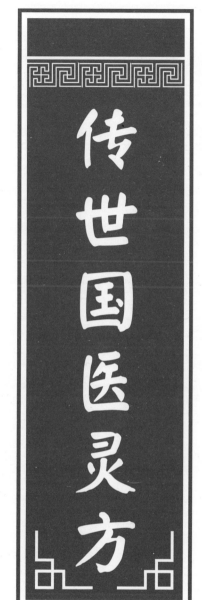

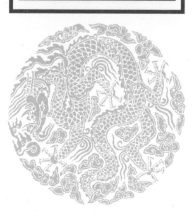

>>前 言

在世界文化科技史上,中医是惟一一个历经两千余年的积淀,仍能焕发勃勃生机的文化与科技奇迹,并且流传至今。中医药方是传统中医的智慧结晶和组成部分,应当称得上是精密科学;也可以这么说,如果没有那些神奇灵妙的药方,中医必将黯淡无光,奇迹也将无从谈起。

中医药方讲求辨证施治、君臣佐使,在治疗各种疾病时,常常能收到奇特的疗效;但中医药方散见于各种医学典籍之中,难以查找。为了在一定程度上解决这个难题,本书从上百种古医典籍中选取了多种验方、秘方,另外还搜集了部分民间流传的药方,并且根据其主治疾病加以分类整理,汇编成书。

由于本书是资料整理汇集,药方主要来自古医书和民间,未经编者科学验定,仅可供专业医生处方时参考,一般患者使用需专业医生指导。

本书部分药方属民间流传方剂,无法标明确切出处,特此说明。

因本书编者学术水平有限,难免挂一漏万,存有遗珠之憾。敬请专家指正。

编者
2016 年 8 月

目 录
contents

第一篇　皮肤科

升麻

第二篇 内 科

第三篇　妇　科

传世国医灵方

第四篇　儿　科

第五篇　眼　科

第六篇　耳鼻喉科、口腔科

第七篇　外伤科

传世国医灵方

第一篇 皮 肤 科

　　皮肤是人体最大的组织器官,也是人体抵御病菌的第一道防线。因而,皮肤一旦发生病变,便会给人们的工作、生活带来极大的困扰。祖国医学认为,皮肤病虽表现在外,但其病因却大多是由于体内阴阳失调和脏腑功能失调所致,只要调理好体内的失调,便能达到治疗皮肤病的目的。千百年来,历代医者们流传下来诸多良方,使得皮肤病的治疗多了其他的途径。

湿　疹

地黄饮

　　【来源】　《医宗金鉴》卷七十四。

　　【功用】　凉血润燥,祛风止痒。

　　【主治】　血风疮、旋耳疮迁延日久,血虚化燥生风,身体或耳内生疮如粟米,瘙痒无度,疮面粗糙,上覆痂皮或鳞屑,心烦便秘,夜不得寐。

　　【组成】　生地黄、熟地黄、何首乌(生)各9克,当归6克,丹皮、黑参、白蒺藜(炒,去刺)、僵蚕(炒)各4.5克,红花、甘草(生)各1.5克。

　　【用法】　上药以水煎,早、晚各服。

　　【禁忌】　服药期间,忌食辣椒、酒、鸡、鹅。

黄芪化毒汤

　　【来源】　《外科大成》卷四。

　　【功用】　益气养血,化毒排脓。

　　【主治】　干疥瘙痒,见血无脓。

　　【组成】　黄芪(生)15克,连翘6克,防风、当归、何首乌、白蒺藜各3克。

　　【用法】　上药以水煎服。

　　【加减】　日久不干,加白术6克,茯苓3克。

椒粉散

　　【来源】　《兰室秘藏》卷下。

【主治】 睾丸湿痒疼痛,秋冬甚、夏月减者。

【组成】 肉桂 0.6 克,川椒、当归梢、猪苓各 0.9 克,蛇床子、黑狗脊各 1.5 克,麻黄根 3 克,轻粉少许,红花少许,斑蝥 2 个。

【用法】 上药共研为细末。干涂于患处。

【禁忌】 忌在风寒冷湿处坐卧。

 藜芦膏

【来源】 《备急千金要方》卷五。

【主治】 小儿头疮,以及蜗疮、癣疮、湿疮,久而瘙痒不生痂。

【组成】 藜芦、黄连、雄黄、黄芩、松脂各 90 克,猪脂 250 克,矾石 150 克。

【用法】 上药,研末,煎令调和。先以赤龙皮(榭木皮)、天麻汤洗,再涂抹药膏。

脂溢性皮炎

 养血润肤饮

【来源】 《外科证治全书》。

【主治】 面游风,初起面目水肿,燥痒起皮,如白屑风状,渐渐痒极,延及耳项,有时痛如针刺。现用于治疗皮肤瘙痒症、牛皮癣静止期(血虚风燥型)、红皮症等病久血虚风燥而见皮肤干燥、脱屑、瘙痒,舌质红等。

【组成】 当归 9 克,熟地、生地、黄芪各 12 克,天冬(去心)、麦冬(去心)各 6 克,升麻、黄芩片各 3 克,桃仁泥、红花各 2 克,天花粉 4.5 克。

【用法】 水煎,温服。

【加减】 如大便燥结,可加大麻仁、郁李仁各 9~15 克;如风盛痒甚,加明天麻 4.5 克,同时宜配合外治,如生猪油或鳗鲡油涂抹局部。

【禁忌】 药后禁食荤腥,如鱼、虾、螃蟹和辣椒、生姜等刺激性饮食。

 神梭散

【来源】 《扶寿精方》。

【功用主治】 去风屑垢腻。

【组成】 当归、白芷、黑牵牛、诃子、荆芥、侧柏叶、威灵仙各等份。

【用法】 上药共研为细末。临卧擦发内,次早理之。

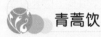 日光性皮炎

 青蒿饮

【来源】 《洞天奥旨》卷十三。
【主治】 日晒疮。
【组成】 青蒿 30 克。
【用法】 上药捣碎。以冷水冲之,取汁饮,将渣敷于疮上。

 柏黛散

【来源】 《洞天奥旨》卷十三。
【主治】 日晒疮,火瘢疮。
【组成】 黄柏、青黛各 6 克。
【用法】 上药各研末。麻油调搽。

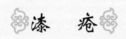 漆　疮

 柳枝膏

【来源】 《普济方》卷四〇七。
【主治】 漆疮,四肢壮热。
【组成】 垂柳枝 150 克,苦参 60 克,黄芩 30 克。
【用法】 上药研为粗末。每服 30 克,以水 500 毫升煎至 250 毫升,滤去药渣,碾入好墨半匙,拌匀,再熬成膏,以瓷盒盛,候冷,每用少许,涂于疮上。

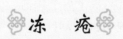 冻　疮

 阳和解凝膏

【来源】 《外科全生集》。
【异名】 阳和膏(《经验方》卷上)。
【功用】 温经和阳,行气活血,祛风散寒,化痰通络。
【主治】 寒湿凝滞所致之阴疽、流注、瘰疬、冻疮、乳癖等阴性疮疡;兼治筋骨

酸痛,寒性疟疾(贴背心)。现用于淋巴腺结核及胸壁结核硬节期,Ⅰ度、Ⅱ度冻伤,骨与关节结核初期等。

【组成】 新鲜大力子根、叶、梗 1.5 千克,活白凤仙梗 120 克,川附、桂枝、大黄、当归、肉桂、官桂、草乌、川乌、地龙、僵蚕、赤芍、白芷、白蔹、白及各 60 克,川芎 120 克,续断、防风、荆芥、五灵脂、木香、香橼、陈皮各 30 克,乳香末、没药末各 60 克,苏合油 120 克,麝香 30 克。

【用法】 先以菜油 5 千克煎大力子、白凤仙,煎枯去渣;次日除后四味外,余药入油内煎枯,去渣滤净;过夜油冷后称准分量,每 500 克油加黄丹(炒透)210 克,搅拌,熬至滴水成珠,不粘指为度,离火放冷;将后四味研为细末,加入油内搅和。半月后加热融化,摊布上,贴患处。

如神散

【来源】 《卫生宝鉴》卷十三。

【主治】 冻疮,皮肤溃烂,痛不可忍。

【组成】 川大黄适量。

【用法】 上药研为末。新汲水调,搽于疮面。

柏叶膏

【来源】 《圣济总录》卷一三四。

【异名】 柏叶散(《普济方》卷三○○)。

【主治】 冻疮。

【组成】 柏叶(炙干为末)120 克,杏仁(去皮研末)30 克,头发 30 克,盐(研)15 克,乳香(研)7.5 克,黄蜡 30 克,油 700 毫升。

【用法】 上七味药先煎油沸,次下后五味药,以发消失为度,次下黄蜡搅匀,瓷器中收。先以冷开水洗疮,以棉布裹干,后以药涂,即以软帛包裹,勿令寒气侵入,每日一洗一换,如疮渐愈,即三四日一换。

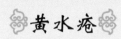

黄水疮

川粉散

【来源】 《外科大成》卷三。

【主治】 月食疮及黄水疮等。

【组成】 穿山甲(炒)、铅粉(炒)、轻粉(隔纸微炒)各适量。

【用法】 上药共研为末。搽患处;干则用麻油调敷。

升麻消毒饮

【来源】 《医宗金鉴》卷七十四。

【主治】 黄水疮。

【组成】 当归尾、赤芍药、金银花、连翘(去心)、牛蒡子(炒)、栀子(生)、羌活、白芷、红花、防风、甘草(生)、升麻、桔梗(小剂各 3 克;中剂各 5 克;大剂各 6 克)。

【用法】 上药用水 400 毫升,煎至 320 毫升,空腹服。

【加减】 若疮生于头面,除去当归尾、红花。

青蛤散

【来源】 《外科大成》卷三。

【功用】 清热解毒,燥湿杀虫。

【主治】 黄水湿热等疮。

【组成】 蛤粉(煅)30 克,石膏(煅)30 克,轻粉 15 克,生黄柏 15 克,青黛 9 克。

【用法】 上药共研为末。先用麻油调成块,次加凉水调稀,将疮洗净,薄涂患处。

蛇床子汤

【来源】 《医宗金鉴》卷六十九。

【功用】 清热燥湿,祛风止痒。

【主治】 肾囊风,干燥极痒,喜浴热汤,甚起疙瘩,形如赤粟,麻痒,搔破浸淫脂水,皮热痛如火燎。

【组成】 威灵仙、蛇床子、当归尾各15 克,缩砂壳 9 克,土大黄、苦参各 15 克,老葱头 7 个。

【用法】 上药以水 1 升,煎数滚,倾入盆内,先熏,候温浸洗。

浸淫疮

螵蛸散

【来源】 《景岳全书》卷五十一。

【主治】 湿热破烂,毒水淋漓等疮,或下部肾囊足股肿痛,下疳诸疮。

【组成】 海螵蛸(不必浸淡)、人中白(或人中黄、硇砂亦可)各等份。

【用法】 上药共研为细末。先以百草多煎浓汤,趁热熏洗后,以此药搽患处;如干者,以麻油或熬熟猪油或蜜水调敷。

【加减】 若肿痛甚者,加冰片少许更妙;若湿疮脓水甚者,加密陀僧等份,或煅过官粉亦可,煅制炉甘石更佳。

燥湿丹

【来源】 《青囊秘传》。

【主治】 浸淫疮。

【组成】 蛇床子适量。

【用法】 上药研末,干搽患处。

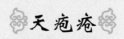

天疱疮

石珍散

【来源】 《外科正宗》卷四。

【功用】 清热泻火,燥湿止痒。

【主治】 天疱疮,日久破烂,疼痛不已,脓水淋漓。现用于急性、亚急性皮炎。

【组成】 石膏(煅)、轻粉各30克,青黛、黄柏末各9克。

【用法】 上药共研细。先以甘草(炙)汤洗净,后以此药搽之,疼痛即止。

玳瑁汤

【来源】 《奇效良方》卷六十五。

【主治】 豌豆疮及赤疮疹子。

【组成】 生玳瑁、生犀角各以冷水浓磨汁 200 毫升。

【用法】 同搅令匀,每服 50 毫升,微温,一日 5 服为佳。

柏叶散

【来源】 《外科方外奇方》卷四。

【主治】 天疱疮。

【组成】 石柏末 4.5 克,轻粉 3 克,雄黄 3 克,青黛 6 克,滑石 3 克,寒水石(煅)6 克,银朱 4.5 克,辰砂 1.5 克,铅粉 6 克,侧柏叶末 3 克。

【用法】 上药共研为细末。丝瓜叶汁调涂。

解毒泻心汤

【来源】 《外科正宗》卷四。

【功用】 清心解毒。

【主治】 心经火旺,酷暑时生天疱,发及遍身者。

【组成】 黄连、防风、荆芥、山栀、黄芩、牛蒡子、滑石、玄参、知母、石膏各 3 克,甘草(炙)、木通各 1.5 克。

【用法】 上药加水 400 毫升,以灯心草 20 根为药引,煎至 320 毫升,空腹时服。

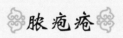

何首乌汤

【来源】 《疡医大全》卷三十五。

【功用】 清利湿热,祛风解毒。

【主治】 湿热风毒,遍身脓窠,黄水淋漓,肌肉破烂。

【组成】 何首乌、黄连、防风、金银花、荆芥、苍术、白鲜皮、甘草(炙)、苦参、连翘、木通等量。

【用法】 上药以灯心草为引,水煎服。或磨为细末,水叠为丸,每服 9 克,用淡酒送下。

【加减】 溏泄,加泽泻;夏热,加栀子、黄芩;身痒,加白蒺藜;脾胃弱者,去苦参,加赤茯苓。

鲫鱼膏

【来源】 《疡医大全》卷七。

【主治】 无名肿痛,脓窠疮疖。

【组成】 大蛤蟆、活乌背鲫鱼各 7 个,蓖麻仁 360 克。

【用法】 麻油 1 千克,同蛤蟆、鲫鱼、蓖麻仁文武火熬枯,滤去渣,熬至滴水成珠,离火,入轻粉 120 克,铅粉 360 克,收藏。临用取膏摊贴。

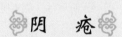 **阴 疮**

 牡蛎散

【来源】 《普济方》卷三〇一。

【主治】 阴囊两旁生疮,阴湿水出,奇痒难忍;或两腋、手足心湿汗。

【组成】 枯白矾 120 克,黄丹(炒)60 克,牡蛎粉 60 克。

【用法】 上药共研为细末。遇夜睡时,手捏药于痒痛处擦之,不一时又擦之。三四次后顿减。次夜再擦,虽大减又擦。后日自然平复。如腋汗者顿擦即可。脚汗先擦大减,又擦后装药于靴,或鞋底上、脚板上涂药,或缠脚裹之亦可。

 蓝叶散

【来源】 《仁斋直指》卷二十四。

【主治】 诸丹发热赤肿。

【组成】 白芷、柴胡、知母、杏仁(去皮)、川芎、赤芍药、生地黄、川升麻、干葛、甘草(生)各 7.5 克,烂石膏、栀子仁各 3.75 克,蓝叶(晒干)7.5 克。

【用法】 上药锉细。每次 4.5 克,以水煎服。

【加减】 热甚,加黄芩、玄参。

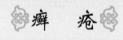 **癣 疮**

 三神丸

【来源】 《圣济总录》卷一三七。

【主治】 一切癣疾。

【组成】 蒺藜(炒)、海桐皮(锉)、草乌头(盐炒熟,去盐不用)各30克。

【用法】 上药同研细末,以面糊调和为丸,如绿豆大。每服10～15丸,温水或盐汤送下。

 土大黄膏

【来源】 《外科正宗》卷四。

【主治】 干湿顽癣,不论新旧,但皮肤顽厚,串走不定,惟痒不痛者。

【组成】 硫黄240克,生矾120克,点红川椒60克。

【用法】 上药各研为末,用土大黄根捣汁,和前药调成膏。新癣抓损搽之,多年顽癣加醋调搽,如日久药干,以醋调搽,牛皮癣用穿山甲抓损搽之。

 土荆皮散

【来源】 《青囊立效秘方》卷一。

【主治】 一切风湿癣癞痒风。

【组成】 土荆皮、吴茱萸、洋庄、西丁、人信、斑蝥、番八仁、明矾、川椒、细辛、海桐皮、槟榔、胆矾、煅皂矾、皮硝、巴豆仁、蛇床子、烟胶、雄黄、桃丹各9克。

【用法】 上药共研为细末。烧酒浸搽。

 川槿散

【来源】 《鲁府禁方》卷四。

【主治】 一切顽癣。

【组成】 大斑蝥7个(小者10个,去头、足),巴豆(去油)5个,川槿皮(研为末)9克。

【用法】 上药三味,共研为细末。用醋调搽。稍时作痛起泡,泡落即愈。

 马蹄膏

【来源】 《外科大成》卷四。

【主治】 一切癣。

【组成】 白马蹄(煅存性)。

【用法】 上药共研为末。取马齿苋捣烂,加水煎成膏,搽于患处。

马齿苋膏

【来源】 《医宗金鉴》卷六十二。

【主治】 杨梅遍身如癞,发背诸毒,顽疮、臁疮,久不收口,及湿癣、白秃、丹毒等。

【组成】 马齿苋。

【用法】 上药一味,干品每次 30～60 克,鲜品 60～120 克,水煎或酒水煎服;外用捣烂外敷,或取汁用。

玉容肥皂

【来源】 《疡医大全》卷十二。

【异名】 玉容肥皂丸(《冯氏锦囊》卷十九),肥皂丸(《丹溪心法附余》卷二十四)。

【功用】 祛瘢润肤。

【主治】 白斑,黑点,白癜,诸般疮痕。

【组成】 白芷、白附子、白蒺藜、白僵蚕、白及、白丁香甘松、草乌、杏仁、绿豆粉各 30 克,儿茶 9 克,密陀僧、樟脑各 15 克,白蔹、山柰、猪牙皂各 12 克、皂角(去里外皮筋并子,只取净肉)12 克,轻粉 9 克。

【用法】 先将皂角肉捣烂,入鸡蛋清调和,晒去气息,将各药末同皂角、鸡蛋清和丸。搽于面部。

必效散

【来源】 《医宗金鉴》卷七十四。

【功用】 杀虫止痒。

【主治】 年久顽癣。

【组成】 川槿皮 120 克,海桐皮、大黄各 60 克,百药煎 42 克,巴豆(去油)4.5克,斑蝥(全用)1 个,雄黄、轻粉各 12 克。

【用法】 上药共研为极细末。用阴阳水调药,将癣抓损,薄敷。药干待自落。

何首乌散

【来源】 《太平惠民和剂局方》卷八。

【功用】 养血祛风。

【主治】 脾肺风毒攻冲,遍身疥癣瘙痒,或生隐疹,搔之成疮,肩背拘倦,肌肉顽痹,手足皲裂;并治紫癜、白癜。

【组成】 荆芥穗、蔓荆子(去白皮)、蚵蚾草(去土)、威灵仙(净洗)、何首乌、防风(去芦、叉)、甘草(炙)各25克。

【用法】 上药捣罗为末。每服3克,饭后用温酒或沸汤调下。

 青金散

【来源】 《证治准绳·幼科》卷三。

【主治】 小儿疥癣眉炼,或延及遍身瘙痒,或脓水淋漓,经年不愈。

【组成】 松香60克,蛤粉15克,青黛7.5克。

【用法】 上药研为末。用烛油调搽,或干搽之。

 苦参丸

【来源】 《太平惠民和剂局方》卷一。

【主治】 风湿热毒攻于皮肤,时生疥癞,瘙痒难忍,时出黄水;及麻风手足烂坏,眉毛脱落。

【组成】 苦参100克,荆芥(去梗)500克。

【用法】 上药共研为细末,水糊为丸,如梧桐子大。每服30丸,食后用茶或荆芥汤送下。

 苦参汤

【来源】 《疡科心得集》。

【主治】 一切疥癞疯癣。

【组成】 苦参、蛇床子、白芷、金银花、野菊花、黄柏、地肤子、大菖蒲各等份。

【用法】 用河水煎汤,临洗入4~5枚猪胆汁,洗2~3次可愈。

【禁忌】 忌食发物及吹风。

 枯矾散

【来源】 《外科正宗》卷四。

【主治】 脚湿痒。

【组成】 枯矾 15 克,石膏(煅)、轻粉、黄丹各 9 克。

【用法】 上药共研为末。温汤洗净,搽之即愈。

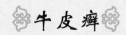 ## 牛皮癣

 ### 立止散

【来源】 《普济方》卷二八一。

【主治】 牛皮癣。

【组成】 冬瓜皮(烧灰)。

【用法】 上药共研为末。以油调搽于疮上。

 ### 百部膏

【来源】 《医学心悟》卷六。

【主治】 牛皮癣。

【组成】 百部、蓖麻子(去壳)、白鲜皮、鹤虱、黄柏、当归、生地各 30 克,黄蜡 60 克,明雄黄末 15 克,麻油 240 毫升。

【用法】 先将百部等前七味入油熬枯,滤去渣,再将其熬至滴水成珠,下黄蜡,至入水不散为度,起锅;将雄黄末和入,稍冷,倾入瓷钵中收贮,退火备用。用时搽敷于患处。

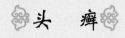 ## 头 癣

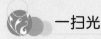 ### 一扫光

【来源】 《万病回春》卷七。

【主治】 小儿头疮。

【组成】 细茶 9 克(口嚼烂)、水银(入茶内研)3 克,牙皂、花椒各 6 克。

【用法】 上药研为细末。麻油调搽。

 ### 苦参洗汤

【来源】 《备急千金要方》卷五。

【主治】 小儿头疮。

【组成】 苦参、黄芩、黄连、黄柏、甘草（炙）、大黄、川芎各9克，蒺藜6克。

【用法】 上八味，嚼碎。以水600毫升，煮取300毫升，渍布拓疮上，一日数次。

 肥油膏

【来源】 《医宗金鉴》卷六十三。

【主治】 秃疮初起。

【组成】 番木鳖18克，当归、藜芦各15克，黄柏、苦参、杏仁、狼毒、白附子各9克，鲤鱼胆2个。

【用法】 用麻油300克，将前药入油内，熬至黑黄色，去渣，加黄蜡36克，溶尽，用布滤过罐收。每次用蓝布裹于手指，蘸油少许搽疮。

 黄粉膏

【来源】 《圣济总录》卷一八二。

【主治】 小儿头上恶疮。

【组成】 胡粉、黄连末各30克，水银1克，糯米22粒，赤小豆14粒（和黄连捣）。

【用法】 上药研为细末。先将水银于手掌中以唾液研化，即以麻油调药，与水银和匀，涂疮上。

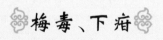 梅毒、下疳

 二龙丹

【来源】 《疡科纲要》卷下。

【功用】 消毒退肿，长肉生肌。

【主治】 下疳。

【组成】 龙衣2条（大者，烧灰），龙骨15克，鹅管石、海螵蛸（煅）、炉甘石（制飞）各12克，乌芋粉30克，冰片9克。

【用法】 上药各为极细末，和匀。用鸡蛋黄熬油调涂。

二灵丹

【来源】 《疡医大全》卷二十四。

【主治】 下疳初起流脓。

【组成】 儿茶 3 克，冰片 0.9 克。

【用法】 上药研匀。将疮先用冷茶或甘草（炙）汤洗净晾干，以鸡翎将药扫上。

 ## 二子消毒散

【来源】 《外科大成》卷二。

【主治】 玉茎上生疮，外皮肿胀及杨梅疳等。

【组成】 皂角子、肥皂子、僵蚕、蝉蜕、杏仁（去皮、尖）各 7 个、猪牙皂 1 条、金银花 9 克，防风、荆芥、牛膝各 3 克，猪板油 60 克，土茯苓 15 克。

【用法】 上药用水 1.6 升，煎至 600 毫升，分 3 次服。

十味淡斋方

【来源】 《疡科心得集》卷下。

【主治】 下疳广疮，误服轻粉升药，致烂喉塌鼻，遍体骨节酸楚，或腐烂不堪。

【组成】 川贝母（去心，生研）30 克，白芷（焙）30 克，防风（焙）30 克，海螵蛸（浸淡，漂净，去甲）30 克，当归（炒）30 克，川芎（炒）30 克，金银花（晒）30 克，花粉（晒）30 克，半夏（姜汁制炒）30 克，南星（姜汁制炒）45 克。

【用法】 各药放入瓦盆内炒，用木槌于石臼内打成末，筛净，分为 21 服，每服 15 克，每日用鲜土茯苓 500 克，不见铁器，于石臼内捣碎，放于瓦罐中，用河水 3 升，煎至 1.5 升，去渣，下药末 15 克，再煎至 750 毫升，早、午、晚各服 250 毫升。服此药 63 日收效。

【禁忌】 煎药时忌一切金、银、铜、铁、锡器；服药期间，须忌一切盐味。

 ## 八宝丹

【来源】 《种福堂公选良方》卷三。

【主治】 广疮结毒。

【组成】 真犀黄 3 克，血珀 6 克，珍珠 6 克，冰片 3 克，乳香 15 克，面粉 24 克，辰砂 6 克，飞滑石 12 克。

【用法】 上药研为细末。每日调服。

儿茶散

【来源】 《疡医大全》卷二十四。

【主治】 下疳。

【组成】 铜绿适量(煅红,放地上冷定,再煅再冷定,研细),儿茶适量。

【用法】 上药研细和匀。外搽用。

九龙丹

【来源】 《外科正宗》卷三。

【异名】 九龙败毒丸(《经验奇方》卷上)。

【主治】 鱼口、便毒,骑马痈,横痃等初起未溃,及梅毒初起,遍身见有红点,或阳物肿痛破烂者。

【组成】 儿茶、血竭、乳香、没药、巴豆(不去油)、木香各等份。

【用法】 上药研为末,与生蜜调成一块,瓷盒盛之,团成寒豆大的小丸。每服9丸,空腹时用热酒适量送下。大便行四五次,再吃稀粥。肿甚者,间日再用一服自消。

土萆薢汤

【来源】 《景岳全书》卷六十四。

【主治】 杨梅疮,瘰疬,咽喉恶疮,痈漏溃烂,筋骨拘挛疼痛。

【组成】 土萆薢60～90克。

【用法】 上药以水600毫升调匀,煎取400毫升,不拘时候,徐徐服之。若患久或服攻击之剂致伤脾胃气血,以此一味为主,外加对证之药,无不神效。

千里光明汤

【来源】 《寿世保元》卷九。

【主治】 杨梅疮毒邪陷伏,延溃不能杜绝,手足心皮干枯类似白鹅掌风,筋骨疼痛,并起风块。

【组成】 青木香、黄连、黄柏、黄芪、荆芥、防风、苦参、苍耳子、蛇床子、羌活、升麻、麻黄、甘草(炙)各15克,鸡肠草(焙)、冬青叶(焙)各适量。

【用法】 上药作为一剂。用布包,水煮,于无风处洗浴,凉了再加热。出微汗拭干。

【附注】 原书用本方治上症,同时以托里解毒汤内服。

 ## 广毒至灵丹

【来源】 《疡科心得集》卷下。

【主治】 梅疮透顶,下疳结毒。

【组成】 生大黄(晒研)90克,生川连(晒研)15克,广珠15克,黄芩(盐水炒)30克,朱砂9克,百部(盐水炒)30克,核桃夹(盐水炒)30克,肥皂夹灰60克,血余60克,骨余(土拌炒)15克。

【用法】 上药研为末,与陈酒搅拌制丸。每日早服9克,夜服6克,陈酒送下;不吃酒者,夏枯草汤送下。

 ## 己字化毒丸

【来源】 《疮疡经验全书》卷六。

【主治】 梅疮毒结于脾胃二经,外发小块,肌肉蛀烂蔓延,或发大块破溃,或手足生鹅掌风癣,或传他经致生别病。

【组成】 牛黄、牙皂各1.5克,木香6克,生牛乳3克,乳香、没药各5.1克,穿山甲、白鲜皮、朱砂、雄黄、月月红各4.5克,熟大黄、僵蚕各6克,血竭5.1克。

【用法】 上药研为末,用神曲末15克打糊为丸,如梧桐子大,另研朱砂为衣。每早空腹服13丸,晚空腹服9丸,人参煎汤送下,砂糖汤亦可。病去药减,如余毒未尽,药不可撤。百日内勿使大劳大怒,顺时调理。

 ## 卫生宝丹

【来源】 《惠直堂经验方》卷一。

【主治】 痈疽,发背,疔疮,无名肿毒,杨梅,痔疮,跌打损伤,蛇、蝎、疯犬咬伤,伤寒,瘟疫发狂,喉风;赤白痢疾,霍乱吐泻;小儿急慢惊风,五痈五痢。

【组成】 山慈姑、川文蛤、红芽大戟、千金子各60克,麝香、西牛黄、珍珠、明雄黄、乳香(去油)、没药(去油)、朱砂、琥珀(蜜珀不用)、丁香、沉香各9克,金箔10帖。

【用法】 上药研为细末,糯米粉煮糊,木臼捣散,印锭,每锭3克。每服1锭,重者连服 2 锭。取通利后,以温粥补之。痈疽、外伤等以酒磨服或调服;伤寒、瘟疫、喉风以薄荷汤冷磨服;霍乱、痢疾以姜汤磨服;小儿惊风、疳积以薄荷浸水磨浓汁加蜜服。

【禁忌】 孕妇忌服。

五宝散

【来源】 《医宗金鉴》卷六十九。

【功用】 清热解毒,祛腐消痰。

【主治】 疳疮。

【组成】 石钟乳 12 克,朱砂 3 克,珍珠(豆腐内煮 20 分钟取出)6 克,冰片 3 克,琥珀 6 克。

【用法】 各研极细,和一处再研数百转,瓷罐蜜收。用药 6 克,加飞罗面 24 克,再研和匀。每次用土茯苓 500 克,水 2 升,煎至 1.25 升,滤去渣,分 5 次服,每次加五宝散 0.3 克和匀,量病上下服,每日用 10 次。如鼻子溃烂,每日土茯苓内加辛夷 9 克煎服,引药上行。

【禁忌】 服药期间,忌食海鲜,羊、牛、鹅肉,火酒,煎炒;戒房事等。

苓姜饮

【来源】 《仙拈集》卷四。

【主治】 杨梅结毒,及玉茎烂完。

【组成】 土茯苓 500 克,生姜 120 克。

【用法】 分数次煎服,10 日内即愈。其溃处以药汁调面糊敷之。

炉甘丹

【来源】 《疡科纲要》卷下。

【功用】 拔毒止痛。

【主治】 下疳。

【组成】 上炉甘石(煅,黄连汤淬 4 次,拣净,研细,水飞,漂)60 克,上血竭 15 克,海螵蛸(去背)15 克,真轻粉 12 克,乌芋粉 20 克,漂牡蛎粉 30 克。

【用法】 上药各研极细,和匀,密贮。搽患处。

波斯散

【来源】 《青囊秘传》。

【主治】 下疳梅毒。

【组成】 珍珠9克,冰片6克,麝香、炙乳香、炙没药、儿茶、朱砂、轻粉各3克。

【用法】 上药共为细末。用人乳或猪脊髓调搽。

【加减】 痛,加血竭3克;痒,加枯矾少许;热,加牛黄9克,青黛3克;毒甚,加象牙屑、制甘石;瘀痛,加大土鳖3个;研开,加龙骨少许;蚀去下体龟头者,加龟头1个。

【附注】 或猪脊髓调搽亦可,原文脊髓前无"猪"字。

 珍珠散

【来源】 《外科正宗》卷三。

【异名】 月白珍珠散(《外科大成》卷一)。

【主治】 下疳皮损腐烂,痛极难忍;诸疮新肉已满,不能生皮;汤泼火烧,皮损肉烂,疼痛不止者。

【组成】 青缸花(如无,用头刀靛花代之,但不及缸花)1.5克,珍珠3克(入豆腐内煮数滚,研至极细无声),轻粉30克。

【用法】 上三味,研细如面粉,方收入罐。凡下疳初起皮损,搽之即愈;腐烂疼痛者,甘草(炙)汤洗净,猪脊髓调搽。如诸疮不生皮者,用此干搽,即可生皮。又妇人阴蚀痛,或新嫁内伤痛甚者,亦可搽此药。

 结毒紫金丹

【来源】 《外科正宗》卷三。

【主治】 杨梅结毒,筋骨疼痛,日久腐烂臭败,不堪闻者;或咽喉唇鼻破坏,诸药无效者。

【组成】 龟板(放炭火上炙焦,用新安酒浆,浓笔蘸浆涂上,反复炙涂3次,以焦黄为末)60克,石决明(煅红,童便内溃之,为末)、朱砂(明亮者,为末)各6克。

【用法】 共碾极细,烂米饭为丸,如麻子大。每服3克,量病上下,食前后服。筋骨疼痛者以酒服下;腐烂者以土茯苓汤服下。

莹珠膏

【来源】 《医宗金鉴》卷六十二。

【功用】 祛腐,定痛,生肌。

【主治】 溃疡,杨梅疮,臁疮,下疳。

【组成】 白蜡90克,猪脂油300克,轻粉(研粉)45克,樟冰(研末)45克。

【用法】 先将白蜡、猪脂油熔化,离火候温,入轻粉、樟冰搅匀,候稍凝,再入冰片末3克,搅匀成膏,罐收待用。用前先将甘草(炙)、苦参各9克,水煎,洗净患处,再贴此膏。

【加减】 杨梅疮,加红粉6克;顽疮、乳癌,加银朱30克;臁疮,加水龙骨9克或龙骨12克。

 萆薢汤

【来源】 《外科正宗》卷三。

【主治】 杨梅疮结毒,筋骨疼痛,头胀欲破及已溃腐烂。

【组成】 川萆薢6克,苦参、防风、何首乌各15克,威灵仙、当归、白芷、苍术、胡麻、石菖蒲、黄柏各1.8克,羌活、川椒各1.2克,龟板4.5克,红花1克,甘草(炙)15克。

【用法】 用水400毫升,煎至320毫升,临服入酒适量,病在上,食后服;病在下,空腹时服。

 黄柏散

【来源】 《杂病源流犀烛》卷二十八。

【主治】 下疳。

【组成】 黄柏(猪胆汁炙)9克,橄榄核(烧存性)、陈螺蛳(烧存性)各6克,儿茶、轻粉各4.5克。

【用法】 上药研为细末。先以甘草(炙)水洗净患处,再以药末搽涂。

 清肝渗湿汤(一)

【来源】 《外科正宗》卷三。

【主治】 阴囊玉茎潮湿肿胀,坠重作痛,小便不利。

【组成】 苍术、白术、茯苓、山栀、厚朴、泽泻、陈皮、木通、天花粉、昆布各3克，甘草(炙)1.5克，木香0.9克，川芎、当归各1.8克。

【用法】 用水400毫升，煎至320毫升，空腹时服。

【加减】 局部色红灼热者，加黄连、龙胆草各2.1克。

 ## 清肝渗湿汤(二)

【来源】 《外科正宗》卷三。

【主治】 肝经湿热下注，致成囊痈，阴囊红肿，发热焮痛，小便不利。

【组成】 川芎、当归、白芍、生地、柴胡、龙胆草、山栀、天花粉、黄芩各3克，泽泻、木通、甘草(炙)各1.5克。

【用法】 上药用水400毫升，加灯心草20根，煎至320毫升，空腹时服。

 ## 清肝渗湿汤(三)

【来源】 《外科正宗》卷四。

【主治】 肝经淤滞，湿火下注，阴部肿痛，时或作痒。

【组成】 川芎、当归、白芍、生地、山栀、黄连、连翘、龙胆草各3克，柴胡、泽泻、木通各2克，滑石6克，芦荟1.5克，甘草(炙)0.9克，防风2.4克。

【用法】 上药用水400毫升，加淡竹叶20片，灯心草20根，煎至320毫升，空腹时服。

 ## 琼花膏

【来源】 《外科大成》。

【功用】 祛风除湿，清热解毒。

【主治】 杨梅疮并结毒，筋骨疼痛；一切腰腿疼痛，诸毒恶疮。

【组成】 闹羊花根皮45克，五加皮、归身各60克，威灵仙30克，防风、荆芥、元参、花粉各45克，甘草(炙)30克。

【用法】 上药用麻油1.5升浸，煎如法，再用铅粉收膏，退火毒7日后可用。摊贴患处。

 ## 博金散

【来源】 《外科精义》卷十九。

【功用】 燥湿消肿,化腐生肌。

【主治】 下疳,臭烂肿痛。

【组成】 白矾、密陀僧各15克(白矾与密陀僧同为末,相和于砂锅内,火上炮汁尽)、白垩6克,黄丹、轻粉各3克,乳香1.5克,麝香少许。

【用法】 上为细末。先须另用槐枝、葱白、盐、甘草(炙)熬汤,淋洗2小时,拭干,搽上上药。每用药,须先洗浴,然后搽药,严重者3～5次即愈。

搜风解毒汤

【来源】 《本草纲目》卷十八。

【主治】 杨梅结毒,初起结肿,筋骨疼痛;及服轻粉药后筋骨挛痛,瘫痪不能动者。

【组成】 土茯苓12克,薏苡仁、金银花、防风、木通、木瓜、白鲜皮各6克,皂角子5克。

【用法】 上药用水400毫升,煎至200毫升,温服,一日3次。病深者月余,病浅者半月即愈。

【禁忌】 服药期间,忌食清茶,牛、羊、鸡、鹅、鱼肉,烧酒,面,戒房事。

【加减】 若气虚,加人参10克;血虚,加当归10克。

紫金丹

【来源】 《仙拈集》卷四。

【主治】 杨梅结毒,疼痛腐烂,甚至咽喉唇鼻破坏者。

【组成】 龟板(酒炙3次焦黄)60克,石决明(煅红,童便渍)、朱砂各6克。

【用法】 上药共研为末,烂米饭丸,如麻子大。每服3克,量病大小,食前后服之。筋骨疼痛,用酒送下;腐烂,用土茯苓汤送下。至重者,40日愈。

紫金膏(一)

【来源】 《外科大成》。

【主治】 杨梅结毒,溃烂顽硬,脓水淋漓。

【组成】 红矾、松香各等份。

【用法】 上药研为细末,加麻油调敷。临敷前先用苍术30克、川椒9克煎水熏洗患处,然后敷药,盖油纸,再以绢条扎紧,3日一换。

紫金膏(二)

【来源】《梅氏验方新编》卷七。

【主治】臁疮溃久,其色紫黑;杨梅结毒,腐烂作臭,脓水淋漓。

【组成】红矾、皂矾(煅)、净松香各60克。

【用法】上药共研细末,加麻油调成膏。用时先以葱、艾汤洗患处,拭干,再厚厚地涂一层此膏,上盖油纸,3日一洗换。

 紫砂生肌散

【来源】《外科大成》卷四。

【功用】清热解毒,生肌敛疮。

【主治】杨梅疮腐肉已净。

【组成】朱砂(入铜勺内安火上,上盖红炭数块,炙朱砂紫色为度)12克,轻粉6克,冰片6克。

【用法】上药研为细末。每用少许,搽于患处,再以琼花膏盖之。

 黑香散

【来源】《疡医大全》卷二十四。

【功用】杀虫止痒。

【主治】男女下疳,腐烂红肿,痛痒难当;及梅毒内蕴,邪火正盛者;并治一切极痒诸疮。

【组成】橄榄核(烧灰存性)。

【用法】上药研为细末。每3克,加冰片0.6克,研匀密贮。用时或干搽,或用麻油、猪胆汁调搽患处。

 鹅黄散(一)

【来源】《外科正宗》卷三。

【主治】杨梅疮,溃烂成片,脓秽多而疼痛。

【组成】石膏(煅)、轻粉、黄柏(炒)各等份。

【用法】上药研为细末。干搽。烂疮即可生疤,再烂再搽,毒尽为度。

鹅黄散(二)

【来源】 《医宗金鉴》卷五十一。

【主治】 小儿因父母素有杨梅结毒,传染胞胎,初生无皮。

【组成】 黄柏(生)、石膏(煅)各等份。

【用法】 上药共研为细末,扑患处。湿则干扑,干则用猪苦胆调搽。内服换肌消毒散。

 解毒紫金膏

【来源】 《外科正宗》卷三。

【主治】 杨梅结毒,腐烂作臭,脓水淋漓,诸药无效;兼治诸毒顽臁等疮。

【组成】 细块红矾、明净松香各500克。

【用法】 共碾极细末,麻油调稠。先将患处用熏洗结毒方洗净,搽上此药,油纸盖上,以软布条扎紧。毋令血行,3日一换;如无熏洗结毒方,只煎葱、艾、甘草(炙)等汤俱可洗换。

【禁忌】 愈后忌吃煎炒发物。

【附注】 熏洗结毒方,见《外科正宗》卷三。

 翠云散

【来源】 《外科正宗》卷三。

【主治】 杨梅疮,已服内药,根脚不红,疮势已减者。

【组成】 铜绿、胆矾各15克,轻粉、石膏(煅)各30克。

【用法】 共研极细末,瓷罐收贮。湿疮干搽,干疮用公猪胆汁调搽,每日1次,连用3日,其疮自干而愈。

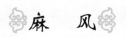

麻　风

 九龙丸

【来源】 《张氏医通》卷十四。

【主治】 疬风焮肿痒痛。

【组成】 当归、苦参各 60 克,防风、荆芥、羌活各 45 克,蝉蜕、川芎各 15 克(一方少川芎、蝉蜕,有大胡麻 60 克,风藤 30 克),全蝎(滚水泡去咸味)3 克,大风子 240 克。

【用法】 上药九味,各研为细末,红米饭为丸,如梧桐子大,不得见火、日光,阴干。布囊盛之。每服 9 克,每日服 3 次,清茶送下。病起一年者服 1 服,十余年者服 10 服。

【加减】 如下体甚者,加牛膝 60 克,防己 30 克。

 万字丸

【来源】 《疯门全书》。

【主治】 麻风。

【组成】 白花蛇(去皮、头、脏、骨)1 条,白蒺藜 21 克,白僵蚕 30 克,白附子 30 克,威灵仙 30 克,风子肉 30 克,土麻仁 180 克,川黄连(乳蒸)15 克。

【用法】 上药研为细末,炼蜜为丸。早、晚空腹各服 15 克,温开水送下。

【加减】 红晕不退,加白附子 15 克,僵蚕 15 克,清茶送服。

 五香膏

【来源】 《外台秘要》卷十六引《删繁方》。

【主治】 头风,头皮瘙痒,搔之白屑起。

【组成】 藿香、甘松香、甲香(炙)、鸡舌香、附子(炮)、续断、乌喙(炮)各 37.5 克,泽兰、防风、细辛、白术各 30 克,白芷、松叶、莽草各 53 克,柏叶 60 克(炙),大皂荚一小段(炙),甘草(炙)23 克(炙),猪膏 2.5 千克。

【用法】 上十八味药,咀绵裹,以苦酒 1.2 升渍一夜,用猪膏煎之,取附子黄为度,去渣。将膏敷搽头皮。

 升麻和气饮

【来源】 《太平惠民和剂局方》卷八。

【主治】 疥疮发于四肢,臀髀痛痒,甚至惧寒发热,攻刺疼痛,浸淫水肿;癞风入脏,阴下湿痒,耳鸣眼痛。

【组成】 干姜、熟枳壳各 105 克,干葛、熟苍术、桔梗、升麻各 30 克,当归、熟半夏、茯苓、白芷各 6 克,陈皮、甘草(炙)各 45 克,芍药 24 克,大黄(蒸)15 克。

【用法】 上锉为散。每服 12 克。水 220 毫升,加生姜 3 片,灯心草 10 根,煎至 160 毫升,去渣,空腹时服。

 发表攻里散

【来源】 《解围元薮》卷四。

【主治】 大麻风。

【组成】 老人牙灰 4 个,牛虱(焙)30 个,桑虫(焙)4 条,穿山甲、虎骨(酥炙)、鹿角灰各 30 克,蜈蚣(炙)20 条,败龟板(炙)、蜂房(炙)、官桂各 30 克,麝香 1.5 克,牛黄 0.9 克,蜓蚰 4 条,血余灰、鸡蛋壳(煅)各 30 克。

【用法】 上药研为细末。每服 9 克,以酒送服。

 加味麻风丸

【来源】 《青囊秘传》。

【功用】 养血祛风,燥湿杀虫。

【主治】 疠风未深,初起之症。

【组成】 大胡麻 620 克,小胡麻 620 克. 川牛膝 120 克,白蒺藜 620 克,苦参 500 克,防风 250 克,荆芥 250 克,当归 180 克,茅苍术 180 克,川断 120 克,薏苡仁 120 克,黄柏 180 克,浮萍 620 克,马齿苋 750 克。

【用法】 共研细末,水泛为丸。每日早、午、晚 3 次,每次服 6 克或 9 克。每丸 3 克,照数加枫子膏,春、秋用 0.24 克,冬用 0.3 克,以毛尖茶叶 0.3 克煎汤过口。

制枫子膏法:风子肉,铜锅内炒至三分红色、七分黑色为好,太过无力,不及伤眼。炒后研成膏,如红砂糖一样,用铜勺盛,置火上熬四五滚,倒在纸上,放土上,以物盖之待用。如上面发霉,拭去后,仍可使用。

 龟柏丸

【来源】 《医学入门》卷七。

【主治】 便血久而致虚,腰脚软痛;并治麻风疮痒见血。

【组成】 龟板 60 克,侧柏叶 45 克,芍药 45 克,椿根皮 23 克,升麻、香附各 15 克。

【用法】 上药为末,粥糊为丸。用四物汤加白术、黄连、陈皮、甘草(炙)、生姜煎汤送服。

虎跑泉

【来源】《解围元薮》卷四。

【主治】 麻风手指痉挛弯曲。

【组成】 虎杖草、豨莶草、苍耳草、防风、升麻、荆芥、金银花、紫苏、鹤虱草各等份。

【用法】 煎汁洗浴。

 泻荣汤

【来源】《兰室秘藏》卷下。

【异名】 补气泻荣汤（《东垣试效方》卷九）。

【主治】 疠风,满面连头极痒,眉毛脱落。

【组成】 连翘、升麻各 1.8 克,桔梗 1.5 克,生黄芩、生地黄各 1.2 克,黄芪、苏木、黄连、地龙、全蝎、当归各 0.9 克,白豆蔻、人参各 0.6 克,甘草(炙)0.45 克,梧桐泪 0.3 克,麝香少许,桃仁 3 个,虻虫(去翅、足、炒)3 个,水蛭 3 个(炒令烟尽)。

【用法】 上锉如麻豆大,除连翘、梧桐泪、白豆蔻其他均研为细末,麝香、虻虫、水蛭三味同为细末,都作一服。水 300 毫升,酒 150 毫升,入连翘,煎至 150 毫升,去渣,再入白豆蔻三味并麝香等,煎至 100 毫升,稍热,早饭后、午饭前服之。

【禁忌】 服药期间,忌饮酒,食湿面、生冷、硬物。

 柏叶散

【来源】《普济本事方》卷三引《庞老方》。

【主治】 疠风。

【组成】 柏叶、麻黄(去根节)、山栀子(去皮)、枳壳(去瓤,锉,麸炒)、羌活(去芦)、羊肝石、白蒺藜(炒,去角)、升麻、子芩(去皮)、防风、牛蒡子(隔纸炒)、荆芥穗、芜蔚子、大黄(湿纸裹,甑上蒸)各 15 克,苦参 30 克,乌蛇 1 条(酒浸,去皮骨,焙干)。

【用法】 上为细末。每服 6 克,温水调服,每日 8 次。

 换肌散

【来源】《卫生宝鉴》卷九。

【主治】 麻风年久不愈,以至眉毛脱落,鼻梁塌陷,额颅肿破。

【组成】 白花蛇、黑乌蛇(各酒浸一夜)、地龙(去土)、蔓荆子、威灵仙、荆芥、甘菊花、沙苑蒺藜、苦参、紫参、沙参、甘草(炙)、不灰木、木贼、九节菖蒲、天门冬、赤芍药、定风草、何首乌、胡麻子(炒黄)、木鳖子、草乌(去皮)、苍术、川芎各 90 克,天麻 60 克,细辛、当归、白芷各 30 克。

【用法】 上药二十八味,共研为末。每服 15 克,温酒调下,食后。酒多为妙。服至逾月,收效显著。

 雄漆丸

【来源】 《疡医大全》卷二十八。

【主治】 麻风。

【组成】 真漆 30 克(入蟹黄 15 克,拌匀晒之,渐渐除去浮面上水),明雄黄(研末)、牙皂(研末)各 15 克。

【用法】 上药和匀为丸,不可见日。阴干。每次 0.9 克,用酒送服。

 雄蛇散

【来源】 《外科证治全书》卷四。

【主治】 疬疡风。

【组成】 雄黄 3 克,蛇蜕 1 条(煅存性)。

【用法】 上药共为细末。麻油调敷。

【功用】 解毒杀虫。

 椿皮丸

【来源】 《丹溪心法》卷二。

【主治】 肠风便血,日久血虚。并治麻风、癣疮见于面部。

【组成】 龟板(酥炙)60 克,升麻、香附各 15 克,芍药 45 克,侧柏叶 30 克,椿根白皮 22.5 克。

【用法】 上研为末,粥和为丸。以四物汤加白术、黄连、甘草(炙)、陈皮作末,汤调送下丸药。

【功用】 滋阴养血,清利湿热。

【附注】 本方在原书中无方名,现据《明医指掌》卷六补。

浮萍散

【来源】 《儒门事亲》卷十二。

【功用】 发汗祛风,活血解毒。

【主治】 癞风。

【组成】 浮萍、荆芥、川芎、甘草(炙)、麻黄(去根)各30克。

【用法】 上五味,研为粗末。每服30克,加水300毫升,煎至210毫升,去渣温服。汗出则愈。

 硫黄涂方

【来源】 《外台秘要》卷十五引《广济方》。

【主治】 病疡风。

【组成】 石硫黄(研)90克,雄黄(研)30克,硇砂、附子(生用)各60克。

【用法】 上四味,捣筛为散,以苦酒和如泥,涂患处。干即再涂,以愈为度。

【附注】 本方在原书中无方名,现据《圣济总录》卷十八补。

 通天再造散

【来源】 《三因极一病证方论》卷十五。

【主治】 大麻风。

【组成】 郁金(生)15克,大黄(炮)30克,白牵牛(半生半炒)18克,皂角刺(炮,经年黑大者)30克。

【用法】 上药共研为末。每服15克,早晨面东,以酒调下。当日即下恶物(或脓或虫)。

 清平丸

【来源】 《青囊秘传》。

【主治】 大风;中风,口眼㖞斜,瘫痪;跌打损伤。

【组成】 紫背浮萍(每年七月七日采,晒干为末)500克,草乌、葳蕤、海风藤、麻黄各60克,麝香6克。

【用法】 上药共为细末,蜜丸如弹子大。用草乌煎酒,磨服1丸。

疥 疮

 一笑散

【来源】《证治准绳·疡医》卷五。

【主治】 周身疥癞，瘙痒生疮。

【组成】 槟榔、硫黄、藁本、蛇床子、枯矾、五倍子、白胶香各等份。

【用法】 上药研为细末。湿者干搽，干者以麻油调敷。

 一擦光

【来源】《串雅内编》卷二。

【主治】 疥疮，妇女阴蚀疮，漆疮。

【组成】 蛇床子、苦参、芜荑各 30 克，雄黄 15 克，枯矾 45 克，硫黄、轻粉、樟脑各 6 克，川椒、大风子肉各 15 克。

【用法】 上药共研为末。以生猪油调敷。

 白矾散

【来源】《太平圣惠方》卷六十五。

【主治】 疥疮。

【组成】 白矾(烧为灰)30 克，硫黄(细研)30 克，胡粉 30 克，黄连(去须)45 克，雌黄(细研)30 克，蛇床子 22 克。

【用法】 上药捣细为散，研匀，以猪膏和成面糊。用时以盐浆水洗，拭干涂之。

 消毒散

【来源】《疡医大全》卷三十五。

【功用】 疏风祛湿，清热解毒。

【主治】 风湿热毒，侵袭肌肤，致生疥疮，瘙痒不已。

【组成】 金银花、连翘、白蒺藜、荆芥、白芷、牛蒡子、防风、白鲜皮、赤芍药、甘草(炙)各等量。

【用法】 上药以水煎服。

【加减】 日久不愈,加何首乌;干燥,加当归;有热,加黄芩;下部多,加黄柏;小便涩,加木通。

 藁本散

【来源】 《医方类聚》卷一六九引《施圆端效方》。

【功用】 止痒除疥。

【主治】 疥癣。

【组成】 藁本、蛇床子、黄柏各 15 克,硫黄 11 克,白矾(生)7.5 克,轻粉 3 克。

【用法】 上药研匀,与油蜡和成膏子。搽敷患处。

 苦参散

【来源】 《外科精义》卷下引《野夫多效方》。

【主治】 遍身疥疮,经年不效。

【组成】 苦参、蔓荆子、何首乌、荆芥穗、威灵仙各等份。

【用法】 上药共研为细末。每服 6 克,空腹以酒调服,一日 2 服。

【禁忌】 服药期间。忌食发风物。

 硫黄丸

【来源】 《千金翼方》卷十七。

【主治】 脚气、疥疮。

【组成】 硫黄 150 克。

【用法】 将硫黄研为细末。用牛乳 1.5 升,煮稠制成丸,如梧桐子大,晒干。每次 30 丸。用酒送服,一日 3 次。疗效不佳,则渐加至 100 丸。

 三物浴汤

【来源】 《杨氏家藏方》卷十二。

【主治】 遍身疥疮瘙痒。

【组成】 山牡丹(枯叶)1 000 克,鹿梨根 1 000 克,生姜 500 克。

【用法】 上药嚼碎。以水 50 升,煮三五沸,浴之。久患疥疮者,不过三五次浴即可见效。

绣球丸

【来源】 《外科正宗》卷四。

【功用】 燥湿解毒,杀虫止痒。

【主治】 一切干湿疥癣,脓窠烂疮,皮肤瘙痒,及黄水疮湿烂浸、淫者。

【组成】 樟冰、轻粉、川椒、枯矾、水银、雄黄各6克,风子肉100枚(另碾)。

【用法】 以上共研为细末,同大风子肉,再碾碎和匀,加猪油30克,化开,将药粉和入搅匀,做成丸子,如龙眼大。用时于疮上搽之。

 桦皮散

【来源】 《太平惠民和剂局方》卷八。

【功用】 祛风润燥,杀虫解毒。

【主治】 肺脏风毒,遍身疥疮,及隐疹瘙痒,搔之成疮;又治面上风刺,及妇人粉刺。

【组成】 杏仁(去皮、尖,用水250毫升煎至125毫升,取出候冷)、荆芥穗各60克,枳壳(去瓤,用炭火烧,取出,于湿纸上放冷)、桦皮(烧灰称重)各120克,甘草(炙)15克。

【用法】 上药除杏仁外,余药皆研为末;将杏仁另研成极细,次用诸药徐徐加入研匀。每服6克,食后用温酒调下,日进3服。疥疮甚者,每日频服。

 扫疥散

【来源】 《疡科选粹》卷三。

【主治】 疥疮。热疮,遍身疮疖。

【组成】 大黄、蛇床子、黄连、金毛狗脊、黄柏、苦参各15克,硫黄、水银(以茶末捣匀)各12克,轻粉3克,雄黄、黄丹各10克,大风子(去壳)、木鳖子(去壳)各15克。

【用法】 先将前六味共研为细末,再加入后七味捣匀。用时以生猪油调匀,洗浴后搽于疮上。

当归饮子

【来源】 《重订严氏济生方》。

【主治】 心血凝滞,内蕴风热,皮肤疥疮,或肿或痒。

【组成】 当归(去芦)、白芍药、川芎各 30 克,生地黄(洗)、白蒺藜(炒,去尖)、防风、荆芥各 30 克,何首乌、黄芪(去芦)、甘草(炙)各 15 克。

【用法】 上药嚼碎。每服 12 克,用水 220 毫升,加生姜 5 片,煎至 180 毫升,去渣温服,不拘时间。

参椒汤

【来源】 《外科证治全书》卷四。

【主治】 疥疮。

【组成】 苦参 30 克,花椒 9 克。

【用法】 用米泔水煎,待温洗之。洗后避风,拭干搽去药渍。

疥灵丹

【来源】 《古今医鉴》卷十五。

【主治】 疥疮。

【组成】 白芷 30 克,枳壳(麸炒)21 克,连翘 21 克,白蒺藜(炒)30 克,羌活 21 克,栀子(炒)21 克,当归 21 克,荆芥穗 21 克,苦参(糯米泔浸一日,晒干)60 克。

【用法】 上药共研为细末,炼蜜为丸,如梧桐子大。每服 50 丸,温开水送下。

疥疮散

【来源】 《青囊秘传》。

【主治】 疥疮。

【组成】 白椒、樟冰、硫黄、槟榔、生明矾各等份。

【用法】 上药研末。猪油调搽。

秦艽丸

【来源】 《太平圣惠方》卷六十五。

【功用】 祛风燥湿,清热解毒。

【主治】 风湿热毒外侵,遍身生疥,干痒,搔之皮起。现用于脓窠疮,慢性湿疹,神经性皮炎,皮肤瘙痒症,寻常性狼疮,盘状性红斑狼疮。

【组成】 秦艽(去苗)60 克,黄芪(锉)60 克,漏芦 45 克,乌蛇(酒浸,去皮、骨,炙令微黄)120克,防风(去芦头)45克,黄连(去须)45克,苦参(锉)60克,川大黄(锉碎,微炒)60克。

【用法】 上药共研为末,炼蜜捣丸,丸如梧桐子大。每次饭后,以温酒送服30丸。

【禁忌】 体弱者慎用;孕妇忌服。

闾茹散

【来源】《卫生宝鉴》卷十三。

【功用】 杀虫止痒。

【主治】 疥疮经久不愈者。

【组成】 水银3克,好茶6克,闾茹9克,轻粉少许。

【用法】 上药研为细末。每次用量不限,用油调搽患处。

一上散

【来源】《兰室秘藏》卷下。

【主治】 疥癣。

【组成】 雄黄、黑狗脊、蛇床子(炒)、熟硫黄各15克,寒水石18克,斑蝥(去翅、足、毛,研碎)13个。

【用法】 雄黄、硫黄、寒水石研碎如粉,次入斑蝥、蛇床子和黑狗脊研为细末,调匀。先洗疥癣,使泡透去痂,以麻油调匀,手中搓热,搽患处,即愈。

臭灵丹

【来源】《医宗金鉴》卷七十四。

【主治】 脓湿疥。

【组成】 硫黄末、油核桃、生猪脂油各30克,水银3克。

【用法】 上药捣匀成膏,用搽患处。

何首乌散

【来源】《卫生宝鉴》卷九。

【主治】 紫白癜风,筋骨疼痛,四肢少力,鼻梁塌陷,皮肤疥疮及手足皲裂,睡卧不稳,步履艰辛。

【组成】 何首乌、蔓荆子、石菖蒲、荆芥穗、甘菊花、枸杞、威灵仙、苦参各15 克。

【用法】 上药共研为末。每服 9 克,以蜜茶调服,不拘时。

犀角饮子

【来源】 《医宗金鉴》卷七十四。

【主治】 砂疥。心经火盛,痒疼色赤。

【组成】 犀角(镑)、赤芍、甘菊花、元参、木通、赤小豆(炒)、石菖蒲各 4.5 克,甘草(生)3 克。

【用法】 上药加生姜 3 片,用水 400 毫升,煎至 320 毫升,温服。

消风散

【来源】 《外科正宗》卷四。

【功用】 养血祛风,清热燥湿。

【主治】 风湿浸淫血脉,致生疥疮,瘙痒不绝,及大人小儿风热瘾疹、遍身云斑点、乍有乍无者。

【组成】 当归、生地、防风、蝉蜕、知母、苦参、胡麻、荆芥、苍术、牛蒡子、石膏各3 克,甘草(炙)、木通各 1.5 克。

【用法】 用水 400 毫升,煎至 320 毫升,空腹服用。

千金散

【来源】 《青囊秘传》。

【主治】 疥疮。

【组成】 升药底、西丁各适量。

【用法】 上药共研为末,用板猪油去膜,和药打烂,裹于布中,不拘时搽之。

椒艾汤

【来源】 《杨氏家藏方》卷十二。

【功用】 祛风、除湿、止痒。

【主治】 遍身生疥疮、下部湿痒、脚气等。

【组成】 石菖蒲(锉)30 克,川椒 7.5 克,艾叶(锉)7.5 克,葱白 7 克。

【用法】 上药用水 1.8 升,煎数沸,淋洗。

 椒术丸 ▶▶▶

【来源】 《素问病机气宜保命集》卷中。

【主治】 泄泻下痢。

【组成】 苍术 60 克,蜀椒(去目,炒)30 克。

【用法】 上药共研极细末,醋糊为丸,如梧桐子大。每服 20～30 丸,空腹时用温酒送下。如小儿病,丸如黍米大。

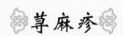 **荨麻疹**

 四圣散 ▶▶▶

【来源】 《阎氏小儿方论》。

【异名】 四圣汤(《鸡峰普济方》卷二十四)。

【主治】 疮疹出而不快及倒靥。

【组成】 紫草茸、木通(锉)、甘草(锉,炙)、枳壳(麸炒,去瓤)、黄芪(切,焙)各等份。

【用法】 上药共研为粗末。每服 3 克,用水 250 毫升,煎至 200 毫升,温服,不拘时。

 四物消风饮

【来源】 《外科证治全书》卷五。

【主治】 素体血虚,风热外客,皮肤游风,隐疹瘙痒;及劳伤冒风,身热口燥。

【组成】 生地黄 12 克,归身、赤芍各 6 克,荆芥、薄荷、蝉蜕各 4.5 克,柴胡、川芎、黄芩各 3.6 克,甘草(生)3 克。

【用法】 以水煎服。

 加味败毒散 ▶▶▶

【来源】 《寿世保元》卷四。

【功用】 疏风祛湿,凉血解毒。

【主治】 风热客于肌肤,气滞血凝,发为隐疹;感冒风湿,以致发斑者。

【组成】 羌活、独活、前胡、柴胡、当归、川芎、枳壳(去瓤)、桔梗、茯苓、人参各 15 克,薄荷、甘草(炙)、白术、防风、荆芥、苍术(米泔水浸)、赤芍、生地黄各 1.5 克。

【用法】 上锉一剂。加生姜、大枣,水煎,温服。

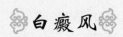

白癜风

三黄散

【来源】 《杂病源流犀烛》卷二十五。

【主治】 白癜风。

【组成】 雄黄、硫黄各 15 克,黄丹、天南星、枯矾、密陀僧各 9 克。

【用法】 先以姜汁搽患处,再用姜片蘸药搽,后渐黑,次日再搽,黑散则愈。

商陆散

【来源】 《外台秘要》卷十五引《古今录验》。

【主治】 白癜风。

【组成】 生商陆根(切)270 克,白敛、天雄(炮)、黄芩各 90 克,干姜 120 克,附子(炮)30 克,踯躅花 270 克。

【用法】 上七味,捣筛为散。每服 1.5 克,酒送下,每日 3 次。

【禁忌】 服药期间,忌食猪肉、冷水。

【附注】 方中附子原无用量,现据《备急千金要方》卷二十三补。

苦参散

【来源】 《太平圣惠方》卷二十四。

【主治】 肺脏久积风毒,皮肤生白癜不止。

【组成】 苦参(锉)90 克,露蜂房(微炒)60 克,松脂 60 克,附子(炮裂,去皮、脐)60 克,栀子仁 60 克,乌蛇(酒浸,去皮、骨,炙微黄)90 克,木兰皮 60 克。

【用法】 上药捣细为散。每服 6 克,不拘时候,以温酒调下。宜常吃萝卜白菜。

【禁忌】 服药期间,忌食鸡、雀、猪、鱼、大蒜、湿面等。

胡麻丸

【来源】 《外科正宗》卷四。

【主治】 癞风初起,皮肤作痒,后发癞风,渐至开大。

【组成】 大胡麻 120 克,防风、威灵仙、石菖蒲、苦参各 60 克,白附子、独活各 30 克,甘草(炙)15 克。

【用法】 上药研为细末,用酒调成丸子。每服 6 克,形瘦者 4.5 克,饭后临睡以白开水送服。

【禁忌】 服药期间,忌动风发物,如海鲜、煎炒、鸡、鹅、羊肉、火酒,愈后戒百日。

 追风丹

【来源】 《太平圣惠》卷五。

【主治】 白癜风。

【组成】 何首乌、荆芥穗、苍术(米泔浸一夜,焙干)、苦参各等份。

【用法】 上药共研为细末。用肥皂角(去皮、弦)1.5 千克,于瓷器内熬为膏,和丸,如梧桐子大。每服 30～50 丸,空腹时用酒或茶送服。

【禁忌】 服药期间,忌食一切动风发物。

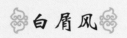 ## 白屑风

 玉肌散

【来源】 《外科正宗》卷四。

【主治】 一切风湿雀斑、酒刺、白屑风、皮肤作痒。

【组成】 绿豆 500 克,滑石、白芷、白附子各 6 克。

【用法】 上药共研为细末。每次 30 克,早晚洗面时,冲洗患处。

 祛风换肌丸

【来源】 《外科正宗》卷四。

【主治】 白屑风及紫白癜风,顽风顽癣,湿热疥疮,瘙痒无度,日久不绝,愈而

又发。

【组成】 威灵仙、石菖蒲、何首乌、苦参、牛膝、苍术、大胡麻、天花粉各等份,甘草(炙)、川芎、当归减半。

【用法】 上药共研为末,以酒调和为丸,绿豆大。每服 6 克,白开水送下。

【禁忌】 服药期间,忌食牛肉、火酒、鸡、鹅、羊等发物。

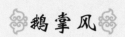

鹅掌风

二矾汤

【来源】《外科正宗》卷四。

【异名】 二矾散(《医宗金鉴》卷六十)。

【主治】 鹅掌风,皮肤枯厚,破裂作痛,症情较重。

【组成】 白矾、皂矾各 120 克,儿茶 15 克,柏叶 250 克。

【用法】 上药用水 2.5 升,煎数滚候用。先以桐油搽抹患处,再用浸透桐油的纸捻,将其点燃,以烟熏患处片刻,次用前汤趁热贮净桶内,将患手置于桶中,以布将手连桶口盖严,以汤气熏之,勿令泄气。待微热时将汤倾入盆内,再行蘸洗,一次可愈。

【禁忌】 鹅掌风轻症不宜;熏洗后,7 日内不可下水。

三油膏

【来源】《医宗金鉴》卷六十八。

【主治】 鹅掌风,手掌叠起硬厚白皮,干枯燥裂,瘙痒。

【组成】 牛油、柏油、麻油、银朱各 30 克,官粉、麝香(研细)各 6 克。

【用法】 先将三油混合用火化开,入黄蜡 30 克,熔尽离火;再入银朱、麝香、官粉等末搅匀成膏。搽患处,用火烘之,以油干滋润为度。

小枣丹

【来源】《疡医大全》卷二十八。

【主治】 鹅掌风。

【组成】 防风、白僵蚕、荆芥、何首乌、全蝎、蔓荆子、羌活、牛蒡子、独活、威灵仙、黄芩、赤芍药、生地、大风肉、大黄、苦参各 60 克,薄荷、枸杞子、明天麻、天南星各 30 克,柏枝、山栀各 120 克,甘草(炙)15 克,两头尖 3 克,白术 500 克。

【用法】 上药共研为末,与枣肉拌匀制成丸,如梧桐子大。每服 60 丸,用薄荷汤送服。

 砒 油

【来源】 《外科证治全书》卷三。

【主治】 鹅掌风。手足掌心燥痒起皮,坚厚枯裂。

【组成】 红砒(敲细)3 克。

【用法】 用麻油 30 克,煎至砒枯烟尽为度,去砒留油所用。凡患风之处,先以火烘皮热,以油搽之,每日 3 次,至愈乃止。

 透骨丹

【来源】 《外科大成》卷四。

【主治】 鹅掌风,多年顽癣。

【组成】 青盐、大黄、轻粉、儿茶、胆矾、铜绿、雄黄、枯矾、皂矾各 1.2 克,杏仁 7 个,麝香 0.3 克,冰片 0.15 克。

【用法】 上药共研为细末。用苏合油调匀,搽患处,用炭火烘之,以透明为度,5～6 次即愈。

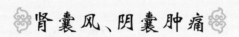 肾囊风、阴囊肿痛

 腰子散

【来源】 《仁斋直指》卷十八。

【功用】 补肾,散寒,逐水。

【主治】 水湿下注致成阴囊水肿,状如水晶,重坠而胀,阴汗时出,或痛或痒,苔薄腻,脉弦。

【组成】 黑牵牛(炒熟)、白牵牛(炒熟)等份。

【用法】 上药共研为末。每服 9 克,猪腰 1 副,薄切开,缝入川椒 50 粒,茴香 100 粒,以牵牛末掺入腰子中,以线系之,再用湿纸包裹数层,煨香熟,出火气尽后,空腹嚼吃,酒送下,少顷就寝。天明即愈。

消乳汤

【来源】 《医学衷中参西录》上册。

【功用】 清热解毒,消肿止疼。

【主治】 结乳肿疼,或成乳痈新起者;并治一切红肿疮疡。

【组成】 知母 24 克,连翘 12 克,金银花 9 克,穿山甲(炒,捣)6 克,瓜蒌(切丝)15 克,丹参 12 克,生明乳香 12 克,生明没药 12 克。

【用法】 水煎服。

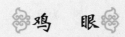 鸡　眼

 鸡眼膏

【来源】 《疡医大全》卷二十七。

【主治】 鸡眼。

【组成】 荸荠(线穿阴干)、火丹草(阴干)、蟾酥、蓖麻子、桃仁、穿山甲、三棱、红花、莪术、天南星各 6 克,鳝鱼血 100 毫升(阴干,为末),鸡肫皮(不见水)10 个,河豚眼(阴干)10 枚,虎耳草(阴干)、阿魏各 4.5 克,麝香 0.9 克,麻油 180 毫升,飞黄丹 90 克。

【用法】 熬膏。将鸡眼修净,摊贴。

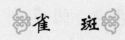 雀　斑

 玉盘散

【来源】 《疡医大全》卷十二。

【主治】 雀斑,粉刺。

【组成】 白牵牛、甘松、香附、天花粉各 30 克,藁本、白蔹、白芷、白附子、宫粉、白及、大黄各 15 克。

【用法】 用皂荚 500 克捶烂,与上药和匀。每日搓面,数日有效。

 改容丸

【来源】 《医学心悟》卷六。

【主治】 风热上攻,致患雀斑、粉刺。

【组成】 大贝母(去心)、白附子、防风、白芷、菊花叶、滑石各 15 克。

【用法】 上药共研为细末,用皂荚 10 个,蒸熟去筋膜,捣和药为丸,早晚洗面。

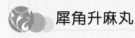

犀角升麻丸

【来源】 《医宗金鉴》卷六十三。

【主治】 雀斑,粉刺。

【组成】 犀角 45 克,升麻 30 克,羌活 30 克,防风 30 克,白附子 15 克,白芷 15 克,生地黄 30 克,川芎 15 克,红花 15 克,黄芩 15 克,甘草(生)7.5 克。

【用法】 上药各研为细末,和匀,蒸饼为小丸。每服 6 克,空腹、临卧时用清茶送服。

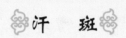

汗　斑

五神散

【来源】 《外科证治全书》卷四。

【主治】 紫白癜风。

【组成】 雄黄、硫黄、黄丹、密陀僧、天南星等量。

【用法】 上药共研为细末。先用葱白搽患处,再用姜片蘸药末搽之。

除风散

【来源】 《圣济总录》卷十八。

【主治】 紫癜风。

【组成】 防风(去枝)、蝎梢(炒)各 30 克,白花蛇头(酒浸,炙)2 枚。

【用法】 上药捣碎为散。每服 1~2 克,温酒调下。

密陀僧散

【来源】 《外科正宗》卷四。

【主治】 汗斑。

【组成】 硫黄、雄黄、蛇床子各 6 克,石黄、密陀僧各 3 克,轻粉 1.5 克。

【用法】 上药共研为末。以醋调和,搽患处。

 醋石榴丸

【来源】 《太平圣惠方》卷二十四。

【主治】 紫癜风。

【组成】 酸石榴 7 个(去皮,置于一瓷盆内,随炊饭上蒸之令烂,即绞取汁),冬消梨 20 个(去皮、核,研,绞取汁),羌活 30 克,犀角屑 15 克,防风 30 克(去芦头),干薄荷叶 30 克,芫蔚子 15 克,白附子(炮裂)15 克,苦参(锉)15 克,人参(去芦头)30 克,乌喙(炮裂,去皮、脐)15 克。

【用法】 上药除前两味,捣碎为末,与前两味,煎如膏,和丸如梧桐子大。每服20 丸,不拘时候,以温酒调下。

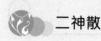 **酒糟鼻**

 二神散

【来源】 《景岳全书》卷六十。

【主治】 赤鼻日久不愈。

【组成】 大黄、朴硝等份。

【用法】 上药共研为末。调涂鼻上。

栀子仁丸

【来源】 《重订严氏济生方》。

【主治】 肺热,鼻发赤癞,酒糟鼻。

【组成】 栀子仁。

【用法】 熔黄蜡等份,和为丸,弹子大。空腹时用茶酒嚼下。

 凉血四物汤

【来源】 《医宗金鉴》卷六十五。

【功用】 凉血调荣,散淤化滞。

【主治】 胃火熏肺,鼻部血液淤滞所生的酒糟鼻。

【组成】 当归、生地、川芎、赤芍、黄芩(酒炒)、赤茯苓、陈皮、红花(酒洗)、甘草(生)各3克。

【用法】 上药用水400毫升,姜3片,煎320毫升,加酒20毫升,调五灵脂末6克,热服。

通窍活血汤

【来源】 弘《医林改错》卷上。

【功用】 活血通窍。

【主治】 头发脱落,眼疼白珠红,酒糟鼻,久聋,紫白癜风,牙疳,妇女干血痨,小儿疳症等。

【组成】 赤芍3克,川芎3克,桃仁(研泥)9克,红枣(去核)7个,红花9克,老葱(切碎)3根,鲜姜(切碎)9克,麝香(绢包)0.15克。

【用法】 用黄酒250毫升,将前七味煎至150毫升,去渣,将麝香入酒内,再煎二沸,临睡前服用。

清血散

【来源】 《杏苑生春》卷六。

【主治】 酒糟鼻。

【组成】 当归、川芎、白芍药、黄芩(中枯者)、熟地各3克(以上均用酒浸),茯苓、陈皮各2.4克,甘草(生)、红花(酒浸)各1.5克,生姜3片。

【用法】 上药咀。水煎,调入五灵脂末少许,空腹时热服。

【加减】 气弱,加黄芪(酒焙)3克。

清肺饮子

【来源】 《古今医鉴》卷九。

【功用】 清肺祛风。

【主治】 酒糟鼻,鼻头发红,甚则延及鼻翼,皮肤病变。

【组成】 山茶花60克,黄芩60克,胡麻仁60克,山栀子60克,连翘30克,薄荷90克,荆芥30克,芍药30克,防风30克,葛花60克,苦参60克,甘草(炙)60克。

【用法】 上药共研为末。以清茶调服,每次9克。

腊脂膏

【来源】《外科启玄》卷十二。

【主治】肺风疮,酒糟鼻。

【组成】大风子肉 20 个,木鳖子肉 20 个,轻粉 1.5 克,枯矾 1.5 克,水银 3 克。

【用法】上药共研为末。用腊月猪脂调搽面上。一夜即愈。

 疏风散

【来源】《杂病源流犀烛》卷二十三。

【主治】酒糟鼻。

【组成】防风、荆芥、薄荷、黄芩、甘草(炙)、赤芍、归尾、灯心、蒺藜各适量。

【用法】上药以水煎服。

【功用】疏风祛湿。

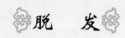 脱 发

 二仙丸

【来源】《古今医鉴》卷九。

【主治】头发脱落。

【组成】侧柏叶(焙干)240 克,当归(全身)120 克。

【用法】上药忌铁器,共研末,以水调和为丸,如梧桐子大。每服 50～70 丸,早、晚各一服,以黄酒或盐汤送服。

 生发膏

【来源】《备急千金要方》卷十三。

【异名】甘松膏(《普济方》卷四十八)。

【功用】祛风生发。

【主治】头中风痒,白屑。

【组成】蔓荆子、附子、细辛、续断、皂荚、泽兰、零陵香、防风、杏仁、藿香、白芷

各 60 克,松叶、石南各 90 克,莽草 30 克,松膏、马鬐膏、猪脂各 1.8 千克,熊脂 1.2 千克。

【用法】 上药,咀,以清醋 1.8 升渍药一夜,天明以马鬐膏等微火煎,三上三下,以白芷色黄即膏成。外用泽发。

 ## 洗发菊花散

【来源】 《御药院方》卷八。

【主治】 头发干燥、脱落。

【组成】 甘菊花 60 克,蔓荆子、干柏叶、川芎、白皮桑根(去粗皮,生用)、白芷、细辛(去苗)、旱莲草(根、茎、花、叶)各 30 克。

【用法】 上药以粗筛碾碎。每次用药 60 克,浆水 750 毫升,煎至 500 毫升,去渣。洗发。

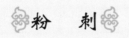 # 粉 刺

 ## 枇杷清肺饮

【来源】 《外科大成》卷三。

【主治】 肺风酒刺。

【组成】 枇杷叶、桑白皮(鲜者更佳)各 6 克,黄连、黄柏各 3 克,人参、甘草(炙)各 1 克。

【用法】 上药用水 300 毫升,煎至 200 毫升,空腹饮服。

 ## 苦参汤

【来源】 《外科正宗》卷四。

【主治】 痤痱疮,痒疼难睡。

【组成】 苦参 120 克,大菖蒲 60 克。

【用法】 水煎数滚,临洗和入 4～5 具公猪胆汁,淋洗患处。

【禁忌】 愈后避风,忌食发物。

 ## 颠倒散

【来源】 《医宗金鉴》卷六十五。

【异名】 二黄散(《医宗金鉴》卷七十二)。

【主治】 肺风粉刺,面鼻疙瘩,赤肿疼痛。

【组成】 大黄、硫黄各等份。

【用法】 上药共研为细末,共合一处,再研匀,以凉开水或茶叶水调敷;或以药末直接撒布患处;也可以适量药末加水冲洗患处。

痱　子

凉肌粉

【来源】 《小儿卫生总微论》卷三。

【主治】 夏日遍身生赤痱子。

【组成】 白芷、枫叶、藁本、苦参、黄连各等份。

【用法】 上药共研为细末。每用 9 克,以蛤粉两大块,同研匀为细末,入生绢袋内,每次洗浴后,扑于身上。

鹅黄散

【来源】 《外科正宗》卷四。

【功用】 止痛收干。

【主治】 痤痱疮作痒,抓之皮损,随后又疼者。

【组成】 绿豆粉 30 克,滑石 15 克,黄柏 9 克,轻粉 6 克。

【用法】 上药共研为细末。以软绢蘸药敷于患处。

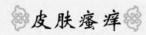

皮肤瘙痒

二味消风散

【来源】 《景岳全书》卷五十六。

【主治】 皮肤瘙痒。

【组成】 苏州薄荷叶、蝉蜕(去头、足、土)各等份。

【用法】 上药共研为末。空腹时用温酒调下 6 克。

二味消毒散

【来源】 《外科大成》卷一。

【异名】 二味拔毒散(《医宗金鉴》卷六十二)。

【功用】 消疹止痒。

【主治】 热疖、痤、疥、疹,风湿痒疮。

【组成】 白矾 30 克,明雄黄 6 克。

【用法】 上药共研为细末。清茶调化,用鹅翎蘸扫患处。

 ## 八风散

【来源】 《太平惠民和剂局方》卷一。

【异名】 八风汤(《保婴撮要》卷二十)。

【主治】 风气上攻,头目昏眩,肢体拘急烦疼,或皮肤风疮痒痛;以及寒壅不调,鼻塞声重。

【组成】 藿香(去土)250 克,白芷、前胡(去芦)各 500 克,黄芪(去芦)、甘草(炙)、人参(去芦)各 1 千克,羌活(去芦)、防风(去芦)各 1.5 千克。

【用法】 上药共研为细末。每服 6 克,用水 300 毫升,入薄荷少许,同煎至 210 毫升,去渣,食后温服;或每服 6 克,用茶水调服;小儿虚风,每服 1.5 克,以乳香、腊茶水调服。

 ## 人参消风散

【来源】 《卫生宝鉴》卷九。

【主治】 诸风上攻,头目昏痛,项背拘急,肢体烦疼,肌肉蠕动,头目眩晕,耳啸蝉鸣,眼涩好睡,鼻寒多嚏,皮肤发麻,隐疹瘙痒。

【组成】 川芎、甘草(炙)、荆芥穗、羌活、防风、白僵蚕、茯苓、蝉壳、藿香叶、人参各 6 克,厚朴、陈皮各 15 克。

【用法】 上药共研为末。每服 6 克,以清茶调下;若暴感风寒,头痛声重,寒热倦疼,可用荆芥、清茶或温酒调服。

四生散

【来源】 《太平惠民和剂局方》卷一。

【主治】 肝肾风毒上攻，眼赤痒痛，羞明多泪；风毒下注，脚膝生疮；及遍身风癣，服药不验，常觉两耳中痒者。

【组成】 黄芪、川羌活、沙苑蒺藜、白附子(生用)各等份。

【用法】 上药共研为细末。每服6克，用薄荷酒调服。如肾脏风下注生疮，将腰子切开，把6克药末塞入其中并裹好，煨香熟，空腹时细嚼，或以盐酒送服。

 防风浴汤

【来源】 《太平圣惠方》卷二十四。

【功用】 祛风，润燥，止痒。

【主治】 风湿外侵，周身瘙痒不止。

【组成】 防风90克，荆(切)30克，羊桃根90克，石南30克，秦艽30克，川升麻30克，苦参90克，茵芋30克，白蒺藜30克，蛇床子30克，白矾30克，枳壳30克。

【用法】 上药细锉。用水14升，煎至10升，去渣，于暖室中洗浴，令汗发出。

 苦参散

【来源】 《太平圣惠方》卷二十四。

【主治】 遍身风瘙痒不可止。

【组成】 苦参(锉)30克，苍耳苗30克，蔓荆子30克，牡荆子30克，晚蚕沙30克，白蒺藜(微炒，去刺)30克，晚蚕蛾15克，玄参30克，胡麻子30克，蛇床子30克，天麻30克，乳香15克。

【用法】 上药捣细为散。每服6克，不拘时候，以紫笋茶调下。

 枳壳羌活丸

【来源】 《圣济总录》卷一五〇。

【主治】 妇女血风攻注，四肢麻木瘙痒，有如虫行，或肌生赤肿疼痛，肩背拘急，精神倦怠。

【组成】 枳壳(去瓤，麸炒)60克，羌活(去芦头)、牡荆子、人参各45克，防风(去叉)、芍药、白茯苓(去黑皮)、白芷各60克，细辛(去苗叶)、当归(切，焙)、甘草(生用)各30克，牡丹皮75克，川芎90克。

【用法】 上药捣碎为末，炼蜜为丸，如弹子大。每服1丸，用水150毫升，煎至

120 毫升,饭后服食。

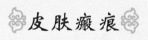

皮肤枯燥

泽肤膏

【来源】 《证治准绳·类方》卷八。

【功用】 滋阴养血,润肺止嗽。

【主治】 皮肤枯燥如鱼鳞;肺燥咳嗽。

【组成】 牛骨髓、真酥油各等份。

【用法】 上药二味,合炼一处,以净瓷器贮之。每次 3 匙,空腹时用热酒或蜜汤调服。

澡　豆

【来源】 《备急千金要方》卷六。

【主治】 手干燥。

【组成】 大豆黄 150 克,苜蓿、零陵香子、赤小豆(去皮)各 60 克,丁香 15 克,麝香 3 克,冬瓜仁、茅香各 17 克,猪胰 5 具(细切)。

【用法】 上药捣细过筛,与猪胰混合,晒干再捣,筛取细末。用时加水洗手面。

皮肤瘢痕

灭瘢丹

【来源】 《疡医大全》卷十二。

【主治】 面部瘢痕。

【组成】 轻粉、白附子、黄芩(微火略炒)、白芷、防风(研细末)各等份。

【用法】 上药炼蜜为丸。于每日洗面之时多擦数次,临睡洗面时又擦之。不须 3 日,自然消痕灭瘢。

玉容散

【来源】 《医宗金鉴》卷六十三。

【主治】 黧黑斑。

【组成】 白牵牛、团粉、白蔹、白细辛、甘松、白鸽粪、白及、白莲心、白芷、白术、白僵蚕、白茯苓各30克,荆芥、独活、羌活各15克,白附子、鹰条白、白扁豆各30克,防风15克,白丁香30克。

【用法】 上药共研为细末。每用少许,放于手心,以水调匀,浓稠适中,搽搓面上,良久,再以水洗面,早晚各1次。

【禁忌】 服药期间,戒忧思、劳伤,忌动火之物。

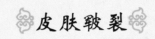

皮肤皲裂

回神膏

【来源】 《普济方》卷三〇〇。

【主治】 手足皲裂,如蒸梨状,虽春夏亦如此。

【组成】 生姜汁、红糟、猪脂、盐各等份。

【用法】 上药研烂,炒熟,搽入皲裂处。当时虽痛,少顷便皮软皲合。

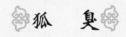

狐 臭

六物胡粉膏

【来源】 《医心方》卷四引《小品方》。

【主治】 腋下及手足心、阴下、股里恒如汗湿,其气甚臭者。

【组成】 干商陆30克,干枸杞子15克,干姜15克,滑石30克,甘草(炙)15克,胡粉30克。

【用法】 上药共研为末。以苦酒调匀涂于腋下,汗微出,易衣再次更之,不过3次便愈。或一岁复发者,复涂之。不可多涂。

第二篇 内 科

中医认为,人体无论外感病、内伤病、躯体病或是脏腑病都是以脏腑为中心的病变,因此治疗手段的关键在于为肝脏扶正祛邪。众所周知,中医治病良方多采用人们日常生活中的草根树皮,其作用效果比较明显,而且对身体基本没有伤害。本篇就让我们来了解各种草药是如何通过有效搭配,来达到治愈百病功效的。

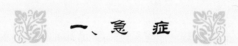

一、急 症

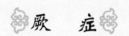

厥 症

姜附汤

【来源】 《重订严氏济生方》。

【主治】 五脏中寒,口噤,四肢僵直,失音不语,或卒然晕闷,手足厥冷。

【组成】 干姜(炮)、附子(炮,去皮、脐)、甘草(炙)各等份。

【用法】 上药咀。每服 12 克,用水 225 毫升,加生姜 5 片,煎至 160 毫升。去渣,空腹时温服。

【加减】 挟风不仁,加防风 15 克;兼湿肿满,加白术 15 克;筋脉拘急,加木瓜15 克;肢节疼痛,加桂心 15 克。

顺气散

【来源】 《杂病源流犀烛》卷二。

【功用】 顺气消痰,开郁补脾。

【主治】 气中,昏迷痰塞,牙紧似得中风,身冷无汗。

【组成】 人参、茯苓、白术、白芷、青皮、陈皮、乌药各 3 克,香附 6 克,甘草(炙)1.5 克。

【用法】 上药共研为末。水煎服。

通泄散

【来源】 《丹溪心法附余》卷十。

【功用】 涌味痰涎。

【主治】 风涎暴作,气塞倒仆。

【组成】 苦丁香(为末)9克,轻粉少许。

【用法】 用水调匀灌之。良久涎自出。如未出,含冰糖1块。下咽涎出。

 黄连定厥汤

【来源】 《辨证录》卷五。

【主治】 阳厥。忽然发热,一时厥去,手足冰凉,语言惶惑,痰迷心窍,头晕眼花。

【组成】 黄连6克,当归15克,麦冬15克,玄参30克,贝母9克,菖蒲1.5克。

【用法】 水煎服。

 救逆汤

【来源】 《温病条辨》卷三。

【功用】 滋阴潜阳,复脉救逆。

【主治】 温病误用发散药,津液被劫,心中震震,舌强神昏,汗自出,中无所主。

【组成】 甘草(炙)18克,干地黄18克,生白芍18克,麦冬(不去心)15克,阿胶9克,生龙骨12克,生牡蛎24克。

【用法】 以水800毫升,煎取640毫升,分3次服。

【加减】 脉虚大欲散,加人参6克。

 救产止痉汤

【来源】 《辨证录》卷七。

【功用】 补气养血,祛风止痉。

【主治】 新产妇人血虚发痉,手足牵搐,口眼㖞斜,角弓反张。

【组成】 人参15克,当归30克,川芎9克,荆芥(炒黑)3克。

【用法】 水煎服。

启迷丹

【来源】 《石室秘录》卷六。

【主治】 忽然发厥,口不能言,眼闭手撒,喉中作齁声,痰气甚盛。

【组成】 生半夏 15 克,人参 15 克,菖蒲 6 克,菟丝子 30 克,甘草(炙)9 克,茯神 9 克,皂角荚 3 克,生姜 3 克。

【用法】 水煎服。

 回阳救急汤

【来源】 《伤寒六书》卷三。

【功用】 温中散寒,回阳救逆。

【主治】 寒邪直中阴经,恶寒,四肢冷厥,战栗腹疼,吐泻不渴,踡卧沉重,或手指甲唇青,或口吐涎沫,或脉来沉迟无力。

【组成】 熟附子、干姜、人参、甘草(炙)、白术、肉桂、陈皮、五味子、茯苓、半夏各等份。

【用法】 上药用水 400 毫升,加生姜 3 片煎,临睡入麝香 0.1 克调服。

【加减】 呕吐涎沫或小腹痛,加盐炒吴萸;无脉者,加猪胆汁 5 毫升;泄泻不止,加升麻、黄芪;呕吐不止,加姜汁。

 接气丹

【来源】 《太平惠民和剂局方》卷五。

【主治】 真元虚惫,阴邪独盛,阳气暴绝;或大吐大泻,久痢虚脱等。

【组成】 沉香 30 克,硫黄(如黑锡丹砂子结,放冷,研为细末)、黑锡(去渣)各 60 克,牛膝(酒浸)、白术(焙)、苁蓉(酒浸)各 15 克,丁香 9 克,川楝子(去核用肉)、木香、茴香(炒)、肉豆蔻(煨)、破故纸(炒)、桂心(去粗皮)、附子(炮,去皮、脐)、葫芦巴(炒)、阳起石(煅)各 30 克。

【用法】 上药与砂子 120 克,并捣为细末,和匀,用糯米粉、酒煮糊为丸,如梧桐子大。空腹时用温酒或盐汤送服 50 丸。

 当归四逆加吴茱萸生姜汤

【来源】 《伤寒论》。

传世国医灵方

【功用】 养血通络,散寒降逆。

【主治】 素体血虚,内有久寒,又复外受寒邪,手足厥逆,舌淡苔白,脉细欲绝,或兼见头顶痛,干呕、吐涎者。

【组成】 当归9克,芍药9克,甘草(炙)6克,通草3克,桂枝(去皮)9克,细辛1.5克,生姜(切)15克,吴茱萸5克,大枣5枚(擘)。

【用法】 以水400毫升,清酒400毫升,煮取300毫升,去渣,分2次温服。

 接真汤

【来源】 《御药院方》卷六。

【主治】 阴病,手足厥冷,脐腹疼痛,真气不足,衰惫欲绝。

【组成】 沉香6克,丁香6克,附子(炮裂,去皮、脐)12克,麝香3克。

【用法】 上药共研为粗末。用水300毫升,加生姜7片,大枣2枚(去核),煎至150毫升,去渣温服。只作一次服饮。

 调气散

【来源】 《丹溪心法》卷四。

【主治】 气厥。

【组成】 白豆蔻、丁香、檀香、木香各6克,藿香、甘草(炙)各24克,砂仁2克。

【用法】 上药共研为末。每服6克,入盐少许,以沸汤调服。

 稀涎散

【来源】 《儒门事亲》卷十二。

【功用】 涌吐顽痰。

【主治】 膈实中满,痰厥失音,牙关紧闭。

【组成】 猪牙皂角(不蛀者,去皮、弦、炙用)30克,绿矾、藜芦各15克。

【用法】 上药共研为细末。每服1.5克,或3～6克,用水调服。牙关不开者,撬开牙关灌之。

 四逆加人参汤

【来源】 《伤寒论》。

【异名】 四顺汤(《肘后方》卷二)、回阳饮(《医学集成》卷一)、人参四顺汤(《鸡峰普济方》卷五)。

【功用】 回阳复阴。

【主治】 阳气衰微,阴液内竭,四肢厥逆,恶寒脉微,下痢而痢忽自止。

【组成】 甘草(炙)6克,附子(生,去皮)10克,干姜4.5克,人参3克。

【用法】 上四味,以水600毫升,煮取240毫升,去渣,分温再服。

 ## 白薇汤

【来源】 《全生指迷方》卷三。

【主治】 郁冒,又名血厥。患者平居无疾,忽然如死,身不动摇,默默不知人,目闭不能开,口噤不能言,或微知人,恶闻人声。

【组成】 白薇、当归各30克,人参15克。

【用法】 上药共研为粗末。每服15克,用水300毫升,煎至150毫升,去渣热服。

 ## 五磨饮子

【来源】 《医方考》卷六。

【主治】 暴怒暴死之气厥。

【组成】 木香、沉香、槟榔、枳实、台乌药各等份。

【用法】 白酒磨服。

 ## 十香返魂丹

【来源】 《春脚集》卷三。

【功用】 芳香开窍,化痰安神。

【主治】 痰厥中风,口眼歪斜,牙关紧闭,昏晕欲死,或诸风狂乱。

【组成】 公丁香60克,木香60克,乳香60克,藿香60克,苏合香60克,降香60克,海沉香60克,安息香30克,麝香30克,香附60克,诃子肉60克,僵蚕60克,天麻60克,郁金60克,蒌仁60克,礞石60克,甘草(炙)120克,建莲心60克,檀香60克,朱砂60克,琥珀60克,京牛黄30克,冰片15克,大赤金箔300张。

【用法】 上药共研为细末,甘草(炙)膏兑白蜜为丸,金箔为衣,每丸3克。每次1丸,日服2次,温开水送下。

【加减】 如见鬼神,自言自语,或哭登高,姜汤送下;中暑卒晕欲死者,香薷汤送下；七情所伤欲死者，灯心煎汤化下；夜寐怔忡，神魂游荡，重复又卧，醒后不知人事者，灯心、赤金煎汤送下；孕妇怀胎七八九月，忽然晕厥，此为胎晕，人参煎汤冲朱砂送下；孕妇胎动，莲子心煎汤送下；小儿急慢惊风，天吊仰视，口吐痰沫，手足抽搐，薄荷、灯心草煎汤送下；男女交合，脱阳脱阴欲死者，升麻煎汤送下。

 白通加猪胆汁汤

【来源】《伤寒论》。

【主治】 少阴病，痢不止，厥逆无脉，干呕而烦者。

【组成】 葱白4段，干姜3克，附子(生)10克，人尿15毫升，猪胆汁3毫升。

【用法】 上五味药，以水600毫升，煮取200毫升，去渣，纳胆汁、人尿，和令相得，分温再服。若无胆，亦可用。

 鹤顶丹

【来源】《杂病源流犀烛》卷九。

【主治】 痰厥。因内虚受寒，痰气阻塞，手足厥冷，麻痹，晕倒，脉沉细。

【组成】 明矾30克，猩红(黄丹亦可)15克。

【用法】 上药共研为末，每取1匙，入瓷器内熔化，趁热作丸，樱桃大。每服1丸，薄荷汤送服。

 大已寒丸

【来源】《太平惠民和剂局方》卷二。

【主治】 久寒积冷，脏腑虚弱；心腹疗痛，胁肋胀满；泄泻肠鸣，自痢自汗，米谷不化；阳气暴衰，阴气独胜，手足厥冷；伤寒阴盛，神昏脉短，四肢急惰。

【组成】 荜拨、肉桂各2千克，干姜(炮)、高良姜各3千克。

【用法】 上药共研为细末，水煮面糊为丸，如梧桐子大。每服20粒，食后用米饮汤送下。

 化痰铁刷丸

【来源】《御药院方》卷五。

【功用】 化痰坠痰，止嗽定喘。

【主治】 痰逆呕吐，痰厥头痛，头目昏眩，肺痿吐脓，声如拉锯。

【组成】　白附子(炮)、南星(炮)、半夏(汤洗)、白矾(生用)各 15 克,寒水石(烧)30 克,干生姜 22 克,硇砂、轻粉各 3 克,皂角(去皮、籽)30 克。

【用法】　上药捣碎为细末,面糊和丸,如梧桐子大。每服 20～30 丸,食后用生姜汤送服。

乌梅丸

【来源】　《伤寒论》。

【功用】　温脏安蛔。

【主治】　蛔厥。脘腹阵痛,烦闷呕吐,时发时止,得食则吐,甚至吐蛔,手足厥冷;或久痢不止,反胃呕吐,脉沉细或弦紧。现用于肠道蛔虫病。

【组成】　乌梅 300 枚,细辛 84 克,干姜 140 克,黄连 224 克,当归 56 克,附子(去皮,炮)84 克,蜀椒 56 克,桂枝(去皮)84 克,人参 84 克,黄柏 84 克。

【用法】　上十味药,各捣筛,混合和匀;以苦酒渍乌梅过夜,去核,于米饭下蒸熟,饭熟捣成泥,和药令相得,纳臼中,加入蜂蜜杵 2 000 下,丸如梧桐子大。空腹时饮服 10 丸,一日 3 次,稍加至 20 丸。

【禁忌】　服药期间,忌生冷、滑物、臭食等。

【附注】　本方所治蛔厥,是因胃热肠寒,蛔动不安所致。蛔虫得酸则静,得辛则伏,得苦则下,故方中重用乌梅味酸以安蛔;配细辛、干姜、桂枝、附子、川椒辛热之品以温脏驱蛔;黄连、黄柏苦寒之品以清热下蛔;更以人参、当归补气养血,以顾正气之不足。全方合用,具有温脏安蛔,寒热并治,邪正兼顾之功。

四逆汤

【来源】　《伤寒论》。

【功用】　回阳救逆。

【主治】　少阴病,四肢厥逆,恶寒蜷卧,呕吐腹痛,下痢清谷,神衰欲寐;以及太阳病误汗亡阳,脉沉迟微细。现用于心肌梗死,心力衰竭,急性胃肠炎吐泻失水,以及急性病大汗出而见虚脱。

【组成】　甘草(炙)6 克,干姜 4.5 克,附子(生用)10 克。

【用法】　上三味药,以水 600 毫升,煮取 240 毫升,去渣,分 2 次温服。症状重者可将附子与干姜加倍。

【附注】　方中生附子大辛热,温壮肾阳,祛寒救逆为君药;干姜辛热,温里祛寒,以加强附子回阳之效为臣药;甘草(炙)甘温,益气和中,并缓解附子、干姜燥烈之性为佐使药。三味配合,具有回阳救逆之功。

 四逆散

【来源】 《伤寒论》。

【功用】 疏肝和脾,解郁透热。

【主治】 少阴病,阳郁于里,致患热厥;以及肝失条达,气郁致胆,手足厥冷,或咳,或心悸,或小便不利,或腹中痛,或泻痢下重,脉弦细。

【组成】 甘草(炙)、枳实(破,水渍,炙干)、柴胡、芍药各等份。

【用法】 上药捣碎为细末。白水冲服,每次3克,一日3次。

【加减】 咳者,加五味子、干姜,并主下痢;悸者,加桂枝;小便不利者,加茯苓;腹中痛者,加附子;泻痢下重者,加薤白。

【附注】 本方为疏肝解郁,调和肝脾的祖方。方中柴胡既可疏解肝郁,又可升清阳以使郁热外透,用为君药;芍药养血敛阴,与柴胡相配,一升一敛,使郁热透解而不伤阴,为臣药;佐以枳实行气散结,以增强疏畅气机之效;甘草(炙)缓急和中,又能调和诸药为使。

 化虫散

【来源】 《会约医镜》卷十三。

【主治】 蛔厥腹痛,多似慢惊,但唇口紫者。

【组成】 使君子(去壳)10个,雷丸、鹤虱、甘草(炙)、大黄(体虚者不用)、花椒、槟榔各6克。

【用法】 上药共研为细末。大人6克,小孩3克,用猪肉煮汤调服。

 太阳汤

【来源】 《会约医镜》卷三。

【主治】 寒中三阴,战栗厥逆,呕吐昏迷,唇青囊缩。

【组成】 白术9克,干姜(炒)3~6克,当归(泄者不用)4.5克,山药(炒)6克,附子(势危者用生附子,湿纸包煨热用)6~9克,甘草(炙)3克,白芍(煨)4.5克,生姜3克,红枣3枚。

【用法】 水煎服。或假热,拒格不纳,冰水冷服。

加味解毒生脉散

【来源】 《千家妙方》上册引。

【功用】 强心护阴,清营解毒。

【主治】 大肠杆菌败血症并中毒性休克。

【组成】 西洋参 15 克(另煎兑服),五味子 10 克,玄参 15 克,生地 15 克,丹皮 15 克,天花粉 15 克,知母 10 克,黄柏 10 克,金银花 30 克,麦冬 30 克,赤芍 15 克,远志 15 克,鲜茅根 60 克,川贝 12 克,犀角(兑服)1.5 克,羚羊粉(兑服)1.5 克。

【用法】 水煎服。每日 1 剂。

【附注】 本方所治大肠杆菌败血症而致中毒性休克,高热曾达 40.3℃,继而血压下降,四肢厥冷,且有幻视,病情严重。此乃心气素亏,以致邪热逆传心包之故。症见高烧,口干咽痛,脉细数,舌绛少苔,实为邪已入营,气阴两伤;由于毒热炽盛,阻闭于内,不得透达,以致四肢厥逆,此乃热深厥深,阳极似阴之象。此时病邪嚣张而正气衰微,正不抗邪,若不积极扶正,则正气暴脱,故以强心护阴,清营解毒为法。方以生脉散、清营汤化裁,重用西洋参、麦冬合五味子以养心气,收敛耗散之精气;金银花、犀角、羚羊粉、白茅根、丹皮、生地、知母、黄柏、赤芍清营解毒,凉血散瘀;玄参、天花粉以加强养阴生津之力;川贝、远志调补心气,化痰散结,以防痰热阻闭心包。盖热邪已逆传心包,在热甚阴伤的情况下,势必灼液为痰,因而痰热阻闭包络,神志被蒙,已为必然趋向,用以预防痰闭,实为势在必行。

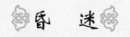 **昏 迷**

 三黄宝蜡丸

【来源】 《医宗金鉴》卷八十九。

【主治】 一切跌损伤及破伤风,或伤力成痨,女人产后恶露不尽,瘀血奔心,痰迷心窍,危在旦夕。

【组成】 天竺黄 90 克,雄黄 60 克,刘寄奴、红芽、大戟(去骨)、麒麟竭各 90 克,归尾 45 克,朱砂、儿茶各 30 克,净乳香(去油)9 克,琥珀、轻粉、水银(同轻粉研不见星)、麝香各 9 克。

【用法】 上药各研为细末,如无天竺黄,以胆星 90 克代之,再用好黄蜡 750 克,炼净,滚汤坐定,将药投入,不住手搅匀,取出装瓷瓶内备用。损伤重者每用 3

克,轻者 0.9 克,用无灰酒送下。如被鸟枪打伤,铅子在内,危在顷刻,服 3 克,吃酒数杯,睡 1 时,汗出即愈。如外敷,将麻油热化少许,鸡翎扫患处。

【禁忌】 服药后忌凉水、生冷、烧酒 3 日,如不忌此酒,则药无功。

至宝丹

【来源】 《苏沈良方》卷五引《灵苑方》。

【功用】 化浊开窍,清热解毒。

【主治】 卒中急风不语;中恶气绝;中诸物毒、暗风;中热疫毒,阴阳二毒,山岚瘴气毒,蛊毒,水毒等所致昏厥,痰盛气粗,舌红苔黄垢腻,脉滑数。以及产后血晕,口鼻血出,恶血攻心,烦躁气喘,吐逆,难产闷乱,死胎不下(以上诸症以童便送服);并心肺积,热伏呕吐;邪气攻心,大肠风秘,神魂恍惚,头目昏眩,睡眠不安,唇口干燥,伤寒狂语;儿科用于心热癫痫,急惊,卒中客忤,不得眠,烦躁、风涎、搐搦等。现用于治疗脑血管意外、肝昏迷、乙脑、癫痫等。

【组成】 生乌犀、生玳瑁、琥珀、朱砂、雄黄各 30 克,牛黄、龙脑、麝香各 7.5 克,安息香 45 克(酒浸,重汤煮令化,滤去渣,约得净末 30 克),金银箔各 50 张。

【用法】 将生乌犀、玳瑁研为细末,入余药研匀,和为丸,如梧桐子大。每服 3 ～5 丸,人参汤送服;或用童便 1 份,入生姜汁 3～5 滴送服。小儿以 2 岁服 2 丸为准,视年龄大小加减。

【禁忌】 本方芳香辛燥之药较多,有耗阴劫液之弊,凡中风昏厥属肝阳上亢者禁用。

【附注】 本方所治,属热邪内盛,痰闭心包所致,治当逐瘀开窍,清热解毒。方中麝香、冰片、安息香辟秽化浊,豁痰开窍,共为君药;犀角、牛黄、玳瑁清热解毒,下降心火,雄黄劫痰解毒,用以醒神开窍,为臣药;朱砂、琥珀、金箔重镇安神,共为佐使药。本方药物多为珍稀难求之动物、矿物和树脂类药材,价格昂贵,且功效卓著,故名为"至宝"。

吃力迦丸

【来源】 《外台秘要》卷十三引《广济方》。

【功用】 温通开窍,行气止痛。

【主治】 中风,猝然昏倒,牙关紧闭,不省人事;或中恶客忤,胸腹满痛;或突然昏迷,痰壅气闭;以及时疫霍乱,腹满胸痞,欲吐泻不得,甚则昏闭者。现用于脑血管意外,冠心病,癔症性昏厥、癫痫,以及突然昏厥属寒闭气滞,痰浊阻络者。

【组成】 苏合香丸(即白术)、光明砂(研)、麝香、诃黎勒皮、香附、沉香(重者)、青木香、丁香、安息香、白檀香、荜拨、犀角各 30 克,熏陆香、龙脑香各 15 克,冰片、乳香各 2 克。

【用法】 上药捣筛制极细末,白蜜煎,去沫,和为丸如梧桐子大,晨起服 4 丸,用井水于净器中研破口服。老、少每次服 1 丸。

【禁忌】 脱症、热闭症及孕妇忌服。

【附注】 方中苏合香、安息香逐秽通窍,能开痰浊气逆之闭;麝香、冰片芳香开窍,行气宽胸,善通十二经脉;沉香、丁香、青木香、白檀香、乳香、荜拨、香附皆辛散温通之品,能散寒顺气,宣郁通闭,气畅行则痰浊自消。且乳香行气兼能活血,气行血畅,则胸腹痛者可止;犀角气质清香,寒而不遏,功专解毒而清心;白术温运脾气,以使诸香能得脾气而输布;更以诃子温涩敛气,与诸香相配,能制辛香过多,耗正散气之弊。全方利于温通气机,开窍启闭,故胸闷昏闭等症,用之则立起回生。

 回生丹

【来源】 《外科全生集·新增马氏试验秘方》

【功用】 活血散瘀,行气止痛。

【主治】 跌打损伤,昏迷不醒,瘀血作痛;以及自缢、溺水等昏厥尚有微息者。

【组成】 活地鳖(瓦上炙微黄,研末)15 克,自然铜(瓦上煅红,醋淬 9 次,净末)9 克,乳香 30 克(用灯心草 6 克同炒枯,吹去灯心草,研末)6 克,真血竭(水飞)6 克,朱砂(水飞)6 克,巴豆霜(用巴豆去壳,纸包压净油,白如雪,取霜)6 克,当门子 0.9 克。

【用法】 上药研和,瓶贮勿泄气。成人每服 0.45 克,小儿 0.21 克,以酒冲服;牙关紧者,撬开灌之。

 安宫牛黄丸

【来源】 《温病条辨》卷一。

【功用】 清热解毒,豁痰开窍。

【主治】 温热病,热邪内陷心包,痰热壅闭心窍,高热烦躁,神昏谵语,或舌蹇肢厥,或下利脉实,以及中风窍闭,小儿惊厥属痰热内闭心窍者。现用于乙型脑炎、流行性脑脊髓膜炎、中毒性痢疾、尿毒症、脑血管意外、中毒性肝炎、肝昏迷等属痰热昏厥。

【组成】 牛黄 30 克,郁金 30 克,犀角 30 克,黄连 30 克,朱砂 30 克,梅片 7.5 克,麝香 7.5 克,珍珠 15 克,山栀 30 克,雄黄 30 克,黄芩 30 克,冰片 1 克。

【用法】 上药共研为极细末,炼老蜜为丸,每丸 3 克,以蜡封。每服 1 丸,脉虚者,人参汤下;脉实者,金银花、薄荷汤下。成人病重体实者,每日 2~3 服;小儿服半丸,不利再服半丸。

【附注】 方中牛黄清心解毒,豁痰开窍,犀角清心,凉血解毒,麝香开窍醒神,三味共为君药;黄连、黄芩、山栀清三焦火热,雄黄清毒,共为臣药;郁金、冰片芳香去秽,通窍开闭,以内透包络,朱砂、珍珠镇心安神,蜂蜜和胃调中,共为佐使药。诸药合用,有清热解毒,豁痰开窍之功。

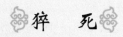

猝 死

半夏散

【来源】 《三因极一病证方论》卷十。

【异名】 破棺散(《世医得效方》卷十)。

【功用】 开窍苏醒。

【主治】 突然死亡;诸物所压,水溺,金疮,卒致闷绝;产妇恶血冲心;诸暴绝症。

【组成】 半夏(汤洗 7 次去滑,不拘多少)。

【用法】 上药共研为末。每用少许,吹入鼻中,即清醒。但心头温者,一日可治。

复生散

【来源】 《卫生宝鉴》卷二十。

【功用】 急救,通窍。

【主治】 突然病死、压死、溺死等猝死。

【组成】 半夏适量。

【用法】 上一味,研为细末。心头温者,取 0.3 克吹入鼻中,片刻清醒。

中 毒

 归麦榆草汤

【来源】 《辨证录》卷十。

【主治】 盐卤中毒,口咸作渴,腹中疼痛,身倦脚缩。

【组成】 甘草(生)60克,当归30克,麦冬30克,地榆15克。

【用法】 水煎服。

 橘姜丸

【来源】 《圣济总录》卷一四七。

【主治】 食鱼中毒。

【组成】 陈皮(汤浸,去白,焙,研为末)、生姜(去皮,切,烂捣,研)、豆豉(研为末)各等份。

【用法】 上三味药,同和为丸,如梧桐子大。每服20丸,以清茶送服。

 白矾汤

【来源】 《辨证录》卷十。

【主治】 钩吻中毒。

【组成】 白芍90克,白矾15克,当归、丹皮各30克,柴胡9克,香附3克。

【用法】 水煎服。

二、外感病症

感 冒

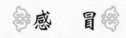

 一柴胡饮

【来源】 《景岳全书》卷五十一。

【主治】 外感四时不正之气,或发热,或寒热,或妇人热入血室,或产后冒风,

传世国医灵方

以致寒热如疟,但外有邪而内兼火。

【组成】 柴胡6克,黄芩5克,芍药6克,生地5克,陈皮5克,甘草(炙)2克。

【用法】 水煎,分2次温服。

【加减】 内热甚,加连翘6克;外邪甚,加防风3克;邪结在胸痞满者,去生地,加枳实6克;热结阳明而渴者,轻加花粉或葛根6克,重加知母、石膏。

 ## 荆防败毒散

【来源】 《摄生众妙方》卷八。

【功用】 疏风解表,败毒消肿。

【主治】 风寒感冒初起,恶寒发热,头疼身痛,苔白,脉浮者;疮肿初起,见表寒证。

【组成】 羌活、独活、柴胡、前胡、枳壳、茯苓、防风、荆芥、桔梗、川芎各4.5克,甘草(炙)1.5克。

【用法】 上药用水300毫升,煎至240毫升,温服。

 ## 菊叶汤

【来源】 《宣明论方》卷三。

【异名】 菊花散(《证治准绳·类方》卷五)。

【主治】 外感风邪,头目昏眩,呕吐,面目水肿。

【组成】 菊花(去梗)、羌活、独活、旋复花、牛蒡子、甘草(炙)各等份。

【用法】 上药共研为细末。每服6克,以水150毫升,加生姜3片,同煎至100毫升,去渣温服,食后。

 ## 防风冲和汤

【来源】 《医学入门》卷四。

【主治】 伤风有汗,脉浮缓。

【组成】 防风、白术、生地各4.5克,羌活、黄芩、白芷、甘草(炙)各3克,川芎1.5克。

【用法】 水煎,温服。

【加减】 汗未止,加黄芪、芍药。

百解散

【来源】 《活幼心书》卷下。

【主治】 小儿外感风寒,鼻流清涕,头痛发热,昼轻夜重。

【组成】 干葛 75 克,升麻、赤芍药各 60 克,黄芩 30 克,麻黄 22.5 克,薄桂(去粗皮)7.5 克,甘草(炙)45 克。

【用法】 上药咀。每服 6 克,用水 150 毫升,加生姜 3 片,葱 1 根,煎至 100 毫升,温服。

【加减】 风热盛者,加薄荷。

通气防风汤

【来源】 《内外伤辨》卷中。

【主治】 风热外乘,肺气郁甚,肩背痛,汗出,小便次数多而量少。

【组成】 防风、羌活、陈皮、人参、甘草(炙)各 1.5 克,藁本、青皮各 0.9 克,白豆蔻、黄柏各 0.6 克,升麻、柴胡、黄芪各 3 克。

【用法】 上咀,都作 1 服。用水 300 毫升,煎至 150 毫升,空腹时去渣温服。

【禁忌】 如面白脱色,气短者,不可服。

防风散

【来源】 《太平圣惠方》卷二十。

【主治】 外感风热,头痛掣动。

【组成】 防风(去芦头)30 克,川升麻 30 克,黄芩 30 克,赤芍药 30 克,蔓荆子 30 克,石膏 30 克,葛根(锉)30 克,甘草(炙微赤,锉)15 克。

【用法】 上药捣粗为散。每服 12 克,以水 170 毫升,煎至 100 毫升,去渣,入淡竹沥 30 毫升,再煎一二沸,温服,不拘时候。

冲和散

【来源】 《百一选方》卷七。

【异名】 苍荆散(《医学入门》卷八)。

【主治】 外感风寒挟湿,身体沉重,肢节酸疼,项背拘急,头目不清,鼻塞声重,哈欠泪出,气壅上盛,咽渴不利,胸膈凝滞,饮食不入。

【组成】 苍术1.8千克,荆芥穗900克,甘草(炙)375克。

【用法】 上药共研为粗末。每服9克,用水230毫升,煎至180毫升,去渣热服,不拘时候;药渣再煎。

 ## 柴胡半夏汤

【来源】 《医学入门》卷四。

【主治】 伤风发热恶寒,头痛无汗而咳嗽,或胁热自痢;兼治一切痰症,状似伤寒。

【组成】 柴胡、半夏各3克,黄芩、白术、陈皮、麦门冬各3克,甘草(炙)1.5克,姜3片,大枣2枚。

【用法】 水煎,温服。

【加减】 小便不利,加茯苓;冬月无汗,加麻黄;三时无汗,加苏叶;冬月有汗,加桂枝;三时有汗,加防风;咽喉痛,加桔梗;喘咳,去白术,加杏仁、桑白皮;酒热,加黄连;食积,加山楂、神曲;痰伏胁下作痛,加白芥子;痰甚喉中如牵锯,加竹沥、姜汁;痰稠如胶,加金沸草、前胡;胸膈痞闷,加枳壳。

 ## 四柴胡饮

【来源】 《景岳全书》卷五十一。

【功用】 扶正解表。

【主治】 元气不足,或忍饥劳倦,而外感风寒;或六脉紧数微细,正不胜邪。

【组成】 柴胡3~9克,甘草(炙)3克,生姜3~7片,当归6~9克(泻者少用),人参6~9克或15~21克。

【用法】 用水400毫升,煎至200毫升,温服。

【加减】 胸膈滞闷者,加陈皮3克。

 ## 羌活胜湿汤

【来源】 《内外伤辨》卷中。

【异名】 通气防风汤(《医学发明》卷五)。

【功用】 祛风胜湿。

【主治】 风湿在表,头痛项强,腰背重痛,一身尽痛,难以转侧,恶寒发热,脉浮。

【组成】 羌活、独活各 3 克,藁本、防风、甘草(炙)、川芎各 1.5 克,蔓荆子 0.9 克。

【用法】 上药咀,作一服。用水 300 毫升,煎至 150 毫升,去渣,饭后温服。

【加减】 如经中有寒湿,身重,腰沉,加酒洗汉防己 1.5 克;轻者,加附子 1.5 克;重者,加川乌 1.5 克。

【附注】 方中羌活、独活治风湿,利关节;防风、藁本祛风除湿,发汗止痛;川芎活血,祛风止痛;蔓荆子治头风疼痛;甘草(炙)调和诸药。合用具有祛风胜湿之效。

正柴胡饮

【来源】 《景岳全书》卷五十一。

【功用】 平散风寒。

【主治】 外感风寒,发热恶寒,头疼身痛,疟疾初起。

【组成】 柴胡 3～9 克,防风 3 克,陈皮 4.5 克,芍药 6 克,甘草(炙)3 克,生姜 3～5 片。

【用法】 用水 300 毫升,煎至 200 毫升,热服。

【加减】 如头疼者,加川芎 3 克;热而兼渴者,加葛根 3～6 克;呕恶者,加半夏 4.5 克;湿胜者,加苍术 3 克;胸腹有微滞者,加厚朴 3 克;寒气胜而邪不易解者,加麻黄 3～9 克,去浮沫服之,或加苏叶亦可。

柴陈煎

【来源】 《景岳全书》卷五十一。

【功用】 解表发汗,化痰止咳。

【主治】 伤风兼寒,咳嗽发热,痞满多痰者。

【组成】 柴胡 6～9 克,陈皮 4.5 克,半夏 6 克,茯苓 6 克,甘草(炙)3 克,生姜 3～7 片。

【用法】 用水 220 毫升,煎至 160 毫升,空腹时温服。

【加减】 如寒盛者,加细辛 2.1～2.4 克;如风盛气滞者,加苏叶 4.5 克;如冬月寒甚,加麻黄 4.5 克;气逆多嗽者,加杏仁 3 克;痞满气滞者,加白芥子 1.5～2.1 克。

武侯行军散

【来源】 《良朋汇集》卷五。

【异名】 行军散(《行军方便便方》卷中)。

【主治】 感冒风寒,未过3日者。

【组成】 麻黄270克,川芎、白芷、苏叶、石膏、甘草(炙)各30克,绿豆粉60克。

【用法】 上药共研为细末。每服3克,用无根水调服。

【禁忌】 孕妇勿服。

 双解散

【来源】 《宣明论方》卷六。

【功用】 疏风解表,通便泻热。

【主治】 风寒暑湿、饥饱劳疫、内外诸邪所致恶寒发热。或小儿生疮疹,透发不快,有汗或无汗,大便干结,小便短赤。

【组成】 益元散210克,防风通圣散210克。

【用法】 上药和匀。每服9克,用水220毫升,入葱白15厘米,盐豉50粒,生姜3片,煎至150毫升,温服。

 川芎散

【来源】 《古今医统》卷六十二引《医林》。

【主治】 伤寒鼻塞。

【组成】 苍术(米泔浸)150克,藁本、白芷、细辛、羌活、川芎、甘草(炙)各30克。

【用法】 上药咀。每服9克,用水150毫升,加生姜3片,葱白10克,煎取100毫升,温服。

 急风散

【来源】 《太平惠民和剂局方》卷一。

【主治】 偏正头痛,夹脑风,太阳穴痛。坐卧不安;小儿伤风,鼻塞流涕。

【组成】 生川乌(炮,去皮、脐)、辰砂(研,飞)各60克,生南星(洗,去皮)120克。

【用法】 上药共研为细末。用酒调敷于痛处。小儿伤风,用酒调涂囟门上。

金沸草散

【来源】 《博济方》卷一。

【主治】 外感风寒,恶寒发热,头目昏痛,颈项强急,肢体烦疼,胸膈满闷,咳嗽喘满,痰涎不利,涕唾稠黏。

【组成】 荆芥穗120克,旋复花90克,前胡90克,半夏30克(洗净,姜汁浸),赤芍药30克,麻黄(去节)90克,甘草(炙)30克。

【用法】 上药共研同为细末。每服6克,用水150毫升,入生姜、大枣,同煎至90毫升,热服。如汗出,再服3服。有寒气则出汗,如风盛则解利。

香薷丸

【来源】 《太平惠民和剂局方》卷二。

【主治】 伤暑伏热,躁渴督闷,头目昏眩,胸膈烦满,呕哕恶心,口苦舌干,肢体困倦。不思饮食,或发霍乱,吐痢转筋。

【组成】 香薷(去土)、紫苏(用茎叶,去粗梗)、干木瓜各30克,丁香、茯神(去木)、檀香(锉)、藿香叶、甘草(炙)各15克。

【用法】 上药共研为细末,炼蜜和丸,每克作1丸。每服1~2丸,细嚼;温汤或新汲水服下。小儿服半丸,不拘时候。

香薷汤

【来源】 《太平惠民和剂局方》卷二。

【主治】 感受暑湿,饮食不节,脾胃不和,憎寒壮热,身体疼痛,胸膈满闷,霍乱呕吐。

【组成】 白扁豆(炒)、茯神、厚朴(去粗皮,锉,姜汁炒)各30克,香薷(去土)60克,甘草(炙)15克。

【用法】 上药共研为细末。每服6克,沸汤送服,不拘时候。

香葛汤

【来源】 《世医得效方》卷一。

【主治】 四时感冒不正之气,头痛身疼,项强寒热,呕恶痰嗽,腹痛泄泻。

【组成】 紫苏(去根)、白芍药、香附子(炒去毛)、川升麻、白干葛、薄陈皮各30

传世国医灵方

克,白芷、大川芎各 15 克,苍术(米泔浸,切,炒黄色)30 克,大甘草(炙)15 克。

【用法】 上药锉散。每服 15 克,用水 225 毫升,加生姜 3 片,水煎,热服,不拘时候。

 三柴胡饮

【来源】 《景岳全书》卷五十一。

【主治】 素禀阴分不足,或肝经血少而偶感风寒;或感邪不深,可兼补而散;或病后、产后感冒,宜用解散而因血气虚弱不能外达。

【组成】 柴胡 6～9 克,芍药 4.5 克,甘草(炙)3 克,陈皮 3 克,生姜 3～5 片,当归 6 克(溏泄者,宜以熟地代之)。

【用法】 上药用水 300 毫升,煎至 240 毫升,温服。

【加减】 如微寒咳呕者,加半夏 3～6 克。

 香薷散

【来源】 《百一选方》卷七。

【功用】 发散表邪。

【主治】 伤风感寒,头痛恶寒,胸脘痞闷,脉浮者。

【组成】 香附子(去毛,炒)180 克,藁本(去芦)120 克,川芎(锉)、陈皮(去白)各 60 克,甘草(炙)45 克。

【用法】 上药共研为细末。每服 9 克,用水 150 毫升,加生姜 3 片,煎至 100 毫升,温服,不拘时候。

 香苏散

【来源】 《太平惠民和剂局方》卷二。

【功用】 理气解表。

【主治】 外感风寒,内有气滞,形寒身热,头痛无汗,胸脘痞闷,不思饮食,舌苔薄白。

【组成】 香附子(炒香,去毛)、紫苏叶各 120 克,甘草(炙)30 克,陈皮(不去白)60 克。

【用法】 上为粗末。每服 9 克,用水 150 毫升,煎 100 毫升,去渣热服,不拘时候,每日 3 次。若作细末,每日只服 6 克,入盐点服。

【禁忌】 用药期间,戒食荤腥、酒、肉。

【附注】 方中紫苏叶辛温解表,温中行气;香附、陈皮理气畅中;甘草(炙)调和诸药。合用共奏理气解表之功。方中紫苏、香附有安胎作用,故妊娠感冒,用之亦颇适合。

八物汤

【来源】 《三因极一病证方论》卷四。

【异名】 八物散(《医学入门》卷四)。

【主治】 厥阴伤风,恶风体倦,自汗,小腹急痛,寒热如疟,骨节烦疼,其脉尺寸俱微而迟者。

【组成】 桂心、当归、川芎、前胡、防风各 22.5 克,芍药 45 克,甘草(炙)、茯苓各 15 克。

【用法】 上药咀。每服 12 克,用水 220 毫升,加生姜 5 片。大枣 3 个,煎取 180 毫升,去渣,空腹时服。

香苏散

【来源】 《世医得效方》卷一。

【主治】 伤寒、伤风、伤湿、伤食。

【组成】 香附子(炒去毛)150 克、紫苏(去根)75 克,陈皮 60 克,甘草(炙)60克,苍术(切片,米泔浸,炒黄)60 克。

【用法】 上药锉散。每服 12 克,用水 225 毫升,加生姜 3 片,葱白 2 根煎,不拘时候服。得汗为妙。

【加减】 头痛,加川芎、白芷、细辛、荆芥穗各 1.5 克;咳嗽声重,痰多涕稠,加半夏、桔梗、乌梅各 1.5 克,桑白皮 2.1 厘米;心疼,加石菖蒲、半夏各 1.5 克;泄泻,加木香、藿香 1.5 克。

二香散

【来源】 《世医得效方》卷一。

【主治】 感冒风寒暑湿,呕恶泻痢,腹痛;瘴气,及饮冷当风,头疼身热,伤食不化。

【组成】 紫苏、陈皮、苍术各 30 克,香薷(去根)60 克,香附子 75 克(炒去毛),

厚朴(去粗皮,姜汁拌炒)、甘草(炙)、扁豆各 30 克。

【用法】 上药锉散。每服 12 克,用水 220 毫升,加生姜 3 片,木瓜 2 片,葱白 2 根同煎,热服。外感肿满,以此方多加车前子、木瓜煎服。

❀ 伤 寒 ❀

二圣救苦丸

【来源】 《万病回春》卷二。

【异名】 二圣救苦丹(《医宗金鉴》卷三十)。

【主治】 伤寒、瘟疫初起,热邪较盛,形气俱实。

【组成】 锦纹大黄 120 克(酒拌,蒸,晒干),牙皂 60 克(猪牙者)。

【用法】 上二味,研为末,水打稀糊为丸,如绿豆大。每服 50～70 丸,冷绿豆汤送下。以汗为度。

【附注】 《医宗金鉴》云:"本方服后或汗、或吐、下,三法俱全,其病立解。"

二气丹

【来源】 《太平惠民和剂局方》卷五。

【功用】 助阳消阴,正气温中。

【主治】 内虚里寒,冷气攻击,心胁脐腹胀满刺痛,泻痢无度,呕吐不止,自汗时出,小便不禁,阳气渐微,手足厥冷;伤寒阴证,霍乱转筋,久下冷痢,少气羸困,一切虚寒痼冷。

【组成】 硫黄(细研)、肉桂(去皮,为末)各 0.3 克,干姜(炮,为末)、朱砂(研,为衣)各 6 克,附子(炮,去皮、脐,为末)15 克。

【用法】 上药研匀,用细面糊为丸,如梧桐子大。每服 30 丸,空腹时用煎艾盐汤放冷送下。

茯苓四逆汤

【来源】 《伤寒论》。

【主治】 伤寒,发汗或下后,病仍不解。

【组成】 茯苓 12 克,人参 3 克,附子(生用)、甘草(炙)各 6 克,干姜 4.5 克。

【用法】 上五味,以水 1 升,煮取 600 毫升,去渣,温服 150 毫升,一日 2 次。

荡胸汤

【来源】 《医学衷中参西录》上册。

【主治】 寒痰结胸。其症胸膈痰涎,与外感之邪互相凝结,上塞咽喉,下滞胃口,呼吸不利,满闷短气,饮水不能下行,或转吐出。兼治疫症结胸。

【组成】 蒌仁(新炒者,捣)60克,生赭石(研细)60克,苏子(炒捣)20克,芒硝(冲服)12克。

【用法】 用水800毫升,煎取清汁500毫升,先温服200毫升。结开,大便通行,停服。若其胸中结犹未开,过两小时,再温服200毫升。若胸中之结已开,而大便犹未通下,且不觉转矢气者,仍可温服100毫升。

厚朴生姜半夏甘草(炙)人参汤

【来源】 《伤寒论》。

【异名】 厚朴汤(《医方类聚》卷五十四引《通真子伤寒括要》)、厚朴人参汤(《伤寒总病论》卷二)。

【主治】 发汗后,腹胀满。

【组成】 厚朴(炙,去皮)12克,生姜(切)9克,半夏(洗)6克,甘草(炙)6克,人参3克。

【用法】 上五味,以水1.2升,煮取300毫升,去渣,分3次温服。

八解散

【来源】 《太平惠民和剂局方》卷二。

【主治】 四时伤寒,头疼壮热,感风多汗;及劳伤过度,骨节酸疼,饮食无味,四肢疼倦,行步喘乏,面色萎黄,怠惰少力;或咳嗽寒热,羸弱自汗,胸膈不快,呕逆恶心。

【组成】 人参、茯苓、甘草(炙)、陈皮(去白)、白术、藿香(去土)各30克,厚朴(去粗皮,锉,生姜自然汁浸一夜,炒紫色)60克,半夏(汤洗7次)30克。

【用法】 上药共研为细末。每服6克,用水150毫升,加生姜3片,大枣1枚,葱白10克,同煎至100毫升,温服。不拘时候。

人参散

【来源】 《太平惠民和剂局方》卷十。

【功用】 调中和胃,止呕除烦。

【主治】 脾胃不和,昏困多睡,食量减少,及伤寒,胃气不顺,吐痢止后,躁渴不解。

【组成】 干葛 60 克,人参、白茯苓(去皮)各 30 克,木香、甘草(炙)、藿香叶各 15 克。

【用法】 上药共研为末。每服 3 克,用水 250 毫升,煎至 170 毫升,去渣温服,不拘时候。

 茯苓桂枝甘草(炙)大枣汤

【来源】《伤寒论》。

【主治】 伤寒发汗后,其人脐下悸,欲作奔豚。

【组成】 茯苓 25 克,桂枝(去皮)12 克,甘草(炙)6 克,大枣 15 枚。

【用法】 上四味药,以甘澜水 1 升,先煎茯苓减至 800 毫升,纳诸药,煮取 300 毫升,去渣,温服 100 毫升,一日 3 次。

 复阳丹

【来源】《景岳全书》卷五十一。

【主治】 阴寒呕吐,泄泻腹痛,寒疝。

【组成】 附子(制)、炮姜、胡椒、北五味(炒)、甘草(炙)各 30 克,白面 60 克(炒熟)。

【用法】 上药共研为末,和匀,入温汤捣为丸,梧桐子大。每服 3 克,随症用药引送下。

 香芎散

【来源】《传信适用方》卷一。

【主治】 伤寒伤风,鼻塞头痛,及流行性瘟疫。

【组成】 香附子(炒,去皮)180 克,川芎、香白芷、甘草(炙)各 60 克,藿香 120 克,石膏(研粉)90 克。

【用法】 上药共研为细末。每服 5 克,热茶调下,不拘时候。

 犀角玄参汤

【来源】《证治准绳·伤寒》卷六。

【主治】 伤寒热盛发斑,心烦狂言,或咽痛。

【组成】 犀角屑、升麻、射干、黄芩、人参、黑玄参各等份。

【用法】 上药用水 400 毫升,煎至 200 毫升,去渣温服。

 七物黄连汤

【来源】 《备急千金要方》卷九。

【主治】 夏日伤寒,四肢烦疼发热,心烦,呕逆支满。

【组成】 黄连、茯苓、黄芩各 9 克,芍药、葛根各 12 克,甘草(炙)15 克,小麦 30 克。

【用法】 上各咀。以水 700 毫升,煮取 300 毫升,候冷,分 2 次服。

 香壳散

【来源】 《小儿卫生总微论》卷七。

【主治】 伤寒心胸满闷不舒。

【组成】 陈皮。

【用法】 上药共研为细末。每服 3 克,空腹时用生姜汤调下。

 升麻黄连汤

【来源】 《圣济总录》卷二十六。

【主治】 伤寒挟热,腹痛下痢。

【组成】 升麻、黄连(去须,锉,炒)、当归(切,焙)、芍药、桂枝(去粗皮)、黄柏(去粗皮)、甘草(炙)各 15 克。

【用法】 上七味,锉如麻豆。每服 9 克,用水 150 毫升,煎至 100 毫升,去渣,空腹时温服。

 大柴胡汤

【来源】 《伤寒论》。

【功用】 和解少阳,内泻热结。

【主治】 少阳、阳明合病,往来寒热,胸胁苦满,呕不止,郁郁微烦,心下痞硬或满痛,大便秘结,或协热下利,舌苔黄,脉弦有力者。现用本方加减治疗急性胰腺炎、急性胆囊炎、胆石症等见有上述症状者。

【组成】 柴胡 15 克,枳实(炙)9 克,生姜(切)15 克,黄芩 9 克,芍药 9 克,半夏(洗)9 克,大枣 12 枚,大黄 6 克。

【用法】 上七味药,用水 1.2 升,煮取 600 毫升,去渣再煎,温服 200 毫升,每日 3 服。

【附注】 方中柴胡、黄芩和解少阳;枳实、大黄内泻热结;芍药助柴胡、黄芩清肝胆之热,合枳实、大黄治腹中实痛;半夏和胃降浊以止呕逆;生姜、大枣既助半夏和胃止呕,又能调营卫而和诸药。诸药合用,共奏和解少阳、内泻结热之功。

 惺惺散

【来源】 《活幼心书》卷下。

【主治】 伤风伤寒,痰嗽咳逆。

【组成】 人参(去芦)15 克,桔梗(锉破)、白茯苓(去皮)、白术、天花粉各 30 克,细辛(去叶)6 克,防风(去芦)、川芎、南星(生用)各 7.5 克,甘草(半生、半炙)21 克。

【用法】 上药咀。每服 6 克,用水 200 毫升,加生姜 3 片,薄荷 3 叶,慢火煎至 160 毫升,不拘时温服。

 大温中饮

【来源】 《景岳全书》卷五十一。

【功用】 温中补虚,解表祛邪。

【主治】 阳虚伤寒及一切四时劳倦寒疫阴暑之气,身虽炽热,时犹畏寒,即在夏月亦欲衣被覆盖,或喜热汤,或兼呕恶泄泻,但六脉无力,肩脊怯寒,邪气不能外达。

【组成】 熟地 9～21 克,冬白术 9～15 克,当归 9～15 克(如泄泻不宜用,或以山药代之),人参 6～15 克(不超过 30 克,或不用亦可),甘草(炙)3 克,柴胡 6～12 克,麻黄 3～9 克,肉桂 3～6 克,干姜(炒熟)3～6 克(或用煨生姜 3～7 片亦可)。

【用法】 用水 400 毫升,煎至 280 毫升,去浮沫,温服。或略盖取微汗。

【加减】 如气虚,加黄芪 6～9 克;寒甚阳虚者,加制附子 3～6 克;头痛,加川芎或白芷、细辛;阳虚气陷,加升麻;肚腹泄泻,宜减少柴胡,加防风、细辛亦可。

【附注】 原书云:"服后畏寒悉除,觉有燥热,乃阳回作汗佳兆,不可疑之畏之"。"此方宜与理阴煎、麻桂饮相参用"。

 小承气汤

【来源】 《伤寒论》。

【功用】 轻下热结,除满消痞。

【主治】 伤寒阳明腑实证。谵语潮热,大便秘结,胸腹痞满,舌苔黄,脉滑数;痢疾初起,腹中部疼痛,或脘腹胀满,里急后重。

【组成】 大黄(酒洗)12克,厚朴(炙,去皮)6克,枳实(大者,炙)9克。

【用法】 上药三味,以水800毫升,煮取400毫升,去渣,分2次温服。

【附注】 方中大黄泻热通便,厚朴行气散满,枳实破气消痞。诸药合用,可以轻下热结,除满消痞。

 保真汤

【来源】 《太平惠民和剂局方》卷二。

【主治】 四时伤寒,不问阴阳二证。

【组成】 藁本(去芦)、川芎各120克,甘草(炒)60克,苍术(洗,锉,麸炒)500克。

【用法】 上药咀为粗末。每服9克,加水220毫升,生姜3片,同煎150毫升,去渣,不拘时热服。

 小陷胸汤

【来源】 《伤寒论》。

【功用】 清热化痰,宽胸散结。

【主治】 痰热互结,胸脘痞闷,按之则痛,或咳痰黄稠,舌苔黄腻,脉滑数。

【组成】 黄连6克,半夏(洗)12克,全栝楼30克。

【用法】 上药三味,以水1.2升,先煮栝楼,煮取600毫升,去渣;再入诸药,煮取500毫升,去渣,分3次温服。

【附注】 方中黄连可清热泻火,半夏可化痰开结,二药合用,辛开苦降,善治痰热内阻。更以栝楼荡热涤痰,宽胸散结。三药共奏清热化痰,宽胸散结之功。

柴胡饮子

【来源】 《宣明论方》卷四。

【异名】 人参柴胡饮子（《医门法律》卷五）。

【主治】 伤寒发汗不解；或中外诸邪热，口干烦渴；或下后热未除，汗后劳复；或骨蒸肺痿喘嗽，妇人余疾，产后经病。

【组成】 柴胡、人参、黄芩、甘草（炙）、大黄、当归、芍药各 15 克。

【用法】 上药共研为末。每服 9 克，用水 150 毫升，加生姜 3 片，煎至 100 毫升，温服。每日 3 服。

 柴芩清膈煎

【来源】 《重订通俗伤寒论》。

【功用】 攻里兼和解。

【主治】 少阳表邪，内结膈中，膈上如焚，寒热如疟，心烦抑郁，大便不通。

【组成】 川柴胡 2.4 克，生锦纹（酒浸）4.5 克，生枳壳 4.5 克，焦山栀 9 克，青子芩 4.5 克，苏薄荷 4.5 克，苦桔梗 3 克，青连翘 6 克，甘草（生）1.8 克，鲜淡竹叶 36 片。

【用法】 水煎服。

【附注】 方中以凉膈散法，以生军领栀、芩之苦降，荡胃实以泄里热，佐以枳、桔，引荷、翘、甘、竹之辛凉，宣膈热以解表邪；妙在柴胡合黄芩，分解寒热。

 五积散

【来源】 《仙授理伤续断秘方》。

【功用】 散寒祛湿，理气活血，化痰消积。

【主治】 外感风寒，内伤生冷，胸腹痞闷，呕吐恶食，头身疼痛，肩背拘急，以及妇女血气不调，心腹疼痛等症。

【组成】 苍术、桔梗各 600 克，枳壳、陈皮各 180 克，芍药、白芷、川芎、当归、甘草（炙）、肉桂、茯苓、半夏（汤泡）各 90 克，厚朴、干姜各 120 克，麻黄（去根、节）180 克。

【用法】 上除枳壳、肉桂两种外，余细锉，用慢火炒，令色变，摊冷，入枳壳、肉桂调匀。每服 9 克，加水 150 毫升，姜 3 片，煎至 75 毫升，热服。

【附注】 方中麻黄、白芷可发散表寒;干姜、肉桂可温散里寒;苍术、厚朴可健脾燥湿;半夏、陈皮、茯苓可理气化痰;当归、川芎、芍药可养血活血;桔梗、枳壳可升降气机;甘草(炙)调和诸药。全方共奏散寒、祛湿、理气、活血、化痰之功。是治疗寒、湿、气、血、痰五积的主方,故名"五积散"。

 牛黄膏

【来源】 《素问病机气宜保命集》卷中。
【功用】 开窍醒神。
【主治】 妇人热入血室,发狂不认人。
【组成】 牛黄 7.5 克,朱砂、郁金、牡丹皮各 9 克,龙脑、甘草(炙)各 3 克。
【用法】 上药共研为细末,炼蜜和丸,如皂子大。新水化之服下。
【附注】 本方方名,据剂型应称为"牛黄丸"。

 柴胡枳桔汤

【来源】 《古今医鉴》卷三。
【主治】 伤寒胸胁痛,潮热作渴,咳痰气喘。
【组成】 麻黄、杏仁、桔梗、枳壳、柴胡、黄芩、半夏、知母、石膏、干葛、甘草(炙)各等份。
【用法】 上锉末为一剂。加生姜 3 片,水煎,温服。

 黄连犀角汤

【来源】 《外台秘要》卷二引《深师方》。
【异名】 黄连犀角散(《张氏医通》卷十四)。
【功用】 清热杀虫。
【主治】 伤寒及诸病后,下部生疮。
【组成】 黄连(去毛)3 克,乌梅(擘)14 枚,犀角 9 克,青木香 1.5 克。
【用法】 上四味,切碎。用水 1 升,煮取 200 毫升。分 2 次服。
【禁忌】 服药期间,忌食猪肉、冷水。

正元散

【来源】 《博济方》卷一。

【异名】 正元汤(《圣济总录》卷二十一)、正阳散(《东医宝鉴·杂病篇》卷二)。

【主治】 伤寒,头痛,头昏,周身骨节疼痛;或伤冷食,心腹胀满。

【组成】 麻黄(去节)、陈皮(去白,炙)、大黄(生)、甘草(炙)、干姜(炮)、茱萸、官桂(去粗皮)、芍药(生)、附子(炮,去皮、脐)、半夏(汤洗七遍)各适量。

【用法】 上十味药,惟麻黄多于众药1倍,余药减用一半,同捣为末。每服3克,用水150毫升,入生姜3片,大枣1枚,煎至100毫升,热服。如出汗须候汗干,可去覆盖物。

麻桂饮

【来源】 《景岳全书》卷五十一。

【主治】 伤寒瘟疫,阴暑疟疾,阴寒气胜而邪不能散。

【组成】 官桂3~6克,当归9~12克,甘草(炙)3克,陈皮(用量随意,用或不用均可),麻黄6~9克。

【用法】 用水300毫升,加生姜5~7片,煎至240毫升,去浮沫,不拘时服。服药后,不必厚盖,但以微汗透彻为度。

【加减】 阴气不足者,加熟地黄9~15克;若三阳并病者,加柴胡6~9克。

麻黄汤

【来源】 《伤寒论》。

【异名】 麻黄解肌汤(《外台秘要》卷一引《深师方》)。

【功用】 发汗解表,宣肺平喘。

【主治】 外感风寒,恶寒发热,头痛身疼,骨节疼痛,无汗喘咳,口不渴,苔薄白,脉浮紧。现用于流行性感冒,支气管炎及支气管哮喘等见有上述症状。

【组成】 麻黄(去节)6克,桂枝(去皮)4克,甘草(炙)3克,杏仁(去皮、尖)6克。

【用法】 上四味,用水900毫升,先煮麻黄,去浮沫,纳诸药,煮取300毫升,去渣,温服150毫升,覆物以微汗为度。

【禁忌】 表虚自汗,外感风热及体虚者均忌用。

【附注】 方中麻黄发散风寒,宣肺平喘为君;桂枝辛温解肌为臣;杏仁宣降肺气,止咳平喘为佐;甘草(炙)调和诸药为使。四味合用,具有发汗解表,宣肺平喘之功。

玄参升麻汤

【来源】 《类证活人书》卷十八。

【功用】 清热解毒化斑。

【主治】 伤寒发汗吐下后，毒气不散，表虚里实，热发于外，身斑如锦纹，甚则烦躁谵语；兼治喉闭肿痛。

【组成】 玄参、升麻、甘草(炙)各15克。

【用法】 上药锉碎。每服15克，用水220毫升，煎至160毫升，去渣服。

发表散

【来源】 《寿世保元》卷二。

【功用】 解表发汗。

【主治】 伤寒伤风，头疼发热，口干鼻涕，瘟疫流行。

【组成】 葛根6克，西芎4.5克，黄芩6克，甘草(炙)2.4克。

【用法】 上锉一剂。加生姜3片，葱白3根，水煎，热服出汗。

葱白七味饮

【来源】 《外台秘要》卷三引许仁则方。

【异名】 七味葱白汤(《类证活人书》卷十八)。

【功用】 养血解表。

【主治】 病后阴血亏虚，调摄不慎，感受外邪；或失血之后，复经感冒，头痛身热，微寒无汗。

【组成】 葱白(连须，切)9克，干葛(切)9克，新豉(绵裹)6克，生麦(切)6克，生姜门冬(去心)9克，干地黄16克，百劳水800毫升(此水以勺扬之)。

【用法】 上药用百劳水煎至300毫升，去渣，分2次温服。约隔1小时服1次。如觉欲汗，渐渐覆之。

【禁忌】 服药期间，忌食芜荑。

【附注】 方中干地黄、麦门冬养血滋阴为君，以资汗源；干葛、新豉解肌宣透、葱白、生姜通阳发表，共为臣药；百劳水助君药以滋阴为佐使。诸药合用，共奏养血和营，生津清热，解肌发表，辛透外邪之效。

传世国医灵方

 葱豉荷米煎

【来源】 《重订通俗伤寒论》。

【功用】 和中发汗。

【主治】 小儿伤寒初起一二日，头痛身热，怕冷无汗。

【组成】 鲜葱白1枚(切碎)，淡香豉6克，苏薄荷1.2克(冲)，生粳米30粒。

【用法】 水煎服。

 竹皮汤

【来源】 《外台秘要》卷二引《范汪方》。

【主治】 病后交接劳复，睾丸肿胀，头重不举，目中生花，腹内绞痛。

【组成】 刮青竹皮20克。

【用法】 上一味，用水400毫升，煮五六沸，绞去渣，顿服。

 葶苈汤

【来源】 《圣济总录》卷二十二。

【主治】 伤寒结胸，心下痛，如石坚硬，小便不利。

【组成】 葶苈子(隔纸炒)22克，槟榔(锉)15克，桑根白皮(炙，锉)22克，杏仁(汤浸，去尖、皮、双仁，炒)、大黄(锉，醋炒)各15克，朴硝22克。

【用法】 上六味药，捣成粗末。每服15克，用水220毫升，煎至180毫升，去渣，空腹时温服。

 惺惺散

【来源】 《三因极一病证方论》卷十六。

【主治】 伤寒发热，头疼脑痛。

【组成】 石膏、甘草(生)、麻黄(去节，汤浸)各等份。

【用法】 上药共研为末。每服6克，用水150毫升，加茶叶1.5克，葱白10厘米，擘碎，煎三五沸，先嚼葱白，然后将药汁服下，去枕仰卧。如发热加服一次，出汗立愈。

 沃雪汤

【来源】 《百一选方》卷七。

【主治】 外感风寒湿邪,表证未解,壮热恶风,声重鼻塞,头痛身疼。

【组成】 苍术(去皮)240 克,厚朴(去皮)120 克,当归(洗)、川芎、白芍药、防风、陈皮(去白)、葛根、甘草(炙)各 60 克。

【用法】 上药咀。每服 9 克,用水 225 毫升,煎至 150 毫升,去渣温服。

 普救散

【来源】 《洪氏集验方》卷三。

【异名】 二姓不传散(《百一选方》卷七)、不传散(《普济方》卷一四七)。

【主治】 四时伤寒,浑身发热,四肢疼痛,头重眼疼。

【组成】 苍术(米泔水浸 3 日,切,焙干)500 克,干葛(切,焙)250 克,甘草(炙,赤色,切细)120 克。

【用法】 上药共研为粗末。每服 6 克,用水 200 毫升,煎至 140 毫升,去渣温服。如要出汗,加连根葱白 6 厘米同煎服。渣再煎一服。

 玳瑁郁金汤

【来源】 《重订通俗伤寒论》。

【功用】 清宣包络痰火。

【主治】 邪热内陷心包,郁蒸津液为痰,迷漫心窍,神志昏蒙、妄言,咳痰不爽。

【组成】 生玳瑁(研碎)3 克,生山栀 9 克,细木通 3 克,淡竹沥(冲)20 毫升,广郁金(生打)6 克,青连翘(带心)6 克,粉丹皮 6 克,生姜汁(冲)2 滴,鲜石菖蒲汁(冲)10 毫升,紫金片 1 克(开水烊冲)。

【用法】 先用野菰根 60 克,鲜卷心竹叶 40 支。灯心 2 小帚,用水 1.2 升,煎成 800 毫升,取清汤,分 2 次煎药服。

 犀角大青汤

【来源】 《医学心悟》卷二。

【功用】 清热解毒,凉血化斑。

【主治】 伤寒,斑出已盛,心烦大热,错语呻吟不得眠,或咽痛不利。

【组成】 犀角屑、大青叶、玄参、甘草(炙)、升麻、黄连、黄芩、黄柏、黑山栀各 4.5 克。

【用法】 水煎服。

【加减】　口大渴,加石膏;虚者,加人参。

犀角玄参汤

【来源】　《伤寒全生集》卷四。

【功用】　清热凉血,解毒化斑。

【主治】　伤寒毒盛发斑,心烦狂乱,吐血。

【组成】　犀角、升麻、香附、黄芩、人参、玄参、甘草(炙)、桔梗、黄连、石膏、黄柏、山栀、薄荷各等份。

【用法】　水煎服。

【加减】　便秘,加大黄、芒硝;斑出,加大青叶(以青黛代之亦可)。

应梦人参散

【来源】　《三因极一病证方论》卷六。

【主治】　伤寒体热头疼,及风壅痰嗽咯血。

【组成】　白芷、干葛、青皮、桔梗(炒)、白术、人参各23克,甘草(炙)45克,干姜(炮)4克。

【用法】　上药共研为末。每服6克,用水150毫升,加生姜3片,大枣2枚,煎至105毫升。口服。如伤寒,入豆豉数粒同煎,热服。

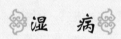
湿　病

托里举斑汤

【来源】　《瘟疫论》卷上。

【功用】　扶正托里,和血解毒。

【主治】　斑疹误下,邪留血分,斑毒内陷。

【组成】　白芍、当归各3克,升麻1.5克,白芷2.1克,柴胡2.1克,穿山甲6克(炙黄)。

【用法】　加生姜少许,水煎服。

栀子仁饮

【来源】　《太平圣惠方》卷七十四。

【主治】 妊娠热病,斑出黑色,小便如血,气急,胎欲落。

【组成】 栀子仁 60 克,川升麻 90 克,大青 60 克,石膏(捣碎)90 克,黄芩 30 克,生地黄 60 克。

【用法】 上药细锉和匀。每服 15 克,用水 200 毫升,入葱白一段,豆豉 49 粒,煎至 100 毫升,去渣,不拘时候温服。

济阴承气汤

【来源】 《会约医镜》卷五。

【功用】 滋阴攻下。

【主治】 瘟疫,温热,阳明腑实,伴见体弱血虚症状。

【组成】 大黄(或煨,或生)6～9 克,枳实(面炒)3 克,当归 4.5 克,厚朴 3 克,生地、白芍各 3 克,丹参 6 克,陈皮、甘草(炙)各 1.5～2 克。

【用法】 水煎服。

桂枝姜附汤

【来源】 《温病条辨》卷一。

【主治】 寒湿伤阳,形寒脉缓,舌淡或白滑,不渴,经络拘束。

【组成】 桂枝 18 克,干姜 9 克,白术 9 克,熟附子 9 克。

【用法】 用水 1 升,煮取 400 毫升,渣再煮取 200 毫升,每服 200 毫升,一日 3 次。

益胃汤

【来源】 《温病条辨》卷二。

【功用】 滋养胃阴。

【主治】 阳明温病,下后汗出,胃阴受伤。

【组成】 沙参 9 克,麦冬 15 克,冰糖 3 克,细生地 15 克,玉竹 4.5 克(炒香)。

【用法】 上药用水 500 毫升,煮取 300 毫升,分 2 次服。所余药渣,再煮取 200 毫升服。

陷胸承气汤

【来源】 《伤寒瘟疫条辨》卷五。

【主治】 温病三焦火热,胸膈痞满而痛,大便不通,谵语狂乱不识人者。

【组成】 白僵蚕(酒炒)9克,蝉蜕(全)10个,黄连3克,黄芩3克,黄柏3克,栀子3克,枳实(麸炒)7.5克,厚朴(姜汁炒)15克,大黄(酒洗)15克,芒硝9克(另入),栝楼1个,半夏6克。

【用法】 水煎服。

葛根橘皮汤

【来源】 《外台秘要》卷四引《小品方》。

【主治】 冬温,壮热而咳,肌肤发斑,状如锦纹,胸闷作呕,但吐清汁。

【组成】 葛根6克,橘皮6克,杏仁(去尖、皮)6克,麻黄(去节)6克,知母6克,黄芩6克,甘草(炙)6克。

【用法】 上药七味切碎。以水700毫升,煮取300毫升,分3次温服。

黑膏

【来源】 《肘后方》卷二。

【异名】 生地黄膏(《太平圣惠方》卷十八)、地黄膏(《伤寒总病论》卷四)。

【主治】 温毒发斑。

【组成】 生地黄(切碎)250克,豆豉270克,猪脂1千克,雄黄、麝香各少许。

【用法】 上药前三味,水煎五六沸,令至三分减一,绞去渣,再将麝香、雄黄纳入搅和,尽服之。毒从皮中出即愈。

犀角消毒散

【来源】 《保婴撮要》卷十二。

【主治】 小儿斑疹、丹毒,发热痛痒。

【组成】 牛蒡子、甘草(炙)、荆芥、防风各1.5克,犀角(镑)0.6克,金银花0.9克。

【用法】 上药以水煎熟,入犀角,倾出服用。

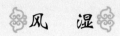

风　湿

一甲煎

【来源】 《温病条辨》卷三。

【主治】 温病下后伤阴,大便溏甚,一日三四次,脉洪数。

【组成】 生牡蛎 60 克(研细)。

【用法】 水 1.6 升,煮取 600 毫升,分 3 次温服。

【附注】 温病用此法后,若数日不大便,今反溏甚,是下之不得其道,有亡阴之虑。方中牡蛎,既能存阴,又涩大便,且清在里之余热,一物有三用,对本病极为适宜。

大青汤

【来源】 《杂病源流犀烛》卷二。

【主治】 风寒所冲,毒邪内陷,疹子出一日即退;温毒发斑,其形焮肿,如蚊蚤所啮,或成片如锦纹云霞。

【组成】 大青、木通、元参、桔梗、知母、山栀、升麻、石膏各等份。

【用法】 水煎,调入黄土末 6～9 克服之。

【加减】 如大便结闭,口干腹胀,身热烦躁者,此热秘也,加酒炒大黄。

人参化斑汤

【来源】 《寿世保元》卷四。

【功用】 清热生津,凉血化斑。

【主治】 皮肤发斑,斑色紫赤,高热烦渴,脉洪数。

【组成】 人参 9 克,石膏 30 克,知母 7.5 克,当归、紫草茸、白茯苓(去皮)、甘草(炙)各 9 克。

【用法】 上锉一剂。以水煎服。

一加减正气散

【来源】 《温病条辨》卷二。

【功用】 芳香化湿,理气和中。

【主治】 三焦湿郁,升降失司,脘腹胀满,大便溏垢不爽。

【组成】 藿香根 6 克,厚朴 6 克,杏仁 6 克,茯苓皮 6 克,广陈皮 3 克,神曲 5 克,麦芽 5 克,绵茵陈蒿 6 克,大腹皮 3 克。

【用法】 加水 1 升,煮取 400 毫升,分 2 次温服。

加味清宫汤

【来源】 《温病条辨》卷二。

【主治】 暑温蔓延三焦,邪气久留,舌绛苔少,热搏血分。

【组成】 元参心9克,莲子心1.5克,竹叶卷心6克,连翘心6克,犀角尖6克(磨冲),连心麦冬9克,知母9克,金银花6克。

【用法】 水煎,加竹沥50毫升冲入服。

 冬地三黄汤

【来源】 《温病条辨》卷二。

【功用】 养阴生津,清热泻火。

【主治】 阳明温病,邪热伤阴,无汗,小便不利。

【组成】 麦冬24克,黄连3克,苇根汁(冲)100毫升,元参12克,黄柏3克,金银花露(冲)100毫升,细生地12克,黄芩3克,甘草(生)9克。

【用法】 用水800毫升,煮取300毫升,分2次服。以小便得利为度。

 仙露汤

【来源】 《医学衷中参西录》上册。

【功用】 清热解毒,养阴生津。

【主治】 寒温阳明症,表里俱热,心中热,嗜凉水,脉象洪滑,舌苔白厚,或白而微黄,或有时背微恶寒。

【组成】 生石膏(捣细)90克,玄参30克,连翘9克,粳米15克。

【用法】 上四味,用水1升,煎至米熟,其汤即成。得清汁600毫升,先温服200毫升。若服完一剂,病犹在者,可仍煎一剂,服之如前。使药力昼夜相继,以病愈为度。若患者腹中微觉凉,或欲大便者,即停药勿服。候两三小时,若仍发热,未大便者,可少少与服之。若已大便,即非溏泻,而热犹在者,亦可少少与服。

 玉女煎去牛膝熟地加细生地元参方

【来源】 《温病条辨》卷一。

【功用】 清气凉血。

【主治】 太阴温病,气血两燔。

【组成】 生石膏 30 克,知母 12 克,元参 12 克,细生地 18 克,麦冬 18 克。

【用法】 用水 800 毫升,煮取 300 毫升,分 2 次服。渣再煮 200 毫升口服。

 去杖汤　▶▶▶

【来源】 《朱氏集验方》卷一。

【主治】 脚弱无力,行步艰辛。

【组成】 赤芍药 180 克,甘草(炙)30 克。

【用法】 上药咀。每服 9 克,用水 250 毫升,煎至 150 毫升,空腹时服。

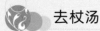 **桑杏汤**　▶▶▶

【来源】 《温病条辨》卷一。

【功用】 清宣燥热,润肺止咳。

【主治】 秋感温燥,灼伤肺津,身不甚热,干咳无痰,咽干口渴,舌红,苔薄白而燥,右脉数大。

【组成】 桑叶 3 克,杏仁 4.5 克,沙参 6 克,象贝 3 克,香豉 3 克,栀皮 3 克,梨皮 3 克。

【用法】 水 400 毫升,煮取 200 毫升,顿服之。重者再作服。

【附注】 方中桑叶轻宣燥热,杏仁宣降肺气,共为君药;豆豉宣透胸中郁热,栀子皮清上焦肺热,同为臣药;沙参、梨皮、象贝生津润肺,止咳化痰,均为佐使药。对于秋感温燥初起,见证如上所述者,甚为适合。

 柴胡养荣汤　▶▶▶

【来源】 《瘟疫论》卷上。

【功用】 解肌清热,养营润燥。

【主治】 瘟疫病后,阴枯血燥,表有余热者。

【组成】 柴胡、黄芩、陈皮、甘草(炙)、当归、白芍、生地、知母、天花粉各等份。

【用法】 上药加生姜、大枣,水煎服。

 柴葛解肌汤　▶▶▶

【来源】 《医学心悟》卷二。

【功用】 解肌清热。

【主治】　外感温邪,内有郁热,发热头痛,不恶寒而口渴。

【组成】　柴胡 3.6 克,葛根 4.5 克,赤芍 3 克,甘草(炙)1.5 克,黄芩 4.5 克,知母 3 克,贝母 3 克,生地黄 6 克,丹皮 4.5 克。

【用法】　水煎服。

【加减】　心烦,加淡竹叶 10 片;谵语,加石膏 9 克。

 柴胡羚角汤

【来源】　《重订通俗伤寒论》。

【功用】　和解偏重破积。

【主治】　妇人温病发热,经水适断,热入血室,昼日清醒,夜则谵语,甚则昏厥,舌干口臭,便闭溺短。

【组成】　鳖血柴胡 6 克,归尾 6 克,杜红花 3 克,碧玉散(包煎)9 克,羚角片(先煎)9 克,桃仁 9 粒,小青皮 4.5 克,炒穿甲 3 克,吉林人参 3 克,醋炒生锦纹 9 克。

【用法】　水煎,临服调入牛黄膏 3 克。

【附注】　此方以鳖血柴胡,入经达气,入络利血,提出少阳之陷邪,羚角解热清肝,起阴提神,并为君药;归尾、桃仁破其血结,青皮下其冲气,并为臣药;穿甲、碧玉散、炒生锦纹直达瘀结之处,以攻其坚,引血室之结热,一从前阴而出,一从后阴而出;妙在人参大补元气,牛黄膏清醒神识,并为佐使药。诸药相配,既能和解阴阳,又可大破血结,故适用于上症。

 香豉汤

【来源】　《外台秘要》卷四引《删繁方》。

【主治】　温病肺胃热盛,身发斑点。

【组成】　香豉(绵裹)9 克,葱须(切)12 克,石膏 24 克,栀子仁 9 克,生姜 24 克,大青 6 克,升麻 9 克,芒硝 9 克。

【用法】　上八味,切碎。以水 600 毫升,煮前七味,取 250 毫升,去渣,下芒硝,分 2 次服。

 枳实导滞汤

【来源】　《重订通俗伤寒论》。

【功用】　下滞通便。

【主治】 温病热证而有里滞者。

【组成】 枳实 6 克,生绵纹(酒洗)4.5 克,净楂肉 9 克,尖槟榔 4.5 克,川朴 4.5 克,川连 1.8 克,六和曲 9 克,连翘 4.5 克,紫草 9 克,细木通 2.4 克,甘草(生)1.5 克。

【用法】 水煎服。

 ## 清营汤

【来源】 《温病条辨》卷一。

【功用】 清营透热,养阴活血。

【主治】 温病邪热传营,身热夜甚,口渴或不渴,时有谵语,心烦不眠,或斑疹隐隐,舌绛而干,脉细数。

【组成】 犀角 9 克,生地 15 克,玄参 9 克,竹叶心 3 克,麦冬 9 克,金银花 9 克,连翘(连心用)6 克,黄连 4.5 克,丹参 6 克。

【用法】 用水 1.6 升,煮取 600 毫升,每服 200 毫升,一日 3 次。

【禁忌】 舌苔白滑者,不可与之。

【附注】 方中犀角、生地清营凉血;金银花、连翘、黄连、竹叶心清热解毒,并透热于外,使入营之邪透出气分而解;热壅血瘀,故少配丹参活血消瘀以散热;邪热伤阴,故用麦冬、玄参养阴生津。

 ## 清络饮

【来源】 《温病条辨》卷一。

【功用】 清透暑热。

【主治】 暑温经发汗后,暑症悉减,但头微胀,余邪未解者;或暑伤肺经气分之轻症。

【组成】 鲜荷叶边 6 克,鲜金银花 6 克,西瓜翠衣 6 克,鲜扁豆花 1 枝,丝瓜皮 6 克,鲜竹叶心 6 克。

【用法】 用水 400 毫升,煮取 200 毫升,日 2 服。或煎汤代茶,预防暑病。

 ## 葱豉桔梗汤

【来源】 《重订通俗伤寒论》。

【功用】 辛凉解表,疏风清热。

【主治】 风温、风热初起,头痛身热,微寒无汗,或有汗不多,咳嗽咽干,心烦口渴,舌尖红赤,苔薄黄,脉浮数。现用于感冒、流行性感冒见上述症状。

【组成】 鲜葱白3～5厘米,苦桔梗3～4.5克,焦山栀6～9克,淡豆豉9～15克,苏薄荷3～4.5克,青连翘4.5～6克,甘草(生)2～2.5克,鲜淡竹叶30片。

【用法】 水煎服。

【加减】 咽阻喉痛者,加紫金锭2粒(磨冲),大青叶9克;胸痞,原方去甘草(炙),加生枳壳6克,白蔻末2.4克;咳甚痰多,加杏仁9克,广橘红4.5克;鼻出血,加生侧柏叶12克,鲜茅根50支。

【附注】 方中葱白、豆豉解肌发表,疏风散邪为君;薄荷、桔梗散风清热,连翘、山栀清热解毒为臣;甘草(炙)、桔梗以利咽,淡竹叶清心除烦,共为佐使。诸药合用,共奏辛凉解表,疏风清热之功。

 ## 增液汤

【来源】 《温病条辨》卷二。

【功用】 增液润燥。

【主治】 阳明温病,无上焦证,数日不大便,其阴素虚,不可用承气汤。

【组成】 元参30克,麦冬(连心)24克,细生地24克。

【用法】 上药用水1.6升,煮取600毫升,口干则与饮令尽。不大便,再服。

【附注】 方中重用元参,养阴生津,清热润燥为君;麦冬滋液润燥,细生地养阴清热为臣。三味相配,共奏滋液润燥之功。

 ## 紫雪

【来源】 《外台秘要》卷十八引《苏恭方》。

【异名】 紫雪丹(《成方便读》卷三)。

【功用】 清热开窍,镇痉安神。

【主治】 温热病,热邪内陷心包。高热烦躁,神昏谵语,抽搐痉厥,口渴唇焦,尿赤便闭,以及小儿热盛惊厥。

【组成】 黄金3千克,寒水石1.5千克,石膏1.5千克,磁石1.5千克,滑石1.5千克,玄参500克,羚羊角(屑)150克,犀角(屑)150克,升麻270克,沉香150克,丁子香30克,青木香150克,甘草(炙)250克。

【用法】 上十三味以水60升,先煮五种金石药,至24升,去渣;纳另八味,煮取 9 升,去渣;取硝石 2.16 千克,芒硝(亦可用朴硝精者)5 千克,投汁中,微火上煎,用柳木篦不停地搅动,得 4.2 升,投在木盆中,半日凝固,纳研朱砂 90 克,细研麝香当门子 37.5 克,纳中搅拌,阴凉处放两日,成霜如雪紫色。患者强壮者,一服 3 克,当利热毒;老弱或热毒微者,一服 1.5 克。

【附注】 方中石膏、寒水石、滑石甘寒清热;玄参、升麻、甘草(炙)清热解毒;犀角清心解毒;麝香、青木香、丁子香、沉香行气开窍;羚羊角清肝息风;朱砂、磁石、黄金镇静安神;硝石、朴硝泄热散结。诸药合用,共奏清热开窍,熄风镇痉之效。

 清宫汤

【来源】 《温病条辨》卷一。

【功用】 清心解毒,养阴生津。

【主治】 温病,邪陷心包,发热,神昏谵语者。

【组成】 玄参心 9 克,莲子心 1.5 克,竹叶卷心 6 克,连翘心 6 克,犀角尖(磨,冲)6 克,连心麦冬 9 克。

【用法】 水煎服。

【加减】 痰热盛,加竹沥、梨汁各 25 毫升;咳痰不清,加瓜蒌皮 4.5 克;热毒盛,加金汁、人中黄;渐欲神昏,加金银花 9 克,荷叶 6 克,石菖蒲 3 克。

【附注】 本方所治属太阴温病。方中犀角、玄参清心解毒养阴为君药;连翘、竹叶卷心以清心热为臣药;莲子心、连心麦冬补养心肾之阴,共为佐使药。诸药合用,共成清热养阴之功。

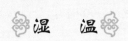 湿 温

 二加减正气散

【来源】 《温病条辨》卷二。

【功用】 芳香化湿,宣通经络。

【主治】 湿郁三焦,脘腹胀满,大便溏薄,身体疼痛,舌苔白,脉象模糊。

【组成】 藿香梗 9 克,广皮 6 克,厚朴 6 克,茯苓皮 9 克,木防己 9 克,大豆黄卷 6 克,川通草 4.5 克,薏苡仁 9 克。

【用法】 上药用水 800 毫升,煮取 300 毫升,分 2 次服。

【附注】 方中藿香梗、厚朴、陈皮化中焦之湿;防己、薏苡仁宣通经络之湿;豆

卷、通草利湿淡渗,使邪随小便而去。且利小便又有实大便之效。

三仁汤

【来源】 《温病条辨》卷一。

【功用】 清热利湿,宣畅湿浊。

【主治】 湿温初起,头痛恶寒,身重疼痛,舌白不渴,脉弦细而濡,面色淡黄,胸闷不饥,午后身热,状若阴虚,病难速已。

【组成】 杏仁15克,飞滑石18克,白通草6克,白蔻仁6克,竹叶6克,厚朴6克,生薏苡仁18克,半夏15克。

【用法】 上药用甘澜水2升,煮取750毫升,每日3服。

【附注】 方用杏仁宣通上焦肺气,使气化有助于湿化;白蔻仁开发中焦湿滞,化浊宣中;薏苡仁益脾渗湿,使湿热从下而去;三药为主,故名"三仁"。辅以半夏、厚朴除湿消痞,行气散满;通草、滑石、竹叶清利湿热。诸药合用,共成宣上、畅中、渗下之剂,而有清热利湿,宣畅湿浊之功。

人参泻心汤

【来源】 《温病条辨》卷二。

【主治】 上焦湿热未消,里虚内陷,神识如蒙,舌滑脉缓。

【组成】 人参6克,干姜6克,黄连4.5克,黄芩4.5克,枳实3克,生白芍6克。

【用法】 上药用水1升,煮取400毫升,分2次服,再煮200毫升服。

三香汤

【来源】 《温病条辨》卷二。

【主治】 湿热受自口鼻,不饥不食,机窍不灵。

【组成】 栝楼皮9克,桔梗9克,黑山栀6克,枳壳6克,郁金6克,香豉6克,降香末9克。

【用法】 上药用水1升,煮取400毫升,分2次温服。

四味枳实散

【来源】 《医学入门》卷七。

【主治】 肝气不足,两胁疼痛。

【组成】 枳实 30 克,人参、川芎、芍药各 15 克。

【用法】 上药共研为末。每服 6 克,以生姜、大枣汤调服。

三加减正气散

【来源】 《温病条辨》卷二。

【主治】 湿浊淤滞,气机不宣,脘闷,舌苔发黄。

【组成】 藿香(连梗叶)9 克,茯苓皮 9 克,厚朴 6 克,广皮 4.5 克,杏仁 9 克,滑石 15 克。

【用法】 上药用水 1 升,煮取 500 毫升,分 2 次服。

白虎加苍术汤

【来源】 《类证活人书》卷十八。

【功用】 清热祛湿。

【主治】 湿温病,身热胸痞,多汗,舌红苔白腻。现用于风湿热、夏季热等。

【组成】 知母 180 克,甘草(炙)60 克(炙),石膏 500 克,苍术 90 克,粳米 90 克。

【用法】 上锉如麻豆大。每服 15 克,用水 250 毫升,煎至 200 毫升,去渣,温服。

栀子解郁汤

【来源】 《医醇剩义》卷三。

【主治】 风热内郁,胸脘烦闷,心神焦躁。

【组成】 黑山栀 6 克,瓜蒌果 1 个(切),连翘 6 克,薄荷 3 克,葛根 6 克,苏梗 4.5 克,豆豉 10 克,郁金 6 克,淡竹叶 20 张,白茅根 15 克。

【用法】 上药用水煎服。

茯苓皮汤

【来源】 《温病条辨》卷二。

【功用】 利湿分消。

【主治】 湿温,吸受秽湿,三焦分布,热蒸头胀,身痛呕逆,小便不利。神识昏迷,舌白,渴不多饮,用芳香通神利窍之安宫牛黄丸后,湿浊内阻者。

【组成】 茯苓皮 15 克,生薏苡仁 15 克,猪苓 9 克,大腹皮 9 克,白通草 9 克,淡竹叶 6 克。

【用法】 上药用水 1.6 升,煮取 600 毫升,分 3 次服。

 杏仁芥子汤

【来源】 《温病指南》卷下。

【主治】 湿温盘结气分,神昏谵语,舌苔黄腻。

【组成】 杏仁 9 克,白芥子 4.5 克,木通 4.5 克,黄连(以姜水炒)2.4 克,连翘(以盐水炒)6 克,栀子 4.5 克,滑石 9 克,芦根 4.5 克,竹叶 3 克,云苓 9 克,半夏 6 克。

【用法】 上药用水煎服。

 香附旋复花汤

【来源】 《温病条辨》卷三。

【主治】 伏暑、湿温,胁痛,无寒,但潮热,或寒热如疟状。

【组成】 生香附 9 克,旋复花(绢包)9 克,苏子 9 克,广皮 6 克,半夏 15 克,茯苓块 9 克,薏苡仁 15 克。

【用法】 上药用水 800 毫升,煮取 300 毫升。分 2 次温服。

 枳桔栀豉汤

【来源】 《湿温时疫治疗法》。

【主治】 湿温时疫,热重于湿,兼受风邪。

【组成】 生枳壳 3～5 克,焦山栀 6～9 克,苏薄荷 2.4～3 克,苦桔梗 3～4.5 克,淡豆豉 6～9 克,青连翘 6～9 克,青子芩 3～4.5 克,甘草(生)1.2～1.8 克,西茵陈蒿 6～9 克,贯众 6～9 克,鲜竹叶 30 片。

【用法】 上药以水煎服。

 连朴饮

【来源】 《霍乱论》卷下。

【功用】 清热化湿,理气和中。

【主治】 湿热蕴伏,霍乱吐利,胸脘痞闷,口渴心烦,小便短赤;舌苔黄腻。现用于肠伤寒,湿热型急性胃肠炎。

【组成】 制厚朴 6 克,川连(姜汁炒)、石菖蒲、制半夏各 3 克,香豉(炒)、焦山栀各 9 克,芦根 60 克。

【用法】 上药以水煎,温服。

【附注】 方中黄连清热燥湿,厚朴理气化湿,均为君药;焦栀、香豉清郁热,除烦闷,芦根清热生津,均为臣药;石菖蒲芳香化浊,制半夏化湿和中,均为佐使药。诸药相伍,共奏清热化湿,理气和中之效。

宣清导浊汤

【来源】 《温病条辨》卷三。

【功用】 宣泄湿浊,通利二便。

【主治】 湿温久羁,三焦弥漫,神志轻度昏迷,少腹硬满,大便不通,小便赤少,舌苔浊腻,脉象实者。

【组成】 猪苓 15 克,茯苓 15 克,寒水石 18 克,晚蚕沙 12 克,皂荚子 9 克(去皮)。

【用法】 上药用水 1 升,煮成 400 毫升,分 2 次服。以大便通利为度。

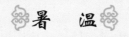 暑 温

杏仁宣郁汤

【来源】 《暑病证治要略》。

【功用】 清热化湿,宣气开郁。

【主治】 伏暑在上焦,内迫气分,舌白烦渴,心中胀闷,小便短赤。

【组成】 苦杏仁 6 克,广郁金 6 克,滑石 9 克,黄芩 4.5 克,半夏 3 克,橘红 3克,栝楼皮 4.5 克。

【用法】 上药以水煎服。

芦根清肺饮

【来源】 《暑病证治要略》。

【功用】 祛暑化湿,清肺生津。

【主治】 暑湿伤肺,面色淡黄,头身重痛,胸闷,身热汗出,心烦口渴,咳嗽黄痰,喘急,舌苔糙腻、脉浮弦细濡。

【组成】 鲜芦根 60 克,鲜冬瓜皮 15 克,茯苓 9 克,通草 3 克,大豆卷 9 克,滑石 12 克,生桑皮 6 克,黄芩 3 克,栝楼皮 4.5 克,生薏苡仁 12 克。

【用法】 上药以水煎服。

 ## 硫黄丸

【来源】 《太平圣惠方》卷四十。

【异名】 如神丸(《普济方》卷四十四)。

【主治】 偏头痛,中暑。

【组成】 硫黄 30 克,硝石 30 克。

【用法】 上药同研,入锅内熔化,候冷取出,加入石膏末 30 克,再研令细,用软粳米饭和丸,如梧桐子大。每次用温水送服 5 丸,频服之。

【附注】 本方在原书中无方名,现据《普济方》卷四十四补。

 ## 椒梅汤

【来源】 《温病条辨》卷三。

【功用】 驱蛔,祛暑。

【主治】 暑邪深入厥阴。舌灰,消渴,心下板实,呕恶吐蛔,寒热,下痢血水,甚至声音不出。

【组成】 黄连 6 克,黄芩 6 克,干姜 6 克,白芍(生)9 克,川椒(炒黑)9 克,乌梅(去核)9 克,人参 6 克,枳实 4.5 克,半夏 6 克。

【用法】 上药用水 1.6 升,煮取 600 毫升,分 3 次服。

【附注】 本方由仲景乌梅丸化裁而成。方中川椒、乌梅、黄连三味极辛、极酸、极苦之品,为驱蛔杀虫之主药;配黄芩助黄连以祛暑邪;干姜助川椒以驱蛔,并能温脾胃以实土;土败木乘,故以白芍以柔肝,人参以补虚;心下板实,故用枳实以破气消痞;呕恶吐蛔,故用半夏以降逆止呕。诸药合用,共奏驱蛔祛暑之功。

 ## 黄龙丸

【来源】 《丹溪心法》卷一。

【主治】 一切暑毒。

【组成】 硫黄、硝石各 30 克,雄黄、滑石、明矾各 15 克,面粉 120 克。

【用法】 上药共研为末,丸如梧桐子大。每服 50～70 丸,以白汤送服。

清络饮加甘桔甜杏仁麦冬汤

【来源】 《温病条辨》卷一。

【功用】 清肺热,利肺气,保肺阴。

【主治】 手太阴暑湿,但咳无痰,咳声清高。

【组成】 鲜荷叶边 6 克,鲜金银花 6 克,西瓜翠衣 6 克,鲜扁豆花 1 枝,丝瓜皮 6 克,鲜竹叶心 6 克,甘草(炙)3 克,桔梗 6 克,甜杏仁 6 克,麦冬 9 克。

【用法】 上药以水煎服。

芳香逐秽汤

【来源】 《暑病证治要略》。

【功用】 清凉涤暑,芳香逐秽。

【主治】 暑夹秽恶,伤于三焦气分,面垢,头胀痛,身热汗少,烦渴胸闷,腹痛哕逆,腹痛,便赤短少,舌黄糙腻而燥,脉滞涩。

【组成】 广藿香、全青蒿、佩兰各 4.5 克,白蔻仁 2.4 克,薄荷 3 克,苦杏仁 9 克,广郁金 6 克,扁豆花 4.5 克,金银花 6 克,西瓜翠衣 9 克,荷花瓣 2 朵。

【用法】 上药以水煎服。

三才汤

【来源】 《温病条辨》卷三。

【主治】 暑温日久,寝卧不安,不思饮食,元气阴液两伤者。

【组成】 人参 9 克,天冬 6 克,干地黄 15 克。

【用法】 上药用水 1 升,浓煎 400 毫升,分 2 次温服。

【加减】 欲复阴者,加麦冬、五味子;欲复阳者,加茯苓、甘草(炙)。

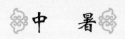
中　暑

泼火散

【来源】 《杨氏家藏方》卷三。

【主治】 中暑烦躁发渴，口苦舌干，头痛恶心，不思饮食；又治血痢、妇人热崩。

【组成】 青陈皮(去白)、赤芍药、黄连(去须)、地榆各等份。

【用法】 上药共研为细末。每服 3 克，浆水调下；热泻，用冷水调下，不拘时候。

【加减】 如蓄热，迫血妄行，加甘草(炙)等份。

 三石汤

【来源】 《温病条辨》卷二。

【功用】 清热利湿，宣通三焦。

【主治】 暑湿弥漫三焦，邪在气分，身热汗出，面赤耳聋，胸脘痞闷，下痢稀水，小便短赤，咳嗽带血。不甚渴饮，舌质红，苔黄滑，脉滑数。

【组成】 飞滑石 9 克，生石膏 15 克，寒水石 9 克，杏仁 9 克，竹茹 6 克(炒)，金银花 9 克(花露更妙)，金汁 30 毫升(冲)，白通草 6 克。

【用法】 用清水 1 升，煎成 400 毫升，分 2 次温服。

【附注】 方中杏仁宣开上焦肺气，生石膏、寒水石、竹茹清中焦之热，飞滑石、通草利下焦湿热，金银花、金汁涤暑解毒。诸药合用，共奏清热利湿，宣通三焦之功。

 抱龙丸

【来源】 《太平惠民和剂局方》卷六。

【主治】 风壅痰实，头目昏眩，胸膈烦闷，心神不宁，恍惚惊悸，痰涎壅塞；及中暑烦渴，阳毒狂躁。

【组成】 雄黄(研末)120 克，白石英(研末)、生犀角、麝香(研)、朱砂(研末)各 30 克，藿香叶 60 克，天南星(牛胆制)500 克，牛黄(研)15 克，阿胶(碎，炒如珠)90 克，金箔(研)、银箔(研)各 50 片。

【用法】 上药共研为细末，入已研药调匀，用温汤调和为丸，如鸡头子大。每服 1 丸，食后用新水化破，入盐少许送服。

 飞龙夺命丹

【来源】 《青囊秘传》。

【主治】 痧胀腹痛，霍乱转筋，厥冷脉伏，神昏；温暑瘴疫，头晕痞胀，或卒倒舌强，遗溺不语，身热瘈疭，宛如中风；或时症逆传，神迷狂谵；小儿惊痫，角弓反张，牙关紧闭等症。

【组成】　犀黄 6 克,辰砂(末)60 克,麻黄(去节)12 克,人中黄 24 克,麝香 9 克,腰黄 30 克,月石 9 克,青黛(末)15 克,珍珠 9 克,蟾酥 4.5 克,明矾 1.5 克,银消 4.5 克,冰片 12 克,牙皂 9 克,灯心草炭 30 克,真金箔 300 张。

【用法】　上药共研极细末,和匀,装入瓷瓶中,封固勿令泄气,每瓶 0.3 克。每用少许吹入鼻中令打出喷嚏,重者可用凉开水调服 0.3 克,小儿减半。

【禁忌】　孕妇忌服。

 ## 三香散

【来源】　《痧胀玉衡》卷下。

【主治】　过饮冷水,痧不愈。

【组成】　木香、沉香、檀香各等份。

【用法】　上药共研为细末。每服 1.5 克,用砂仁汤微冷送下。

 ## 二气丹

【来源】　《重订严氏济生方》。

【主治】　伏暑、伤冷,二气交错,中脘痞闷,或头痛恶心。

【组成】　硝石、硫黄各等份。

【用法】　上药共研为末,以文武火交替炒呈鹅黄色,再研细,用糯米糊调和为丸,如梧桐子大。每服 40 丸,新汲水送下,不拘时候。

 ## 急救绿豆丸

【来源】　《痘疹会通》。

【功用】　清热解暑,生津利尿。

【主治】　夏月中暑受热,霍乱吐泻,腹痛转筋,痢疾。

【组成】　绿豆 250 克,车前子、大麦冬、灯心草、甘草(炙)各 60 克。

【用法】　上药共研为细末,滴水调和为丸,如绿豆大,朱砂 15 克为衣。每服 3 克,温茶送下。

 ## 益元散

【来源】　《宣明论方》卷十。

【异名】 天水散、太白散(《伤寒直格》卷下)、六一散(《伤寒标本》卷下)。

【功用】 清暑利湿。

【主治】 感受暑湿,身热烦渴,小便不利,或呕吐泄泻,或下痢赤白。亦可用于膀胱湿热所致的癃闭淋痛,砂淋、石淋。

【组成】 滑石 180 克,甘草(炙)30 克。

【用法】 上药共研为细末。每服 9 克,温水调下,每日 3 服;欲饮冷者,新汲水调服。亦可加蜜少许调服。伤寒发汗,煎葱白、豆豉汤调下;难产,紫苏汤调下。

【禁忌】 孕妇忌服。

【附注】 暑湿所致之病,治当清暑利湿。方中滑石性寒味淡,寒能清热,淡能渗湿,使三焦湿热从小便而出;少佐甘草(炙)以和中气,与滑石相配,有甘寒生津之义,使小便利而津液不伤,二药相配,共奏清暑利湿之功。

清络饮加杏仁薏仁滑石汤

【来源】 《温病条辨》卷一。

【功用】 清透络热,利气化湿。

【主治】 寒热,舌白不渴,吐血者。

【组成】 鲜荷叶边 6 克,鲜金银花 6 克,西瓜翠衣 6 克,鲜扁豆花 1 枝,丝瓜皮 6 克,鲜竹叶心 6 克,杏仁 6 克,滑石末 9 克,薏仁 9 克。

【用法】 上药用水 400 毫升,煮取 200 毫升,每日 2 服。

橘皮汤

【来源】 《类证活人书》卷十七

【异名】 橘参散(《普济方》卷十五)、橘参饮(《古今医鉴》卷五)。

【主治】 伤暑痰逆恶寒;吐利后,胃虚,呃逆。

【组成】 甘草(炙)15 克,人参 7.5 克,陈皮(去白)60 克。

【用法】 上药共研为粗末。每服 15 克,用青竹茹 1 团,生姜 4 片,大枣 1 枚,水 220 毫升,煎至 160 毫升,去渣热服。

清暑益气汤

【来源】 《脾胃论》卷中。

【功用】 清暑化湿,益气生津。

【主治】 平素气阴俱虚,又感暑湿,或暑湿耗伤气阴,身热而烦。四肢困倦,精神不佳,胸满气促,肢体沉痛,口渴自汗,大便溏薄,小便短赤,苔腻,脉虚。

【组成】 黄芪、苍术(泔浸,去皮)、升麻各 3 克,人参(去芦)、泽泻、神曲(炒黄)、陈皮、白术各 1.5 克,麦门冬(去心)、当归身、甘草(炙)各 0.9 克,青皮(去白)0.9 克,黄柏(酒洗,去皮)0.6～0.9 克,葛根 0.6 克,五味子 9 枚。

【用法】 上药咀。用水 300 毫升,煎至 150 毫升,去渣,空腹时温服。

【加减】 脾胃不足者,少用升麻,少加柴胡;中满者,去甘草(炙);咳甚者,去人参;口咽干者,加干葛;汗少者,黄芪减 0.5 克;心下痞者,少加黄连。

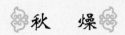

秋 燥

生血润肤饮

【来源】 《医学正传》卷二。

【异名】 生血润燥饮(《医学六要·治法汇》卷四)。

【功用】 生血润肤。

【主治】 燥症。皮肤干裂,手足枯燥,搔之血出。

【组成】 川归身(酒洗)、生地黄、熟地黄(酒洗)、黄芪(蜜炙)各 3 克,天门冬 4.5 克,麦门冬(去心)3 克,五味子 9 粒、片芩(去朽,酒洗)1.5 克,栝楼仁 5 克,桃仁泥 1.5 克,酒红花 0.3 克,升麻 0.6 克。

【用法】 上药细切,只作 1 服。用水 300 毫升,煎至 150 毫升,温服。

【加减】 如大便结燥,加麻仁、郁李仁各 3 克。

润燥攻下汤

【来源】 《六因条辨》。

【功用】 润燥通便。

【主治】 秋燥,热结在腑,昏谵妄笑,斑色紫黑,便闭腹胀,舌黑。

【组成】 生首乌、鲜生地、鲜石斛、大黄、元明粉、甘草(炙)各等份。

【用法】 上药以水煎服。

【附注】 方中首乌、生地、石斛、甘草(炙)保养真阴;兼用大黄、元明粉攻涤热邪。配合成方,既能养阴增液,又能逐邪通腑。所以秋燥阴亏津伤,热结在腑者,可以用之。

宁嗽丸

【来源】 《饲鹤亭集方》。

【功用】 疏风清热，消痰止咳。

【主治】 风热咳嗽，痰多色黄，口干咽燥者。

【组成】 南沙参、桑叶、杏仁、茯苓、川贝、姜夏、前胡、薄荷各 60 克，苏子 45 克，橘红 30 克，薏苡仁 90 克，甘草(炙)15 克。

【用法】 上药共研为末。用川石斛 30 克，生麦芽 60 克煎汤法丸。每服 9～12 克，以淡姜汤送服。

 清金降火汤

【来源】 《古今医鉴》卷四。

【功用】 清肺泻火，止咳化痰。

【主治】 肺胃火旺，咳嗽痰黄。

【组成】 陈皮 4.5 克，半夏(泡)3 克，茯苓 3 克，桔梗 3 克，枳壳(麸炒)3 克，贝母(去心)3 克，前胡 3 克，杏仁(去皮、尖)4.5 克，黄芩(炒)3 克，石膏 3 克，瓜蒌仁 3 克，甘草(炙)0.9 克。

【用法】 上药锉 1 剂。加生姜 3 片，水煎，空腹临卧服。

 清肺泄热饮

【来源】 《六因条辨》卷中。

【功用】 清肺泄热。

【主治】 秋燥发热，汗出，咳痰不爽，鼻出血口干。

【组成】 沙参、花粉、地骨皮、知母、甜杏仁、玉竹、玄参、甘草(炙)、连翘、枇杷叶、西瓜翠衣各等份。

【用法】 上药用水煎服。

 沙参麦冬汤

【来源】 《温病条辨》卷一。

【功用】 清养肺胃，生津润燥。

【主治】 燥伤肺胃阴分，津液亏损，咽干口渴，干咳痰少而黏，或发热，脉细数，

传 世 国 医 灵 方

舌红少苔者。

【组成】 沙参 9 克,玉竹 6 克,甘草(生)3 克,冬桑叶 4.5 克,麦冬 9 克,生扁豆 4.5 克,花粉 4.5 克。

【用法】 上药用水 1 升,煮取 400 毫升,每日服 2 次。

【加减】 久热久咳者,加地骨皮 9 克。

 ### 新加翘荷汤

【来源】 《秋瘟证治要略》。

【功用】 辛散风热,降火解毒。

【主治】 秋瘟症,燥夹伏热化火,咳嗽,耳鸣耳赤,龈肿咽痛。

【组成】 连翘 9 克,薄荷梗、蝉衣、苦丁茶、栀皮、绿豆衣、射干各 4.5 克,玄参 9 克,桔梗 1.5 克,苦杏仁 9 克,马勃 3 克。

【用法】 上药用水煎服。

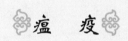 ## 瘟 疫

 ### 二黄汤

【来源】 《医学正传》卷二引东垣方。

【功用】 泻实火,解热毒。

【主治】 上焦火盛,头面肿大,目赤肿痛,心胸烦热,咽喉、口舌火盛及生疮毒等证。

【组成】 黄芩(酒制炒)、黄连(酒制炒)、甘草(生)各等份。

【用法】 上药细切。每服 9 克,用水 150 毫升,煎至 105 毫升,温服,徐徐呷之。如未退,用牛蒡子不拘多少,水煎,入芒硝等份,食后时时少与。如未已,只服前药,取大便通利,病邪退则停服。

【加减】 阳明口渴,加石膏、干葛;少阳口渴,加瓜蒌根;阳明引经,加升麻、芍药、葛根、甘草(炙);太阳引经,加甘草(炙)、荆芥、防风;头痛,加酒芩;身痛,加羌活、桂枝、防风、芍药。

 ### 十神汤

【来源】 《太平惠民和剂局方》卷二。

【主治】 时气瘟疫,头痛发热,恶寒无汗,咳嗽,鼻塞声重及风寒湿痹等。

【组成】 川芎、甘草(炙)、麻黄(去根、节)、升麻各120克,干葛420克,赤芍药、白芷、陈皮(去瓤)、紫苏(去粗梗)、香附子(杵去毛)各120克。

【用法】 上药共研为细末。每服9克,用水220毫升,加生姜5片,煎至150毫升,去渣,热服,不拘时候。

【加减】 如发热头痛,加连须葱白三段;中满气实,加枳壳数片。

八宝红灵丹

【来源】 《疗证汇要》卷一。

【异名】 绛雪(《随息居霍乱论》卷四)、八宝红灵散(《慈禧光绪医方选议》)、红灵丹(《湿温时疫治疗法》)。

【主治】 霍乱痧胀,吐泻腹痛,肢冷脉伏,神志昏迷,或温病时疫,或暑月受热,或不服水土,头昏眼黑,恶心欲吐;以及目赤,喉痹,肿毒,跌打损伤,蝎螫蛇咬。

【组成】 朱砂(水飞)30克,明雄黄18克,麝香9克,冰片9克,硼砂18克,礞石12克,牙硝7.5克,小金箔50张。

【用法】 上药各研极细,再研匀,瓷瓶密贮。内服每用0.15～0.3克,凉开水送下,小儿减半;外用吹喉、点眼每次0.15克;治肿毒酌量,用醋调敷。

玉泉散

【来源】 《景岳全书》卷五十一。

【异名】 一六甘露散(《景岳全书》卷五十一)、六一甘露散(《会约医镜》卷十二)。

【功用】 清热除烦。

【主治】 阳明内热,烦渴头痛,二便闭结,瘟疫斑黄,及热痰喘嗽。

【组成】 石膏(生用)180克,甘草(炙)30克。

【用法】 上药共研为极细末。每服3～9克,新汲水或热汤或人参汤调下。

【加减】 此方加朱砂9克亦妙。

大青消毒汤

【来源】 《外台秘要》卷三引《删繁方》。

【主治】 外感时行疫毒,发热7日不退者。

【组成】 大青叶 12 克,香豉(熬,绵裹)9 克,干葛、栀子各 12 克,生干地黄(切) 9 克,芒硝 90 克。

【用法】 上药细切。用水 600 毫升,煮取 300 毫升,去渣,下芒硝,分 3 服。

【禁忌】 服药期间,忌食芜荑、热面、酒、蒜等物。

 碧雪

【来源】 《太平惠民和剂局方》卷六。

【功用】 清热解毒,泻火利咽。

【主治】 脏腑积热,咽喉肿痛,口舌生疮;或喉闭壅塞,水浆不下;天行时疫,发狂昏愦。

【组成】 芒硝、青黛、石膏(煅过,研末)、寒水石(研末)、朴硝、硝石、甘草(炙)、马牙硝各等份。

【用法】 先将甘草(炙)煎汤 400 毫升,去渣,入诸药再煎,边煎边搅,使诸药溶解,再入青黛和匀;倾入砂盆内,候冷结凝成霜,研为细末。每用少许含化,咽津,不拘时候。如喉闭壅塞不能吞咽者,即吹药入喉,频用。

 避瘟丸

【来源】 《医方简义》卷三。

【功用】 解毒辟秽,预防瘟疫。

【组成】 雄黄、鬼箭羽、丹参、赤小豆各 30 克。

【用法】 上药共研为末,炼蜜为丸,如梧桐子大。每服 5 丸,空腹时用温汤送下。

【附注】 方中雄黄能解毒杀虫辟秽;鬼箭羽可治恶注心痛,有破血之功;丹参活血;赤小豆解毒渗湿。四药合用,解毒之力尤强,故可避瘟。

 避瘟丹

【来源】 《医方易简》卷四。

【功用】 预防瘟疫。

【组成】 乳香、苍术、细辛、甘松、川芎、降香各等份。

【用法】 上药共研为末,枣肉为丸,如芡实大。遇瘟疫大作之时,家中各处焚之。

治疫清凉散

【来源】 《医学心悟》卷三。

【主治】 疫疠邪并于里,腹胀满闷,谵语发狂,唇焦口渴者。

【组成】 秦艽、赤芍、知母、贝母、连翘各 3 克,荷叶 2 克,丹参 15 克,柴胡 4.5 克,人中黄 6 克。

【用法】 上药用水煎服。

【加减】 伤食胸满,加麦芽、山楂、萝卜子、陈皮;胁下痞,加鳖甲、枳壳;昏愦谵语,加黄连;热甚大渴能消水者,加石膏、天花粉、人参;便闭不通,胸中胀痛者,加大黄;虚人自汗多,倍加人参;津液枯少,加麦冬、生地。

【禁忌】 时行寒疾忌用。

屠苏酒

【来源】 《肘后方》卷八。

【功用】 预防瘟疫。

【组成】 大黄 37.5 克,川椒 37.5 克,白术 22 克,桂心 22 克,桔梗 30 克,乌头 7.5 克,菝葜 15 克(一方有防风 24 克)。

【用法】 上药细切,以绢囊包贮,十二月晦日正中时悬至井中,正月朔旦取药,置酒中,煮数沸,先从小量饮起,多少不拘。

雄黄散

【来源】 《备急千金要方》卷九。

【功用】 预防瘟疫。

【组成】 雄黄 150 克,朱砂(一作赤术)、菖蒲、鬼臼各 60 克。

【用法】 上药四味,研末过筛。每用少许,涂五心、额上、鼻、人中及耳门。

桂枝黄芩汤

【来源】 《三因极一病证方论》卷六。

【主治】 风疫。脉浮数而不弱,头项痛,腰脊痛,发热恶风。

【组成】 桂枝(去皮)、芍药、黄芩各 15 克,甘草(炙)30 克。

【用法】 上药共研为粗末。每服 15 克,用水 220 毫升,加生姜 3 片,大枣 1

枚,煎至 160 毫升,去渣,空腹时服。

痢　疾

木香散

【来源】　《普济本事方》卷四。

【主治】　诸痢。

【组成】　木香 15 克(用黄连 15 克,各锉,同炒),甘草(炙)30 克,罂粟壳 15 克(生姜 15 克,打碎同炒)。

【用法】　上药共研细末,加麝香少许研匀。每次 6 克,用陈米饮送下。

二宜汤

【来源】　《太平惠民和剂局方》卷十。

【主治】　冒暑饮凉,冷热不调,泄泻口渴,心腹烦闷,及痢下赤白,腹痛后重。

【组成】　桂心 2.2 千克,干姜(砂炒)2 千克,甘草(砂炒)1.5 千克,杏仁(去皮、尖,砂炒)2.2 千克。

【用法】　上药共研为末。每服 3 克,开水调服。如伤暑烦渴,新汲水调下,不拘时候。

七味散

【来源】　《备急千金要方》卷十五。

【主治】　久痢不愈。

【组成】　黄连 60 克,龙骨、赤石脂、厚朴各 15 克,乌梅肉 15 克,甘草(炙)7.5 克,阿胶 22 克。

【用法】　上药共研为细末。每服 5 克,小儿 1 克,每日服 2 次,浆水送下。

无忧散

【来源】　《重订严氏济生方·校正时贤胎前十八论治》。

【异名】　保产无忧散(《校注妇人良方》卷十六)。

【主治】　妊娠忧喜无常,食物不节,玩饱便卧致胞胎肥厚,根蒂坚牢,行动艰难,临产难生者。

【组成】 当归(去芦,酒浸)、川芎、白芍药各 9 克,木香(不见火)、甘草(炙)各 4.5 克,枳壳、乳香(别研)各 9 克,血余炭(以猪心血和之)4.5 克。

【用法】 上药共研为细末。每服 6 克,用水 150 毫升,煎至 100 毫升,一日 2 次。妊娠八月时服,则易生。

 龙骨丸

【来源】 《太平圣惠方》卷九十三。

【功用】 固涩止痢,清热燥湿。

【主治】 小儿湿热痢疾,延久不止,腹痛,里急后重,舌苔白腻带黄。

【组成】 白龙骨 7.5 克,胡粉(炒微黄)9 克,黄连(去须,微炒)7.5 克,黄柏(微炙,锉)7.5 克,诃子(煨,用皮)7.5 克,白矾(烧令汁尽)15 克,干姜(锉,微炒)15 克,当归(锉,微炒)15 克,木香 7.5 克。

【用法】 上药捣罗为末,炼蜜和丸,如绿豆大。每服 5 丸,以粥饮下,每日 4 服。

【附注】 方中白龙骨收敛固涩为君;诃子、白矾、胡粉涩肠止泻,黄连、黄柏清热燥湿为臣;干姜温中止血,木香调气导滞,当归和血止痛为佐。配合成方,既能固涩止痢,又有清热燥湿的功效。方中胡粉即铅粉,有毒,不宜多服、久服。

 神授散

【来源】 《普济方》卷二一二。

【主治】 久痢不愈。

【组成】 陈石榴(焙干)。

【用法】 上药共研为细末。米汤调下 9～12 克。

 香连化滞丸

【来源】 《妇科玉尺》卷二。

【功用】 清热化湿,消积导滞。

【组成】 木香、黄连各 60 克,青皮(炒)、陈皮、厚朴(炙)、枳实(炒)、黄芩各 75 克,当归、白芍各 150 克,滑石、甘草(炙)、槟榔各 60 克。

【用法】 上药共研为细粉,过罗,炼蜜为丸。每服 6 克,每日 2 次,温开水送下。

香连丸

【来源】 《政和本草》卷七引《李绛兵部手集方》。

【主治】 赤白痢疾。

【组成】 黄连、青木香各等份。

【用法】 上药,同捣筛,白蜜丸,如梧桐子大。空腹时用温开水送下 20～30 丸。每日 3 次。其久冷人,即用煨熟大蒜作丸服。

 茶梅丸

【来源】 《证治准绳·类方》卷六。

【主治】 赤白痢。

【组成】 蜡茶(细末)、白格肉各适量。

【用法】 捣和为丸。每服 20 丸,赤痢,甘草(炙)汤下;白痢,乌梅汤下;泄泻不止,陈米饮下。

 茜根散

【来源】 《太平圣惠方》卷十八。

【主治】 热病,下痢脓血不止。

【组成】 茜根 30 克,黄芩 22 克,栀子仁 7.5 克,阿胶(捣碎,炒令黄燥)15 克。

【用法】 上药捣筛为散。每服 12 克,以水 250 毫升,煎至 150 毫升,去渣,不拘时候温服。

 参连汤

【来源】 《万病回春》卷二。

【主治】 脾胃虚热,下痢噤口不食者。

【组成】 人参 15 克,黄连 30 克。

【用法】 上锉一剂。水煎,一日内分数次服之。如吐强饮,但得入口下咽即好。加石莲肉 9 克更佳。此外以田螺捣烂掩脐中,以引热下行。

 治痢散

【来源】 《医学心悟》卷三。

【主治】 赤痢或白痢初起。

【组成】 葛根、苦参（炒）、陈皮、陈松萝茶各 500 克，赤芍（酒炒）、麦芽（炒）、山楂（炒）各 360 克。

【用法】 上药共研为细末。每服 12 克，水煎，连药末服下。小儿减半。

【加减】 加川连 120 克尤妙。

【禁忌】 服药期间，忌食荤腥、面食、煎炒、闭气发气诸物。

 调荣汤

【来源】 《丹台玉案》卷五。

【功用】 凉血调荣，行气化滞。

【主治】 产后痢疾，属于血热气滞者。

【组成】 白茯苓、当归、生地、山楂各 3 克，赤芍、木通、香附、丹皮各 1.8 克，川芎、甘草（炙）各 1.5 克，乌梅 5 个。

【用法】 上药以水煎服。

 黄连丸

【来源】 《朱氏集验方》卷六。

【功用】 清热止血。

【主治】 肠风下血。

【组成】 黄连、吴茱萸各等份。

【用法】 上药同炒令紫，色不得过黑，去茱萸，只以黄连一味软饭丸，如梧桐子大。空腹时用米饮下 30～50 丸，每日 2 服；更以胃风汤煎，如法吞下。

 导气汤

【来源】 《奇效良方》卷十三。

【功用】 清热化湿，行气导滞。

【主治】 下痢脓血，日夜无度，里急后重。

【组成】 木香、槟榔、黄连各 1.8 克，大黄、黄芩各 4.5 克，枳壳 3 克（麸炒）、芍药 15 克，当归 9 克。

【用法】 上药咀，作 2 服。用水 300 毫升，煎至 150 毫升，去渣，空腹时温服。

清流饮

【来源】 《景岳全书》卷五十一。

【功用】 滋阴清热,调气和血。

【主治】 阴虚挟热泻痢,或发热,或喜冷,或下纯红鲜血,或小便痛赤。

【组成】 生地、芍药、茯苓、泽泻各 6 克,当归 3～6 克,甘草(炙)3 克,黄芩、黄连各 4.5 克,枳壳 3 克。

【用法】 用水 300 毫升煎服。

【加减】 口热甚者,加黄柏;小便热痛者,加栀子。

断痢散

【来源】 《医方类聚》卷一四一引《施圆端效方》。

【主治】 一切泻痢,腹痛久不愈。

【组成】 肉豆蔻、丁香、干姜各(炮)7.5 克,甘草(炙)、陈皮、诃子(去核)各 30 克,御米壳(去蒂,蜜浴,炒)90 克。

【用法】 上药咀。每服 7.5 克,用水 150 毫升,加乳香 1 粒,粟米百粒,同煎至 100 毫升,去渣,空腹时温服。霍乱吐泻者,冷服。

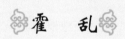 霍　乱

大半夏汤

【来源】 《金匮要略》卷中。

【功用】 补中降逆。

【主治】 胃反呕吐,朝食暮吐,或暮食朝吐。

【组成】 半夏(洗,完用)9 克,人参 6 克,白蜜 20 毫升。

【用法】 上药用水 1.2 升,和蜜扬之 240 遍,煮药取 500 毫升,温服 200 毫升,余分多次再服。

【附注】 方中半夏降逆止呕,人参补虚益胃,白蜜甘润缓中。三药合用,共奏补中降逆之功。

大正气散

【来源】 《三因极一病证方论》卷六。

【主治】 瘴疟,霍乱吐泻。

【组成】 附子(炮,去皮、脐)、厚朴(姜汁制)、桂心、甘草(炙)、干姜(炮)、陈皮各30克,茱萸(微炒)15克。

【用法】 上药共研为细末。每服6克,用水230毫升,加生姜5片,大枣1枚,同煎至160毫升,热服,不拘时候。

 丹砂丸

【来源】 《圣济总录》卷三十九。

【主治】 中恶霍乱。

【组成】 丹砂3.7克,附子(炮裂,去皮、脐,为末)7.5克,雄黄0.3克,巴豆去心、皮,另研出油7粒。

【用法】 上四味,共研匀,炼蜜为丸,如麻子大。每服3丸,米饮送下。若下痢不止,加3~5丸,与少冷粥食之,即定。

 养中煎

【来源】 《景岳全书》卷五十一。

【功用】 温中益气。

【主治】 中气虚寒。恶心呕吐或便溏泄泻。

【组成】 人参3~9克,山药(炒)6克,白扁豆(炒)6~9克,甘草(炙)3克,茯苓6克,干姜(炒黄)3~6克。

【用法】 用水400毫升,煎至280毫升,空腹时温服。

【加减】 嗳腐气滞者,加陈皮3克或砂仁1.2克;胃中空虚略感饥者,加熟地9~15克。

 香豆散

【来源】 《幼幼新书》卷二十七引张涣。

【异名】 人参豆蔻散(《传信适用方》卷四)。

【主治】 小儿霍乱烦渴。

【组成】 藿香、肉豆蔻各30克,白扁豆、人参各15克,甘草(炙)7.5克。

【用法】 上药研末过筛,每服3克,用水120毫升,加生姜2片,煎至60毫升,温服。

蚕矢汤

【来源】《霍乱论》卷下。

【主治】 湿热内蕴之霍乱,吐泻腹痛,肢冷转筋,口渴烦燥,目陷脉伏,舌苔厚黄而干,脉濡数或伏者。

【功用】 清热利湿,升清降浊。

【组成】 晚蚕沙15克,生薏苡仁、大豆黄卷各12克,陈木瓜9克,川黄连(姜汁炒)9克,制半夏、黄芩(酒炒)、通草各3克,焦山栀4.5克,陈吴茱萸(泡淡)0.9克。

【用法】 地浆或阴阳水煎,稍凉徐服。

理气散寒汤

【来源】《会约医镜》卷七。

【主治】 中下二焦寒滞气逆,腹痛,或呕泻;或不呕不泻,而为干霍乱危剧等症。

【组成】 苍术、厚朴(姜炒)、陈皮(去白)、甘草(炙)各4克,藿香、砂仁、枳壳各2.5克,木香1.5克,香附、乌药各4.5克。

【用法】 上药以水煎,热服。

【加减】 如食滞,加山楂、麦芽、神曲各4.5克;如痛而呕,加半夏4.5克;如寒甚喜热者,加吴茱萸、肉桂之类;如气滞而不流通,加白芥子、青皮、槟榔之类;如小腹痛甚,加小茴;如兼疝者,加荔枝核(煨熟)6~9克。

燃照汤

【来源】《霍乱论》卷下。

【主治】 暑秽夹湿,霍乱吐下,脘痞烦渴,外湿恶寒肢冷者。

【组成】 草果仁3克,淡豆豉9克,炒山栀6克,省头草4.5克,制厚朴3克,醋炒半夏3克,酒黄芩4.5克,滑石12克。

【用法】 上药以水煎,凉服。

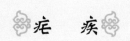

疟　疾

四兽饮

【来源】《三因极一病证方论》卷六。

【功用】 和胃化痰,治疟疾。

【主治】 五脏气虚、喜怒不节、劳逸兼并,致阴阳相胜、结聚涎饮,与卫气相得,发为疟疾。

【组成】 半夏(汤洗去滑)、茯苓、人参、草果、陈皮、甘草(炙)、乌梅肉、白术、生姜、枣子各等份。

【用法】 上药锉散,盐少许,腌食顷,厚皮纸裹,水浸湿,慢火煨香熟,焙干。每服 15 克,用水 300 毫升,煎至 210 毫升,去渣,未发前,并进 3 服。

 白虎加桂枝汤

【来源】 《金匮要略》卷上。

【异名】 桂枝白虎汤(《张氏医通》卷十六)。

【功用】 清热通络止痛。

【主治】 温疟,其脉如平,身无寒但热,骨节疼烦,时呕;风湿热痹,壮热汗出,气粗烦躁,关节肿痛,口渴苔白,脉弦数。

【组成】 知母 180 克,甘草(炙)60 克,石膏 500 克,粳米 60 克,桂枝(去皮)90 克。

【用法】 上药锉为粗末。每服 15 克,用水 250 毫升,煎至 200 毫升,去渣温服。汗出愈。

 立生丹

【来源】 《温病条辨》卷二。

【主治】 伤暑霍乱。疟疾,痢疾,泄泻,胃痛腹痛,吞吐酸水。

【组成】 母丁香 36 克,沉香 12 克,茅苍术 36 克,明雄黄 26 克。

【用法】 上药共研为细末,用蟾酥 24 克,铜锅内加水酒 200 毫升化开,入前药末,丸绿豆大。每服 2 丸,小儿 1 丸,温水送下。凡被蝎蜂螫者,调涂立效。

【禁忌】 孕妇忌服。

 半贝丸

【来源】 《重订通俗伤寒论》。

【功用】 截疟。

【主治】 疟疾。

【组成】 生半夏、生川贝各 9 克。

传世国医灵方

【用法】 上药共研细末,姜汁调和,捣匀为丸。每服 0.09～0.15 克,生熟汤送下。

 加味露姜饮

【来源】 《温病条辨》卷二。

【功用】 甘温补正,化痰截疟。

【主治】 太阴脾疟,脉弦而缓,寒战甚则呕吐噫气,腹鸣溏泄者。

【组成】 人参 3 克,半夏 6 克,草果 3 克,生姜 6 克,广陈皮 3 克,青皮(醋炒)3 克。

【用法】 上药用水 500 毫升,煮成 200 毫升,滴荷叶露 30 毫升,温服。药渣加水 300 毫升,煮取 200 毫升服。

 杏仁汤

【来源】 《温病条辨》卷一。

【主治】 肺疟,咳嗽频仍,寒从背起,舌白渴饮,伏暑所致。

【组成】 杏仁 9 克,黄芩 4.5 克,连翘 4.5 克,滑石 9 克,桑叶 4.5 克,茯苓块 9 克,白蔻皮 2.4 克,梨皮 6 克。

【用法】 用水 600 毫升,煮取 400 毫升,每日服 2 次。

 首乌白芍汤

【来源】 《镐京直指医方》卷二。

【主治】 泄泻日久,肝脾阴伤者。

【组成】 制首乌 9 克,北沙参 9 克,银柴胡 4.5 克,白茯苓 9 克,黑驴胶(蛤粉炒)6 克,生白芍 6 克,炒扁豆 6 克,扁石斛 9 克,生薏苡仁 18 克,生谷芽 15 克。

【用法】 上药以水煎服。

 露蜂房散

【来源】 《太平圣惠方》卷八十一。

【主治】 乳痈,疼痛不止,或发寒热。

【组成】 露蜂房 30 克,鹿角 30 克。

【用法】 上药并烧成灰,细研,不拘时候,以热酒调下 6 克。

鳖甲饮子

【来源】 《重订严氏济生方》。

【主治】 疟久不愈,致成疟母,胁下痞满,形体羸瘦,腹中结块,时发寒热。

【组成】 鳖甲(醋炙)、白术、黄芪(去芦)、草果仁、槟榔、川芎、橘红、白芍药、甘草(炙)、厚朴(姜制,炒)各等份。

【用法】 上药咀。每服 12 克,用水 220 毫升,加生姜 7 片,大枣 1 枚,乌梅少许,煎至 160 毫升,去渣温服,不拘时候。

恒山汤

【来源】 《备急千金要方》卷十。

【异名】 常山汤(《外台秘要》卷五)。

【功用】 截疟宣邪。

【主治】 肾热发为疟疾。发时寒战,先寒后热,腰脊酸痛,转动不利,头昏目眩,大便不爽。

【组成】 恒山 9 克,乌梅 3～7 枚,香豉 9 克,竹叶 12 克,葱白 15 克。

【用法】 上药五味,咀。以水 1.2 升,煎至 400 毫升,去渣,分 2 次服。首次应在疟发前半日服下,至发时服完。

泼雪丸

【来源】 《鸡峰普济方》卷十四。

【主治】 五痨七伤,阴汗盗汗,夜多小便,沉寒痼冷;脾胃虚损,久不思饮食,消渴,腹胀反胃,口吐酸水,腹中绞结疼痛,泄泻;肺寒咳嗽,寒痰不利;五疟,及一切冷疾。

【组成】 荜拨、人参、茯苓(去皮)、干姜(炮)各 15 克,桂心 23 克,诃子(炮,去核)45 克,胡椒 23 克,良姜 7.5 克。

【用法】 上药共研为末,以蜜调和为丸,如梧桐子大。每服 30 丸,空腹时用米汤饮送服。

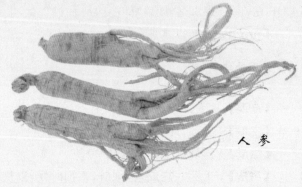

人 参

三、肺系病症

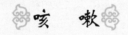

咳　嗽

 杏仁萝卜子丸

【来源】《丹溪心法》卷二。

【功用】宣肺降气,化痰止嗽。

【主治】气壅痰盛,咳嗽气喘。

【组成】杏仁(去皮、尖)、萝卜子各 15 克。

【用法】上药共研为末,以粥调和丸服用。

【附注】本方在原书中无方名,现据《景岳全书》卷五十四补。

 含奇丸

【来源】《医学入门》卷七。

【主治】痰热壅肺,喘嗽不止。

【组成】葶苈、知母、贝母各 30 克。

【用法】上药共研为末,枣肉、砂糖捣和为丸,如弹子大。每用 1 丸含之,徐徐咽下。

 诃子饮

【来源】《重订严氏济生方》。

【功用】敛肺止咳。

【主治】久咳,语声不出者。

【组成】诃子(去核)30 克,杏仁(泡,去皮、尖)30 克,通草 7.5 克。

【用法】上药咀。每服 12 克,用水 225 毫升,加煨生姜(切)5 片,煎至 180 毫升,去渣,食后温服。

 皂荚丸

【来源】《金匮要略》卷上。

传世国医灵方

【异名】 皂角丸(《医方集解》)。

【主治】 痰浊壅肺,咳逆上气,时时吐浊,但坐不得眠。

【组成】 皂荚(刮去皮,酥炙)112克。

【用法】 上一味,研末,以蜜调和为丸,如梧桐子大。以枣膏和汤服3丸,白天3次夜里1次服用。

 ### 补肺汤

【来源】 《云岐子保命集》卷下。

【功用】 补肺益肾,清火化痰。

【主治】 劳嗽。肺肾两虚,日晡发热,自汗盗汗,痰多喘逆;虚劳短气自汗,时寒时热,易于感冒,舌色淡,脉软无力者。

【组成】 桑白皮、熟地黄各60克,人参、紫菀、黄芪、五味子各30克。

【用法】 上药共研为末。每服9克,水煎,入蜜少许,饭后服。

 ### 纳气丸

【来源】 《张氏医通》卷十六。

【主治】 脾肾两虚,血热咳嗽,倦怠少食。

【组成】 熟地黄240克,山茱萸肉、干山药(微焙)各120克,牡丹皮、白茯苓(去皮)、白泽泻(去毛)各90克,沉香30克,砂仁60克。

【用法】 上药共研为细末,炼蜜为丸,如梧桐子大。每服50～70丸,空腹时用淡盐汤送服,睡前用温酒送下;如泄泻少食者,用干山药末调糊代蜜为丸。

 ### 法制竹沥丸

【来源】 《古今医统》卷四十三。

【功用】 清热降火,化痰止嗽。

【主治】 痰火劳嗽,呕恶不欲食。

【组成】 陈皮(去白)、白术(炒)、白茯苓各90克,甘草(炙)、半夏曲、贝母、枳壳、神曲(炒)、桔梗、黄芩各90克,玄明粉30克,香附子(制)30克。

【用法】 上药共研为粗末,以竹沥250毫升,入姜汁、酒各80毫升和匀,拌诸药,日中晒干,仍依法入竹沥、姜汁,拌晒7次为度;磨罗为细末,滴水为丸,如绿豆大。食后或临卧时白汤送下80丸,3日便见效验。久病者7日效,疲者1月痊愈。

油滚丸

【来源】 《小儿卫生总微论》卷十四。

【主治】 小儿痰盛咳嗽。

【组成】 五灵脂末 3 克,雷丸末 3 克,巴豆(去皮、膜,取霜)30 个。

【用法】 上药共研为细末,滴水为丸,如芥子大。每服 3～5 丸,以水送下,临卧时服。

知母汤

【来源】 《外台秘要》卷二引《延年秘录》。

【主治】 伤寒骨节疼痛,头痛,眼睛疼,咳嗽。

【组成】 知母 6 克,贝母 9 克,干葛 9 克,芍药 9 克,石膏(碎,裹)12 克,黄芩 9 克,杏仁(去皮、尖、双仁)3 克,栀子仁(擘)9 克。

【用法】 上药八味,切碎。以水 700 毫升,煮取 300 毫升,去渣,分为 3 服。约 1 小时后服 1 次。

【禁忌】 服药期间,忌食蒜、面 7 日。

和解散

【来源】 《太平惠民和剂局方》卷二。

【主治】 四时伤寒头痛,憎寒壮热,烦躁自汗,咳嗽吐痢。

【组成】 厚朴(去粗皮、姜汁炙)、陈皮(洗)各 120 克,藁本、桔梗、甘草(炙)各 250 克,苍术(去皮)500 克。

【用法】 上药共研为粗末。每服 9 克,用水 225 毫升,加生姜 3 片,大枣 2 枚,煎至 160 毫升,不拘时热服。

金水六君煎

【来源】 《景岳全书》卷五十一。

【功用】 养阴化痰。

【主治】 肺肾虚寒,水泛为痰,或年迈阴虚,血气不足,外受风寒,咳嗽恶心,喘逆多痰。

【组成】 当归 6 克,熟地 9～15 克,陈皮 4.5 克,半夏 6 克,茯苓 6 克,甘草

传世国医灵方

（炙）3克。

【用法】 用水400毫升，加生姜3～7片，煎至280或320毫升，空腹时温服。

【加减】 如大便不实而多湿者，去当归，加山药；如痰盛气滞，胸胁不快者，加白芥子2.1～2.8克；如阴寒盛而嗽不愈者，加细辛1.5～2.1克；如兼表邪寒热者，加柴胡3～6克。

 ## 滴油散

【来源】 《医说》卷四引《类编》。

【异名】 黛蛤散（《中药成方配本》）。

【主治】 痰咳，终夜不寐，面浮如盘。

【组成】 真蚌粉，青黛各等份。

【用法】 将蚌粉于新瓦上炒令通红，放地上去火毒，拌青黛少许，以淡齑水搅匀，滴麻油数滴口服。

【附注】 本方在原书中无方名，现据《世医得效方》卷五补。

 ## 蜜酥煎

【来源】 《外台秘要》卷十。

【功用】 降气止咳，润肺补虚。

【主治】 咳嗽上气，胸痛。

【组成】 杏仁420克，白蜜200毫升，牛酥400毫升。

【用法】 上三味，先将杏仁放瓷盆中捣碎，研取汁1升；放净器中慢火煎至600毫升，入白蜜及牛酥，再煎至600毫升即成，瓷器收贮。每以暖酒服10～15毫升，每日3次；不能饮酒者，和粥服亦可。

【附注】 本方在原书中无方名，现据《古今医统》卷四十四补。

 ## 清肺滋阴散

【来源】 《古今医鉴》卷七。

【功用】 清肺滋阴。

【主治】 酒色太过，真阴耗损，虚火灼肺，咳嗽咽疮，咽喉溃烂肿痛。

【组成】 川芎（酒洗）3克，白芍（炒）4.5克，生地黄6克，白术（炒）3克，陈皮3克，白茯苓2.4克，黄柏（蜜炒）3克，知母3克，贝母（去心）3克，紫菀2.4克，五味子1.8克，款冬花2.4克，麦门冬3克，地骨皮3克，黄连（炒）1.5克，远志（甘草

(炙)汤泡)2.4克,酸枣仁(炒)1.8克,甘草(炙)1.2克。

　　【用法】　上药锉碎。加生姜1片,竹沥15毫升,以水煎服。

　　【加减】　心下怔忡,夜卧不寐,加人参2.4克;心烦躁乱,加枳实1.8克,竹茹1.8克;如痰涎壅盛,加瓜蒌仁1.8克,天花粉3克;咽喉有疮,用通隘散吹之。

 润燥泻肺汤

　　【来源】　《医醇賸义》卷二。

　　【功用】　养阴清肺。

　　【主治】　肺火伤阴,咳而微喘,烦渴欲饮,鼻端微红,肌肤作痒。

　　【组成】　玉竹12克,瓜蒌皮9克,桑皮9克,沙参12克,麦冬6克,黄芩3克,贝母6克,杏仁9克,薏苡仁12克。

　　【用法】　以水煎服,梨汁100毫升冲服。

 清宁膏

　　【来源】　《医级》卷八。

　　【主治】　肺受火刑,咳嗽,声音嘶哑。

　　【组成】　天冬240克,麦冬、杏仁、半夏(制)、贝母各120克,桔梗、甘草(炙)、诃子、北沙参各120克,桑皮、牛蒡子各60克。

　　【用法】　水煎2次,去渣,再熬至250毫升,入葛粉120克,白蜜500克搅匀,煮1日成膏。频服20~30毫升。

 润肺丸

　　【来源】　《证治准绳·类方》卷二引《医学统旨》。

　　【功用】　生津润肺,化痰止嗽。

　　【主治】　嗽而失声。

　　【组成】　诃子、五味子、五倍子、甘草(炙)各等份。

　　【用法】　上药共研为末,炼蜜为丸。含化。

　　【加减】　久嗽,加罂粟壳。

　　【附注】　《医学入门》卷七载本方有黄芩。

 栝楼煎

　　【来源】　《太平圣惠方》卷八十三。

【主治】 小儿咳嗽不止,心神烦闷。

【组成】 栝楼 1 颗(熟者,去仁,以童便 200 毫升相和,研,绞取汁)、牛酥 30 毫升,甘草(生,研为末)7.5 克,蜂蜜 90 毫升。

【用法】 上药入银锅中,慢火煎如稀汤。每服以清粥饮调下 5 克。每日 5 服。视小儿年龄以行药量加减。

 桂苓白术丸

【来源】 《宣明论方》卷九。

【功用】 消痰止咳,散痞开结,健脾利水。

【主治】 痰饮咳嗽,胸腹痞满,水肿腹胀,呕吐泄泻。

【组成】 拣桂、干生姜各 30 克,茯苓(去皮)、半夏各 30 克,白术、陈皮(去白)、泽泻各 15 克。

【用法】 上药共研为末,面糊调和为丸,如小豆大。每服 20～30 丸,用生姜煎汤送下,每日 3 服。病在膈上,食后;在下,食前;在中,不拘时候。

 香朴丸

【来源】 《鸡峰普济方》卷十一。

【主治】 肺胃虚寒,久冷不除,动作咳喘,痰液清稀,中脘气痞,气道不利,饮食进退,肌肉不泽,多倦乏力,恶怕风寒,鼻中清涕。

【组成】 厚朴、生姜各 500 克,大枣 100 枚,半夏 250 克,陈皮 60 克,人参、白术、白茯苓各 60 克。

【用法】 上药,先以前五味,用水 4 升,煮尽水,如枣先软,即去皮、核,余直至水尽漉出焙干,入后三味,共研为细末,以枣肉和杵烂,丸如梧桐子大。每服 3～5 丸,米饮送下。

 参姜饮

【来源】 《景岳全书》卷五十一。

【主治】 脾肺胃气虚寒,呕吐,咳嗽气短;小儿吐乳。

【组成】 人参 9～15 克(或加倍),甘草(炙)1～1.5 克,干姜(炮)1.5 克(或 3～6 克,或用煨生姜 3～5 片)。

【用法】 上药以水 300 毫升,煎至 210～240 毫升,徐徐服之。

降气汤

【来源】 《太平惠民和剂局方》卷三。

【主治】 虚阳上攻,气不升降,上盛下虚,膈壅痰实,咳嗽喘满,咽干不利,头目昏眩,腰脚无力,四肢倦怠,风湿脚气。

【组成】 前胡、五加皮(姜汁涂炙)、厚朴(姜浸一夜,炒)、黄芪(去芦)、当归、紫苏子(微炒)、甘草(炙)、肉桂(不见火)、陈皮(去白)、半夏曲(炙)各 30 克,干姜(炮)、人参、附子(炮,去尖)、羌活、桔梗(炒)各 15 克。

【用法】 上药共研为粗末。每服 9 克,用水 220 毫升,入紫苏 3 叶,生姜 3 片,大枣 1 枚,煎至 160 毫升,去渣,饭后服。

 泽漆汤

【来源】 《金匮要略》卷上。

【主治】 水饮内停,咳而脉沉者。

【组成】 半夏 10 克,紫参 10 克(一作紫菀),泽漆 6 克(以东流水 2 升,煮取 800 毫升),生姜 6 克,白前 10 克,甘草(炙)、黄芩、人参、桂枝各 6 克。

【用法】 上药九味,咀。纳泽漆汁中,煮取 400 毫升,温服 100 毫升,至夜服尽。

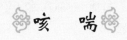

咳　喘

 神吸散

【来源】 《寿世保元》卷三。

【主治】 新久咳嗽、哮吼、喘急。

【组成】 鹅管石(火煅,好醋淬七次)3 克,禹粮石(火煅,醋淬七次)3 克,粉草 0.9 克,枯白矾 1.5 克,石膏(煅)1.5 克,款冬花 1.5 克。

【用法】 上药共研为细末。每次 1 克,至夜静食后坐片刻,将药放纸上,以 16 厘米长竹筒直插喉内,用力吸药,吸药令尽为度。以细茶汤一口,漱而咽之。吸药后 3～7 日,惟食白煮猪肉、鸡子。宜用公猪肺 1 副,加肉 250 克,栀子 1 个,炒成炭,桑白皮不拘多少,同炒至熟烂,去药,将肺煨汤。至五更,患者不要开口言语,令人将肺汤喂之,余者过时再食。

【禁忌】 忌食鸡、鱼、羊、鹅一切动风发物,并生冷诸物。

疏风止嗽丸

【来源】 《慈禧光绪医方选议》。

【功用】 疏风解表,化痰止咳。

【主治】 外感风寒,咳嗽痰多,或咳痰不爽;及久咳有痰,表邪未尽者。

【组成】 苏梗(子)15克,防风9克,干葛9克,枳壳(炒)9克,前胡9克,桔梗9克,桑皮9克,杏仁9克,半夏(炙)9克,茯苓9克,陈皮6克,川贝(去心)6克,羌活6克,黄芩6克,甘草(炙)3克。

【用法】 上药共研为细面,少加炼蜜为丸,如绿豆大,朱砂为衣。每服9克,用白开水送下。

 缓息汤

【来源】 《小儿卫生总微论》卷十四。

【主治】 肺气不足,外感风邪,咳嗽气喘。

【组成】 桑白皮45克,白茯苓15克,白僵蚕(炒,去丝)15克,甘草(炙)7.5克,杏仁(去皮、尖,研,后入)15克,人参(去芦)7.5克,桔梗(去芦)15克,白术15克,陈皮(去白)15克。

【用法】 上药共研为细末。每服3克,用水150毫升,加生姜3片,杏仁2个,煎至90毫升。去渣,不拘时温服。

 家秘润肺饮

【来源】 《症因脉治》卷三。

【功用】 养阴润肺,化痰止咳。

【主治】 肺燥液干,肺气壅塞,喘咳气逆,偶吐痰涎,右胁缺盆,牵引作痛,甚则喘息倚肩,不能卧,寸口脉细数者。

【组成】 薏苡仁、百合、杏仁、人参、天门冬、麦门冬、知母、五味子各等份。

【用法】 上药以水煎服。

 姜糖煎

【来源】 《寿亲养老新书》卷一。

【主治】 老人咳嗽喘急,食即吐逆,腹中胀满。

【组成】 生姜汁 100 毫升,砂糖 120 克。

【用法】 上药相和,微火温之,一二十沸即止。每服 5～10 毫升,渐渐咽下。

 神秘汤

【来源】 《三因极一病证方论》卷十三。

【主治】 上气喘急,不得卧。

【组成】 陈皮、桔梗、紫苏、人参、五味子各等份。

【用法】 上药锉为散。每服 12 克,用水 150 毫升,煎至 90 毫升,去渣,饭后服。

 紫菀汤

【来源】 《圣济总录》卷九十三。

【主治】 虚劳骨蒸咳嗽。

【组成】 紫菀(去黄、土)、桑根白皮(炙,锉)、桔梗(炒)、续断各 45 克,赤小豆 27 克,甘草(炙,锉)、五味子各 30 克,生干地黄(酒洗,切,焙)75 克。

【用法】 上八味,粗捣筛。每服 15 克,用水 220 毫升,入青竹茹 6 克,煎至 150 毫升,去渣,食后温服,良久再服。

【加减】 若热甚,加麦门冬(去心)30 克,石膏 45 克。

 款冬花膏

【来源】 《传信适用方》卷一。

【功用】 温补肺气,化痰止嗽。

【主治】 肺虚咳嗽。

【组成】 人参、白术、款冬花(去梗)、甘草(炙)、川姜(炮)、钟乳粉各 15 克。

【用法】 上药共研为细末,炼蜜丸,每丸重 3 克。每次服 1 丸,空腹时用米汤送下。

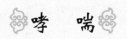 哮 喘

 加减紫金丹

【来源】 《医宗金鉴》卷七十三。

【功用】 健脾养血,化痰消瘀。

【主治】 受伤日久,脾气不足,营血亏损,痰瘀内阻,胸骨高起,肌肉消瘦,痞气膨闷,体倦,痰喘咳嗽。

【组成】 白茯苓、苍术(米泔浸,炒)各60克,当归、熟地黄、白芍药(炒)、陈皮各120克,肉苁蓉(酒洗,去鳞甲)30克,丁香3克,红花15克,瓜儿血竭9克,乳香(去油)9克,没药(去油)9克。

【用法】 上药共研为细末,炼蜜为丸,如弹子大。用黄酒送服。

 二母丸

【来源】 《寿世保元》卷三。

【主治】 哮喘。

【组成】 知母(去皮、毛)60克,贝母(去心)60克,百药煎30克。

【用法】 上药共研为细末,将乌梅肉蒸熟捣烂与药末为丸,如梧桐子大。每服30丸。临卧或食后用连皮姜汤送下。

 五虎汤

【来源】 《仁斋直指》卷八。

【主治】 风热壅肺,身热,咳喘痰多。

【组成】 麻黄2.1克,杏仁(去皮、尖)3克,甘草(炙)1.2克,细茶(炒)2.4克,白石膏4.5克。

【用法】 上药只作一剂。以水煎服。

 一捻金

【来源】 《古今医鉴》卷十三。

【主治】 小儿风痰吐沫,气喘咳嗽,肚腹膨胀,不思饮食。

【组成】 大黄、槟榔、黑丑、白丑、人参各等份。

【用法】 上药共研为细末。每服0.3～0.6克,以蜜水调服。

 木香消胀丸

【来源】 《袖珍方》卷二。

【主治】 用于气恼,胸腹胀满,或痰嗽喘急者。

【组成】 木香 7.5 克,槟榔 15 克,陈皮 30 克,大腹皮 30 克,萝卜子 60 克,枳壳(麸炒)30 克,桑白皮 30 克,紫苏子 30 克,香附子 60 克。

【用法】 上药共研为细末,以面糊调和为丸,如梧桐子大。每服 50 丸,以姜汤送服。

肺　胀

人参平肺散

【来源】 《医学发明》卷六。

【主治】 心火刑肺,咳嗽喘呕,痰涎壅盛,胸膈痞满,吞咽不利。

【组成】 桑白皮 30 克,知母 21 克,甘草(炙)、地骨皮各 15 克,五味子 300 个,茯苓、青皮、人参各 12 克,陈皮(去白)15 克,天门冬(去心)12 克。

【用法】 上药咀。用水 300 毫升,煎至 150 毫升,去渣,食后温服。

【加减】 如热甚,加黄芩 12 克,紫苏叶、半夏(洗)各 15 克。

温肺桂枝汤

【来源】 《医醇剩义》卷四。

【功用】 温肺降气。

【主治】 肺胀,虚满而喘咳。

【组成】 桂枝 1.5 克,当归 6 克,茯苓 6 克,沉香 1.5 克,苏子 4.5 克,橘红 3 克,半夏 3.6 克,瓜蒌仁 12 克,桑皮 6 克。

【用法】 上药以水煎,加姜汁 5 毫升冲服。

肺　痨

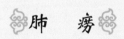

劫痨散

【来源】 《云岐子保命集》卷下。

【异名】 劫痨汤(《景岳全书》卷六十一)。

【主治】 心肾惧虚,咳嗽,唾液中有红丝,发热盗汗,名曰肺痨。

【组成】 白芍药 180 克,黄芪、甘草(炙)、人参、当归、半夏(洗)、白茯苓、熟地黄、五味子、阿胶(炒)各 60 克。

传世国医灵方

【用法】 上药咀。每服 9 克,用水 220 毫升,生姜 12 片,大枣 3 个,煎取 200 毫升,温服,每日 3 次。

补气黄芪汤

【来源】 《圣济总录》卷八十六。

【主治】 肺痨。饮食减少,气虚无力,手足颤抖,面浮喘嗽。

【组成】 黄芪(锉)、人参、茯神(去木)、麦门冬(去心,焙)、白术、五味子、肉桂(去粗皮)、熟干地黄(焙)、陈皮(去白,焙)、阿胶(炙燥)各 30 克,当归(切,焙)、白芍药、牛膝(酒浸,切,焙)各 23 克,甘草(炙,锉)15 克。

【用法】 上十四味,粗捣筛。每服 9 克,用水 150 毫升,加生姜 3 片,大枣 2 枚(擘破)同煎至 90 毫升,去渣,食后温服。

补虚款冬花汤

【来源】 《圣济总录》卷八十六。

【异名】 补肺款冬花汤(《普济方》卷二十七)。

【主治】 肺痨痰嗽,日渐羸瘦。

【组成】 款冬花 22.5 克,人参 15 克,升麻 15 克,桔梗(炒)22.5 克,杏仁(汤浸,去皮、尖、双仁,炒)30 克,白茯苓(去黑皮)22.5 克,甘草(炙,锉)4 克,干姜(炮)7.5 克,柴胡(去苗)45 克,天门冬(去心,焙)15 克,鳖甲(去裙襕,醋炙)30 克,黄芪(细锉)15 克,桑根白皮(锉,炒)22.5 克,肉苁蓉(酒浸,去皮,炙)30 克。

【用法】 上十四味,粗捣筛。每服 15 克,用水 225 毫升,煎至 180 毫升,去渣,食后温服,每日 3 次。

琼玉膏

【来源】 《古今医统》卷四十四引臞仙方。

【主治】 虚痨干咳。

【组成】 人参 360 克,茯苓 450 克,琥珀、沉香各 15 克,大生地黄 5 千克(洗净,银石器内杵细,取自然汁。甚忌铁器),白蜜(熬,去沫)2.5 升。

【用法】 先将地黄汁同蜜熬沸搅匀,用密绢滤过,再将人参等研为极细末,和蜜,汁入银、瓷瓶内,用绵纸十余层加箬封扎瓶口,入砂锅或铜锅内,以长流水浸没瓶头,用桑柴火煮三昼夜,取出,换过油,再用单蜡纸扎口悬浸井中半日,以出火气,提起仍煮半日以出水气,然后收藏。每日清晨及午后取 5～10 毫升,用温酒 30 毫升调服;不饮酒者,用白汤调服亦可。制此药须在净室中。

 新定拯阴理痨汤　▶▶▶

【来源】　《医宗必读》卷六。

【异名】　拯阴汤(《证治汇补》卷二)、救阴理痨汤(《冯氏锦囊》卷一)。

【功用】　滋阴益肺,清肝凉心。

【主治】　肺痨。阴虚火动,皮寒骨热,食少痰多,咳嗽气短,倦怠心烦。

【组成】　牡丹皮 3 克,当归身(酒洗)3 克,麦门冬(去心)3 克,甘草(炙)1.2 克,薏苡仁 9 克,白芍药(酒炒)2.1 克,北五味 0.9 克,人参 1.8 克,莲子(不去皮)9 克,橘红 3 克,生地黄(忌铜铁器,酒、姜汁炒透)6 克。

【用法】　上药用水 400 毫升,枣 1 枚,煎至 200 毫升,分 2 次徐徐呷之。

【加减】　肺脉重按有力者,去人参;有血,加阿胶、童便;热盛,加地骨皮;泄泻,减当归、生地黄,加山药、茯苓;甚倦,用人参 9 克;咳有燥痰,加贝母、桑皮;嗽有湿痰,加半夏、茯苓;不寐,汗多,加枣仁。

 # 四、脾胃病症

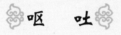 ## 呕　吐

 化逆汤　▶▶▶

【来源】　《医醇剩义》卷一。

【主治】　暑月受邪,郁于中焦,上吐下泻,手足厥冷,筋脉抽搐。

【组成】　黄连 1.8 克,吴茱萸 0.9 克,厚朴 3 克,青皮 3 克,藿香 4.5 克,木瓜 3 克,木香 1.5 克,白蔻 1.8 克,独活 3 克,乌药 3 克,蒺藜 12 克,茯苓 6 克。

【用法】　上药以水煎服。

 藿香安胃散　▶▶▶

【来源】　《脾胃论》卷下。

【异名】　藿香安胃汤(《古今医统》卷二十四)。

【主治】　脾胃虚弱,食欲不振,食即呕吐。

【组成】 藿香、丁香、人参各 7.5 克,橘红 15 克。

【用法】 上药共研为细末。每服 6 克,水 350 毫升,加生姜 1 片,同煎至 250 毫升,空腹时和渣冷服。

橘皮汤

【来源】 《金匮要略》卷中。

【异名】 生姜橘皮汤(《类证活人书》卷十六)、小橘皮汤(《医方类聚》卷五十七引《伤寒指掌图》)。

【功用】 行滞,止呕。

【主治】 干呕哕,手足厥冷者。

【组成】 橘皮 6 克,生姜 12 克。

【用法】 上药以水 700 毫升,煮取 300 毫升,温服 100 毫升。下咽即愈。

丁夏汤

【来源】 《医学入门》卷七。

【主治】 脾胃虚寒,停痰留饮,哕逆呕吐。

【组成】 丁香、半夏各 9 克。

【用法】 上药加生姜同煎,温服。

丁香散

【来源】 《三因极一病证方论》卷十一。

【主治】 胃寒哕逆。

【组成】 丁香、柿蒂各 3 克,甘草(炙)、良姜各 1.5 克。

【用法】 上药共研为细末。每服 6 克,用热汤调,趁热服,不拘时候。

槟榔散

【来源】 《外台秘要》卷六引《广济方》。

【主治】 呕吐酸水,每食则变作酸水吐出。

【组成】 槟榔 60 克,人参 22.5 克,茯苓 30 克,陈皮 22.5 克,荜拨 22.5 克。

【用法】 上五味,捣筛为散。取生姜 75 克,连皮捣,绞取汁,加温,入药末 3 克搅拌,顿服之,每日 1 服;渐加药至 4.5 克。下痢多则减量,以微利为度。

【禁忌】 服药期间,忌食发物、生冷、油腻、猪、鱼等。

 丁附汤

【来源】 《秘传证治要诀类方》卷一。

【主治】 中脘停寒,食物入口即吐,饮食喜热者。

【组成】 人参、白术、甘草(炙)、干姜(炮)、青皮、陈皮、丁香、附子各等份。

【用法】 上药每服9克,用水220毫升,煎至150毫升,空腹时稍热服。

 黑丸子

【来源】 《重订严氏济生方》。

【功用】 消食去积。

【主治】 中脘有宿食,反酸恶心,口吐清水,噫宿腐气,或心腹疼痛,中虚积聚,飧泄,赤白痢下。

【组成】 乌梅肉7个,百草霜22克,杏仁(去皮、尖,别研)3~7枚,巴豆(去壳并油)2枚,半夏(汤泡7次)9枚,缩砂仁3~7枚。

【用法】 上药共研为细末,和匀,用薄糊为丸,如黍米大。每次服15丸,加至20丸,用熟水或姜汤送下。

 青木香丸

【来源】 《太平惠民和剂局方》卷三。

【功用】 行气破滞,祛痰逐水。

【主治】 气滞痰阻,水湿内停,胸隔噎塞,腹胁胀痛,心下坚痞,肠中水声,呕哕痰逆,不思饮食;寒湿疝气,结硬如石,控睾丸而痛。

【组成】 补骨脂(炒香)、荜澄茄、槟榔(酸粟米饭裹,湿纸包,火中煨令纸焦,去饭)各1.2千克,黑牵牛(炒香,别捣末)7.32千克,木香600克。

【用法】 上药共研为细末,入牵牛末拌匀,渐入清水搅和作丸,丸如绿豆大。每服20丸,茶、汤、熟水任下,食后服。每酒食后可服5~7丸。

 青橘散

【来源】 《圣济总录》卷六十三。

【功用】 和胃气。

【主治】 干呕。

【组成】 青陈皮(汤浸,去白)、甘草(炙,锉)各30克,木香15克,白芷7.5克,枳壳(去瓤,麸炒)、桂枝(去粗皮)各15克。

【用法】 上六味,先将甘草(炙)炒微黄色,后入诸药同炒褐色,捣罗为末。每服3克,入盐沸汤服。

反　胃

丁香煮散

【来源】 《太平惠民和剂局方》卷三。

【主治】 脾脏伏冷,胃脘受寒,胸膈痞闷,心腹刺痛,痰逆恶心,咳嗽中满,脏腑虚滑,饮食减少,反胃吐逆,四肢逆冷。

【组成】 丁香(不见火)、红豆(去皮)、青皮(去白)、甘草(炙)、川乌(炮,去皮、脐)、陈皮(去白)、干姜(炮)、良姜(炮,去芦头)各120克,益智仁(去皮)165克,胡椒60克。

【用法】 上药共锉为粗散。每服6克,用水150毫升,加生姜3片,盐1捻,煎至100毫升。空腹时稍热服。渣再煎。病退即止。

螺泥丸

【来源】 《普济方》卷三十六引《经验良方》。

【主治】 积热,反胃,呕噎。

【组成】 田螺不拘多少。

【用法】 将田螺放入洗净瓷盆中,用水养之,令吐出泥,用米筛张灰于地上,将绵纸铺于灰上,去已养田螺,令泥水出,澄清,撇去上面清水,却将泥倾于纸上,候泥干调丸,梧桐子大。每服30丸,藿香汤下,立愈。

【附注】 螺性至凉,泥性至冷,故可用之清胃。吞以藿香汤,假其辛劳开胃而已。

二汁饮

【来源】 《景岳全书》卷五十四。

【主治】 反胃。

【组成】 甘蔗汁 500 毫升,姜汁 250 毫升。

【用法】 二味和匀。每次温服 250 毫升,每日 3 次。

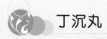 **丁沉丸**

【来源】 《太平惠民和剂局方》卷三。

【主治】 脾胃寒气上逆心腹,胁肋胀满刺痛,胸膈噎塞,痰逆恶心,嗳气吞酸,不思饮食,呕吐不止,及反胃嗝气,宿食留饮,心痛霍乱;妇人血气心腹疼痛。

【组成】 甘草(炙)、青皮(去瓤,锉,炒)、丁香、白豆蔻仁、沉香、木香、槟榔、肉豆蔻仁各 150 克,白术(锉,微炒)1.2 千克,人参(去芦)、茯苓(去皮)、诃子(煨,取皮)各 300 克,肉桂(去粗皮)、干姜(炮裂)各 75 克,麝香(别研)30 克。

【用法】 上药共研为细末,入麝香令匀,炼蜜和丸,如酸枣大。每服 1 丸,细嚼,炒生姜、盐汤送下;温酒亦可。空腹时服。

 养血助胃丸

【来源】 《古今医鉴》卷五。

【功用】 养元气,健脾胃,生血脉,调荣卫。

【主治】 呕吐反胃愈后,气血两虚。

【组成】 当归(酒洗)30 克,川芎 30 克,白芍(盐、酒炒)36 克,熟地黄(姜汁浸,炒)24 克,人参 15 克,白术(土炒)40 克,白茯苓 18 克,甘草(炙)9 克,山药(炒)30 克,莲子肉(去皮、心)30 克,扁豆(姜汁炒)18 克。

【用法】 上药共研为细末,打姜汁、神曲糊为丸,如梧桐子大。每服 60～70 丸,空腹时用白滚水送下。

 济急散

【来源】 《圣济总录》卷六十三。

【功用】 温中祛寒,化痰止呕。

【主治】 脾胃虚寒,痰饮留滞,呕吐不止。

【组成】 丁香 49 枚,附子 1 枚(切下盖,取出肉,纳丁香在内)。

【用法】 上药二味,用生姜汁略浸,同入瓷瓶中,重汤煮之令干,捣为细末,过筛。每服 3 克,含化咽津。

韭汁牛乳饮

【来源】《丹溪心法》卷三。

【主治】胃脘有死血，干燥枯槁，食下作痛，反胃便秘。

【组成】韭菜汁60毫升，牛乳60毫升。

【用法】上药加生姜汁10毫升，和匀温服。

茯苓泽泻汤

【来源】《金匮要略》卷中。

【主治】反胃，吐而渴欲饮不者。

【组成】茯苓25克，泽泻2克，桂枝6克，白术9克，生姜12克。

【用法】上药以水1升，煮取300毫升，纳泽泻，再煮取300毫升，温服100毫升，每日3次。

吐酸

丁香煮散

【来源】《圣济总录》卷四十七。

【主治】噫醋吞酸，不欲饮食。

【组成】丁香15克，赤茯苓（去黑皮）、桔梗、白术、白芷、桂枝（去粗皮）、半夏（汤洗七遍，生姜作曲，焙）、甘草（炙，锉）、人参各30克，干姜（炮裂）15克，槟榔（锉）、高良姜、肉豆蔻（去壳）各7.5克。

【用法】上药十三味，捣罗为散。每服9克，用水150毫升，入生姜3片，大枣2枚，煎至90毫升，去渣，食前温服。

苍连丸

【来源】《古今医鉴》卷五。

【功用】清肝解郁，燥湿化痰。

【主治】郁积吞酸。

【组成】苍术（米泔浸，炒）30克，陈皮30克，半夏（姜汁炒）30克，黄连45克，

白茯苓 30 克,吴茱萸(炒)30 克。

【用法】 上药研末,蒸饼为丸,如绿豆大。每服 30 丸,饭后服。

【加减】 夏月倍用黄连;冬月倍用吴茱萸。

 咽醋丸

【来源】 《医学纲目》卷二十二。

【主治】 吐酸,吞酸。

【组成】 茱萸(去枝梗,煮,晒干)15 克,陈皮(去白)15 克,黄芩(炒)15 克,苍术 23 克,黄连(细切,用陈墙壁泥同炒)30 克。

【用法】 上药共研为细末,神曲糊丸,梧桐子大。每服 15～20 丸。

 黄芩茱萸丸

【来源】 《简明医毂》。

【主治】 湿热吐酸。

【组成】 黄连(陈土炒)30 克,苍术 23 克,黄芩(土炒)、陈皮、吴茱萸各 38 克。

【用法】 上药共研为细末,神曲糊丸,如绿豆大。每服 3～6 克,津液咽下。

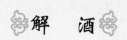 解 酒

 连葛解醒汤

【来源】 《观聚方要补》卷二引《证治大还》。

【主治】 酒积,腹痛泄泻。

【组成】 黄连、葛根、滑石、山栀、神曲、青皮、木香各等份。

【用法】 上药以水煎服。

【加减】 加茵陈蒿、泽泻、猪苓、肉桂,分利湿热尤妙。

 葛花散

【来源】 《肘后方》卷七。

【主治】 酒醉。

【组成】 葛花、小豆花各 30 克。

【用法】　上药共研末为散。每服 2～3 克。又时进葛根饮、枇杷叶饮,或先食盐 1 克,再饮酒亦佳。

【附注】　本方在原书中无方名,现据《御药院方》卷八补。

 ## 雄黄圣饼子

【来源】　《脾胃论》卷四。

【主治】　一切酒食所伤,心腹满不快。

【组成】　雄黄 15 克,巴豆(去油、心、膜)100 枚,白面(炒,筛两次)300 克。

【用法】　上三味,除白面外,余药同研细末,再与面和匀,用新汲水搅和做饼,如手大,以浆水再煮至浮于水上,漉出,看硬软,捣作剂,丸如梧桐子大,然后擀成饼。每次服 5～7 饼,渐加至 10～15 饼,空腹时用茶或酒送下。嚼食一饼,利一行;二饼,利二行。

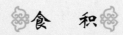 ## 食　积

 ## 陈米三棱丸

【来源】　《景岳全书》卷五十五。

【主治】　米面五谷等积食。

【组成】　陈仓米 30 克(用新巴豆 5 枚,去壳,同米慢火炒至巴豆焦色,去豆不用),陈皮、三棱(煨)、砂仁、麦芽各 6 克,南木香 3 克。

【用法】　上药共研为末,以醋调和为丸,如绿豆大。每服 15～20 丸,空腹时用姜汤下。

 ## 橘饼扶脾丸

【来源】　《丁甘仁家传珍方选》。

【主治】　一切伤食。

【组成】　陈皮、焦白术、淮山药、芡实各 30 克,焦山楂 15 克。

【用法】　上药共研为末,做成饼状。陈米汤送下。

 ## 谷神丸

【来源】　《世医得效方》卷九。

【主治】 宿食停积,不欲饮食。

【组成】 人参、缩砂、香附子(炒,去毛)、三棱(煨)、莪术(煨)、青皮、陈皮、神曲(炒)、麦芽(炒)、枳壳(炒,去瓤)各等份。

【用法】 上药共研为末,以粳米调和丸,如梧桐子大。每服 30 丸,空腹时用米饮送服,盐汤亦可。

快膈消食丸

【来源】 《直指小儿方》卷三。

【异名】 消乳丸(《普济方》卷三九三)、消食丸(《奇效良方》卷六十四)。

【主治】 小儿乳食积滞。

【组成】 缩砂仁、陈皮、京三棱、莪术、神曲、麦芽各 15 克,香附子(略炒)30 克。

【用法】 上药共研为末,面糊为丸,如麻子大。食后用白汤送下。

消积丸

【来源】 《小儿药证直诀》卷下。

【异名】 丁香丸(《普济方》卷三九二)。

【功用】 温中消积。

【主治】 乳食停滞不化,脘腹膨胀,大便酸臭。

【组成】 丁香 9 个,缩砂仁 10 个,乌梅肉 3 个,巴豆(去皮、油、心膜)2 个。

【用法】 上药共研为细末,面糊为丸,黍米大。3 岁以上 3～5 丸,3 岁以下 2～3 丸,以温水送服。

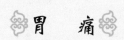
胃 痛

白螺丸

【来源】 《丹溪心法》卷四。

【主治】 痰饮积聚,胃脘疼痛。

【组成】 螺蛳壳(墙上年久者,烧)、滑石(炒)、苍术、山栀、香附、南星各 60 克,枳壳、青皮、木香、半夏、砂仁各 15 克。

【用法】 上药共研为细末,生姜汁浸蒸饼为丸,如绿豆大。每次服 30～40 丸,以姜汤送服。

【加减】 春加川芎;夏加黄连;冬加吴茱萸。

【附注】 本方在原书中无方名,现据《景岳全书》卷五十四补。

 神仙一块气

【来源】 《万病回春》卷三。

【主治】 诸气食积及噎塞痞满,胸胁刺痛,疝气。

【组成】 青皮、陈皮、三棱(炒)、香附子(童便炒)、莪术各 30 克,神曲、麦芽(炒)、萝卜子(炒)、白丑(取头末)、槟榔、郁金、黄连各 15 克,枳实 9 克,百草霜、皂角各 7.5 克。

【用法】 上药共研为细末,以面糊调和为丸,如绿豆大。每服 30 丸,视疾之上下为食之先后,热酒姜汤送下。

 除痛丸

【来源】 《杨氏家藏方》卷五。

【功用】 温中行气,活血止痛。

【主治】 中焦积寒,脘腹疼痛,呕逆清水,自汗短气。

【组成】 木香、乳香(别研)、沉香、藿香叶(去土)、肉桂(去粗皮)、青陈皮(去白)、枳实(麸炒,去瓤)、吴茱萸(汤洗七次)、京三棱(煨香,切)、蓬莪术(煨香,切)各 15 克,黑牵牛 120 克(取头出细末 45 克,余者不用)、麝香(别研)4.5 克,陈皮(去白)15 克(锉,用巴豆去壳 60 克,炒令紫色,去巴豆)。

【用法】 上药共研为细末。入麝香、乳香别研匀,水煮面糊为丸,如梧桐子大。每服 50 丸,食后用温生姜汤送下。

 射干汤

【来源】 《圣济总录》卷一二九。

【主治】 热聚胃口,血肉腐坏,胃脘成痈。

【组成】 射干(去毛)、栀子仁、赤茯苓(去黑皮)、升麻各 30 克,赤芍药、白术各 45 克。

【用法】 上六味咀,如豆大。每服 15 克,用水 220 毫升,煎至 180 毫升,去渣,入生地黄汁 30 毫升,蜂蜜 15 毫升,再煎 3 沸,温服,不拘时候,每日 2 服。

烧脾散

【来源】 《重订严氏济生方》。

【功用】 温中祛寒,理气化滞。

【主治】 饮食生冷果菜,寒留中焦,心脾冷痛不可忍,及老幼霍乱吐泻。

【组成】 干姜(炮)、厚朴(姜制,锉,炒)、草果仁、缩砂仁、神曲(炒)、麦芽(炒)、橘红、高良姜(锉,炒)、甘草(炙)各等份。

【用法】 上药共研为细末。每服 9 克,热盐汤调服,不拘时候。

 良附丸

【来源】 《良方集腋》卷上。

【功用】 疏肝理气,温胃祛寒。

【主治】 肝郁气滞,胃有寒凝,脘腹疼痛,喜温喜按,或胸胁胀痛,或痛经,苔白,脉沉紧。

【组成】 高良姜、香附子各等份。

【用法】 姜酒洗 7 次,焙干,香附子醋洗 7 次,焙干,各研各贮。用时以米饮汤加入生姜汁 1 匙,盐 3 克,调和为丸服之。

【禁忌】 胃脘痛属于肝胃火郁,甚或出血者忌用。

【附注】 原书云:本方用治诸痛,如因寒而得者,用高良姜 6 克,香附子 3 克;如因怒而得者,用高良姜 3 克,香附子 6 克;如因寒怒兼有者,用高良姜、香附子各4.5 克。

 丹参饮

【来源】 《时方歌括》卷下。

【主治】 心痛,胃脘诸痛。

【组成】 丹参、檀香、砂仁各 30 克。

【用法】 用水 220 毫升,煎至 160 毫升服。

 神香散

【来源】 《景岳全书》卷五十一。

【功用】 理气宽中,温中祛寒。

【主治】　寒凝气滞,胸胁或胃脘胀痛,呕哕气逆,噎嗝。

【组成】　丁香、白豆蔻(或砂仁亦可)各等份。

【用法】　上药共研为末。每次 1.5～2.1 克,甚者 3 克,用温开水送下,1 日 2～3 次。若寒气作痛者,姜汤送下。

【附注】　丁香温胃暖脾,降逆止呕;白豆蔻芳香化湿,理气畅中。二药合用,共奏理气宽中,温中祛寒之功。

 神保丸

【来源】　《苏沈良方》卷四引《灵苑方》。

【异名】　遇仙丹(《医学集成》卷三)。

【主治】　心膈痛,腹痛,胁下痛,气喘,气噎,大便秘结。

【组成】　木香 0.3 克,胡椒 0.3 克,巴豆(去皮、心、研)10 枚,干蝎 1 枚。

【用法】　上药以汤释蒸饼为丸,如麻子大,朱砂为衣。每服 3 丸,心膈痛,柿蒂汤或灯心同柿蒂汤下;腹痛,柿蒂、煨姜汤下;血痛,炒姜、醋汤下;小便不能,灯心汤下;血痢脏毒,楮叶汤下;肺气甚者,白矾、蚌粉各 0.9 克,黄丹 0.3 克同研为散,煎桑白皮、糯米饮调下 3 丸;若小喘,只用桑皮、糯米饮下;肾气胁下痛,茴香酒下;大便不通,蜜汤调槟榔末 3 克同下;气噎,木香汤下;宿食不消,茶、酒、浆饮任下。

 疏肝益肾汤

【来源】　《医宗己任编》卷一。

【功用】　疏肝滋肾。

【主治】　肝血虚,胃脘痛,大便燥结,服逍遥散不愈者。

【组成】　柴胡、白芍、熟地、山药、山萸肉、丹皮、茯苓、泽泻各等份。

【用法】　上药以水煎服。

 术桂汤

【来源】　《兰室秘藏》卷下。

【异名】　麻黄苍术汤(《兰室秘藏》卷下)。

【功用】　运脾化湿,散寒止痛。

【主治】　寒湿所客,身体沉重,胃脘作痛,面色萎黄。

【组成】　苍术 6 克,麻黄、炒神曲、陈皮、白茯苓、泽泻各 3 克,桂枝、半夏、草豆蔻仁、猪苓各 1.5 克,黄芪 0.9 克,甘草(炙)0.6 克,杏仁 10 个。

【用法】 上药作一服。用水 300 毫升,加生姜 5 片,煎至 150 毫升,去渣,空腹时热服。

 撞气阿魏丸

【来源】 《太平惠民和剂局方》卷三。

【主治】 五种噎疾,九般心痛,痃癖气块,冷气攻刺;及脾胃停寒,胸满膨胀,腹痛肠鸣,呕吐酸水。丈夫小肠气痛,妇人血气等疾。

【组成】 茴香(炒)、青皮(去白)、甘草(炙)、蓬莪术(炮)、川芎、陈皮(去白)各 30 克,白芷 15 克,丁香皮(炮)30 克,缩砂仁、肉桂(去皮)各 15 克,生姜 120 克(切片,用盐 15 克腌一夜,炒黑色),胡椒、阿魏(醋浸一夜,以面同为糊)各 7.5 克。

【用法】 上药捣末,用阿魏调和为丸,如鸡头子大。每丸 50 克,用朱砂 21 克为衣。丈夫气痛,炒姜、盐汤下 1～2 丸;妇人血气,醋上;常服 1 丸烂嚼烂,茶、酒任下。

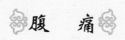 **腹　痛**

 二陈四七汤

【来源】 《症因脉治》卷四。

【功用】 理气化痰。

【主治】 忧思郁怒,气结痰凝,胸腹胀痛,痛引心背,失气则痛减,气闭则痛甚。

【组成】 茯苓、陈皮、甘草(炙)、苏梗、厚朴、制半夏各等份。

【用法】 上药以水煎服。

 丁沉透膈汤

【来源】 《世医得效方》卷五。

【主治】 胸膈痞闷,或时膨胀,腹中刺痛,饮食不下。

【组成】 丁香 15 克,沉香 15 克,木香(并不见火)15 克,人参(去芦)15 克,青皮(去白、神曲各 30 克,茯苓(去皮)、甘草(炙)、陈皮(去白)、厚朴(姜汁)制、草果仁、藿香叶(去土)、半夏(泡 7 次)、缩砂仁(去壳)各 60 克,白豆蔻(去壳)、白术(去芦,炒)、麦芽(炒)、香附子(炒去毛)各 30 克。

【用法】 上药锉散。每服 9 克,用水 220 毫升,加生姜 3 片,红枣 1 枚同煎,去渣热服。

五香拈痛丸

【来源】 《女科百问》卷上。

【主治】 心腹痛,或又有小腹痛者。

【组成】 木香、官桂、丁香、乳香、藿香叶、沉香各 15 克,斑蝥 7 枚,巴豆(去油)3 粒。

【用法】 上药味共研为细末,白面糊丸,如梧桐子大。每服 50 丸,以姜汤送服。

黄连汤

【来源】 《伤寒论》。

【功用】 平调寒热,和胃降逆。

【主治】 伤寒,胸中有热,胃中有邪气,腹中痛,欲呕吐者。

【组成】 黄连 9 克,甘草(炙)9 克,干姜 9 克,桂枝(去皮)9 克,人参 6 克,半夏(洗)6 克,大枣(擘)12 克。

【用法】 上七味,以水 1 升,煮取 600 毫升。去渣温服,昼 3 次,夜 2 次。

【附注】 方中黄连苦寒,上清胸中之热;干姜、桂枝辛温,下散胃中之寒;二者合用,辛开苦降,寒热并报,上下并治,以复中焦升降之职;更以半夏和胃降逆,人参、甘草(炙)、大枣益胃和中。合而用之,能使寒散热消,中焦得和,阴阳升降复常,痛呕自愈。

黄雌鸡汤

【来源】 《太平圣惠方》卷八十一。

【主治】 产后虚赢,腹痛。

【组成】 小黄雌鸡 1 只(去头、足、翅、羽、肠胃,洗,切),当归(锉,微炒)15 克,白术 15 克,熟干地黄 15 克,桂心 15 克,黄芪(锉)15 克。

【用法】 上药捣筛为散。先以水 1.4 升,煮鸡至 600 毫升。每服 12 克,以鸡汁 250 毫升,煎至 150 毫升。去渣温服,每日 3 次。

排气饮

【来源】 《景岳全书》卷五十一。

【功用】 行气散滞。

【主治】 气逆，食滞腹胀，疼痛，癫狂。

【组成】 陈皮 4.5 克，木香 2.1～3 克，藿香 4.5 克，香附 6 克，枳壳 4.5 克，泽泻 6 克，乌药 6 克，厚朴 3 克。

【用法】 上药以水 200 毫升，煎至 140 毫升，热服。

【加减】 食滞，加山楂、麦芽各 6 克；寒滞，加焦干姜、吴茱萸、肉桂之属；气逆其者，加白芥子、沉香、青皮、槟榔之属；呕吐而痛，加半夏、丁香之属；小腹疼痛，加小茴香；如兼疝症，加荔枝核(煨熟捣碎)6～9 克。

 雪羹

【来源】 《古方选注》

【功用】 泄热止痛。

【主治】 肝经热厥，少腹攻冲作痛。

【组成】 大荸荠 4 个，海蜇(漂去石灰、矾性)30 克。

【用法】 上药二味，以水 400 毫升，煎至 320 毫升，分 2 次服。

 蟠葱散

【来源】 《太平惠民和剂局方》卷三。

【功用】 活血化瘀，芳香健胃。

【主治】 脾胃虚冷，心腹痛连两胁，胸膈痞闷，背膊连项拘急疼痛，不思饮食，时或呕逆，霍乱转筋，腹冷泄泻，膀胱气刺，小肠及外肾肿痛；及妇人血气攻刺，瘕块硬，带下赤白，或发寒热，胎前产后，恶血不止，脐腹疼痛。

【组成】 延胡索 90 克，苍术(米泔浸一夜，去皮)、甘草(炙)各 250 克，茯苓(白者，去皮)、蓬莪术、三棱(煨)、青皮(去白)各 180 克，丁皮、缩砂(去皮)、槟榔各 120 克，肉桂(去粗皮)、干姜(炮)各 60 克。

【用法】 上药捣罗为末。每服 6 克，用水 150 毫升，连根葱白 1 茎，煎至 100 毫升。空腹时温服。

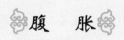 腹　胀

 川连枳壳汤

【来源】 《症因脉治》卷三。

【主治】 脾实腹胀,肚腹时热,肛门热。

【组成】 川连、枳壳、木通、甘草(炙)、大腹皮、地骨皮各等份。

【用法】 上药以水煎服。

 ## 木香煮散

【来源】 《杨氏家藏方》卷五。

【主治】 腹胁胀满,呕逆恶心。

【组成】 紫苏叶、青陈皮(去白)、当归(洗,焙)、白芍药、乌药、白茯苓(去皮)、桔梗(去芦头)、半夏(汤洗七次,焙)、川芎、黄芪(蜜炙)、防风(洗,去芦头)、甘草(炙)、木香、陈皮(去白)、枳壳(麸炒,去瓤)、大腹皮各30克。

【用法】 上药咀。每服15克,用水300毫升,生姜5片,大枣1枚,煎至150毫升,去渣,空腹时温服。

 ## 清气散

【来源】 《魏氏家藏方》卷二。

【主治】 脾胃虚弱,脏腑挟寒,中气不和,清浊不分,停痰积冷,腹内膨胀,肠鸣飧泄,手足厥冷,脐腹疼痛,呕吐恶心,胸膈不快,困倦少力,肢节怠坠。

【组成】 缩砂仁、白豆蔻仁、白茯苓(去皮)、诃子(炮,取肉用)各7.5克,人参(去芦)、京三棱、胡椒、良姜(炒)各15克,檀香、丁香(不见火)30克,木香(不见火)7.5克,干姜(炮、洗)、橘红各45克,甘草(炙)60克,青皮(汤泡,去瓤)7.5克。

【用法】 上药共研为细末。每服6克,入盐少许,煎大枣汤调下,或用盐开水冲服亦可,不拘时候。

 ## 吴茱萸汤

【来源】 《备急千金要方》卷三。

【功用】 养血温经散寒。

【主治】 妇人先有寒冷,胸满痛,或心腹刺痛,或呕吐食少,或下痢,呼吸短促,产后益剧者。

【组成】 吴茱萸6克,防风、桔梗、干姜、甘草(炙)、细辛、当归各3克,干地黄9克。

【用法】 上八味,咀。以水800毫升,煮取300毫升,去渣,分2次服。

一服饮

【来源】 《医说》卷三引《类编》。

【异名】 二妙香良散(《医学入门》卷六)。

【主治】 心脾疼痛,数年不能得愈。

【组成】 高良姜、香附子各等份。

【用法】 上药共研为细末。每服 6 克,空腹时用温陈米饮下。

强中汤

【来源】 《重订严氏济生方》。

【功用】 健脾益气,和中消痞。

【主治】 脾胃不和,食啖生冷,过饮寒浆,以致腹胀,心下痞满,食欲下降,甚则腹痛者。

【组成】 干姜(炮,去土)、白术各 30 克,青皮(去白)、橘红、人参、附子(炮,去皮、脐)、厚朴(姜制炒)、甘草(炙)各 15 克,草果仁、丁香各 90 克。

【用法】 上药咀。每次服 12 克,用水 300 毫升,加生姜 5 片,大枣 2 枚,煎至 210 毫升,去渣温服,不拘时候。

【加减】 呕者,加半夏 15 克;小腹胀满,加萝卜子 15 克。

撞关饮子

【来源】 《奇效良方》卷四十一。

【主治】 关格不通,气不升降,胀满。

【组成】 丁香、沉香、砂仁(去壳)、白豆蔻(去壳)、三棱(去毛,炮)、香附子(去毛)、乌药各 4.5 克,甘草(炙)1.5 克。

【用法】 上药作一服。用水 400 毫升煎至 280 毫升,空腹时温服。

塌气丸

【来源】 《小儿药证直诀》卷下。

【功用】 温中行气。

【主治】 寒气郁结,虚胀腹大,手足冷厥,面青气急。

【组成】 胡椒 30 克,蝎尾(去毒)15 克(一方有木香 3 克)。

【用法】 上药共研为细末,面丸如粟米大。每服 5～20 丸,陈米饮送下,不拘时候。

【附注】 本方加萝卜子,名褐丸子。

 降气丸

【来源】 《圣济总录》卷六十七。

【功用】 行滞气,消胀满。

【主治】 腹胁气滞,胀满疼痛。

【组成】 茴香子(微炒)、木香、桂枝(去粗皮)、槟榔(锉)、桃仁(汤浸,去皮、尖、双仁,研)各 30 克,莱菔子、京三棱(煨、锉)、青陈皮(汤浸,去白,焙)各 25 克,厚朴(去粗皮,生姜汁炙香熟)30 克。

【用法】 上药九味,捣罗为末,拌匀,酒煮面糊为丸,如梧桐子大。每次 20～30 丸,空腹时用温酒或生姜汤送服。

 栀子厚朴汤

【来源】 《伤寒论》。

【主治】 伤寒下后,心烦腹满,卧起不安。

【组成】 栀子(劈)9 个,厚朴(炙,去皮)12 克,枳实(水浸,炙令黄)9 克。

【用法】 上药以水 400 毫升,煮取 200 毫升,去渣,分 2 次服,温进一服。得吐者,止后服。

 橘叶青盐汤

【来源】 《医学从众录》卷六。

【主治】 肝气胀。

【组成】 乌梅 3 个,鲜橘叶 9 克,青盐 1 克,川椒 6 克。

【用法】 上药以水煎,空腹时服。

 吴茱萸汤

【来源】 《宣明论方》卷一。

【功用】 温阳运脾,理气消胀。

【主治】 阴盛生寒,腹满胀。常常如饱,饮食无味。

【组成】 吴茱萸(汤淘,炒)、厚朴(生姜制)、官桂(去皮)、干姜(炮)各 60 克,白术、陈皮(去白)、蜀椒(去子)各 15 克。

【用法】 上药共研为末。每服 9 克,用水 300 毫升,生姜 3 片,同煎至 240 毫升,去渣,空腹时温服。

木香化滞散

【来源】 《奇效良方》卷四十一。

【主治】 气滞不行,心腹满闷。

【组成】 木香、姜黄、青皮(去皮)、砂仁(去壳)、人参、槟榔、白术各 6 克,白茯苓(去皮)、白檀香各 6 克,白豆蔻、藿香、陈皮、大腹子、桔梗各 1.5 克,甘草(炙) 1.2 克。

【用法】 上药共研为细末。每服 9 克,用水 250 毫升,煎至 150 毫升,空腹时稍热服;或食前沸汤服。

【禁忌】 服药期间,忌生冷硬物。

异香散

【来源】 《太平惠民和剂局方》卷三。

【主治】 胃气不和,腹胁膨胀,痞闷噎塞,喘满不快,饮食难化,噫气吞酸,一切气痞,腹中刺痛。

【组成】 石莲肉(去皮)30 克,蓬莪术(煨)、京三棱(炮)、益智仁(炮)、甘草(炙)各 180 克,青皮(去白)、陈皮(去白)各 90 克,厚朴(去粗皮,姜汁炙)60 克。

【用法】 上药共研为细末。每服 6 克,用水 150 毫升,加生姜 3 片,大枣 1 枚、盐少许,煎至 100 毫升,口服,不拘时候,盐汤或盐酒调均可。

大正气散

【来源】 《重订严氏济生方》。

【主治】 脾胃祛弱,风寒湿邪内侵,心腹胀满,有妨饮食。

【组成】 厚朴(姜制,炒)、藿香叶、半夏(汤泡 7 次)、橘红、白术各 30 克,甘草(炙)、槟榔、桂枝(不见火)、枳壳(去瓤,麸炒)、干姜(炮)各 15 克。

【用法】 上药咀。每服 12 克。用水 230 毫升,加生姜 5 片,枣子 2 枚,煎至 160 毫升,去渣温服,不拘时候。

川连戊己汤

【来源】 《症因脉治》卷三。

【主治】 脾实腹胀,肚腹时热。

【组成】 白芍药、甘草(炙)、川黄连等份。

【用法】 上药以水煎服。

呃逆嗳气

顺气消滞汤

【来源】 《寿世保元》卷三。

【功用】 顺气消滞,降逆和胃。

【主治】 食后气滞呃逆,连续不止。

【组成】 陈皮 6 克,半夏(姜炒)6 克,白茯苓(去皮)9 克,丁香 0.9 克,柿蒂 2
个,黄连(姜炒)0.6 克,神曲(炒)6 克,香附子 6 克,白术 4.5 克,竹茹 12 克,甘草
(炙)2.4 克。

【用法】 上药锉碎。加生姜 5 片,以水煎服。

南极丸

【来源】 《鲁府禁方》卷一。

【主治】 胃中痰火气郁所致之嗳气。

【组成】 南星(汤泡透,切片,姜汁炒)、半夏(制同上)、软石膏、香附(童便浸,
炒)、栀子(炒)各等份。

【用法】 上药共研为细末,神曲糊丸,梧桐子大。每服 50~70 丸,临卧时用生
姜汤下。

人参复脉汤

【来源】 《寿世保元》卷三。

【主治】 呃逆而无脉者。

【组成】 人参 6 克,白术(去芦)4.5 克,麦门冬(去心)6 克,白茯苓(去皮)9

克,五味子 1.2 克,陈皮 6 克,半夏(姜炒)6 克,竹茹 12 克,甘草(炙)2.4 克。

【用法】 上药锉碎。加生姜 5 片,以水煎服。

 橘皮干姜汤

【来源】 《类证活人书》卷十八。

【主治】 伤寒哕逆不止。

【组成】 陈皮、通草、干姜(炮)、桂心各 60 克,人参 30 克,甘草(炙)60 克。

【用法】 上药锉如麻豆大。每服 12 克,水 300 毫升煎至 180 毫升,去渣温服,日进 3 服。

 人参白术汤

【来源】 《丹溪心法》卷三。

【主治】 气虚呃逆。

【组成】 人参、黄芩、柴胡、干葛、栀子仁、甘草(炙)各 15 克,白术、防风、半夏(泡 7 次)各等份。

【用法】 上药咀。每服 12 克,加生姜 3 片,以水煎服。

 除湿汤

【来源】 《世医得效方》卷四。

【功用】 燥湿健脾。

【主治】 周身沉重,吐痢俱作。

【组成】 半夏(汤洗)、厚朴(去粗皮,切,姜汁炒)各 30 克,藿香叶(去土)15 克,陈皮(去白)15 克,甘草(炙)9 克,苍术(切,米泔浸,炒赤)30 克。

【用法】 上药锉散。每服 12 克,用水 225 毫升,加生姜 7 片,红枣 1 枚,煎至 160 毫升,热服,不拘时候。

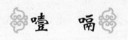 呃 嗝

 王道无忧散

【来源】 《万病回春》卷三。

【主治】 噎嗝反胃。

【组成】 当归、白芍(土炒)、川芎、生地黄各 2.4 克,赤芍 1.5 克,白术(土炒)、白茯苓(去皮)各 3.6 克,赤茯苓、砂仁、枳实(麸炒)、香附子、乌药、陈皮、半夏(姜汁炒)、藿香、槟榔、猪苓、木通、天门冬(去心)、麦门冬(去心)、黄柏(人乳炒)、知母(人乳炒)、黄芩(炒)各 2.4 克,甘草(炙)0.9 克。

【用法】 上药锉一剂。以水煎温服。

磨脾散

【来源】 《圣济总录》卷六十二。

【功用】 温脾消食。

【主治】 嗝气宿食不消。

【组成】 木香、人参、附子(炮裂,去皮、脐)、甘草(炙)、赤茯苓(去黑皮)各 60 克,草豆蔻(去皮)、干姜(炮)各 7.5 克,陈曲(炒)、麦芽(炒)各 30 克。

【用法】 上九味,捣罗为散。每服 6 克,入盐点服,不拘时候。

橘皮麻仁丸

【来源】 《李氏医鉴》卷四。

【主治】 噎嗝血少,大便闭结。

【组成】 陈皮、杏仁、麻仁各 90 克,郁李仁 15 克。

【用法】 上药以陈皮为末,三仁俱捣,将枣煮取肉,同捣和丸。每服 40～50 丸,枳实汤下。

九物五嗝丸

【来源】 《外台秘要》卷八引《延年秘录》。

【主治】 忧嗝、气嗝、食嗝、寒嗝、饮嗝等。

【组成】 麦门冬(去心),蜀椒(汗)各 90 克,远志(去心)90 克,甘草(炙)150 克,附子(炮)30 克,干姜 90 克,人参 120 克,桂心 90 克,细辛 90 克(夏月可酌加麦门冬、甘草(炙)、人参的用量)。

【用法】 上药共研为末,炼蜜为丸,如弹子大。每服 1 丸,含化,日 3～4 次,夜 1～2 次。若不能含者,可将一大丸作两小丸,尽服之。

【禁忌】 忌海藻、菘菜、猪肉、冷水、生葱、生菜。

九仙夺命丹

【来源】《古今医鉴》卷五。

【主治】反胃,痰涎壅盛。

【组成】南星(姜制)9克,半夏(姜制)15克,枯明矾15克,枳壳(麸炒)30克,厚朴(姜制)15克,人参9克,木香12克,豆豉(洗)30克,甘草(炙)9克,阿魏9克,糖球子15克。

【用法】上药共研为末,老米打糊为饼,如钱大,瓦上焙干,晴夜露过。每服1饼,细嚼,以姜煎平胃散送下。

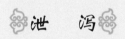 泄 泻

 人参豆蔻散

【来源】《妇人大全良方》卷八。

【主治】妇人久泄不止。

【组成】人参、肉豆蔻、干姜、厚朴、甘草(炙)、陈皮各30克,川芎、桂心、诃子、北茴香各15克。

【用法】上药共研为细末。每服9克,用水150毫升,加生姜3片,大枣1枚,煎至90毫升服。

 封脐丹

【来源】《惠直堂经验方》卷一。

【主治】痢疾,水泻;妇人白带。

【组成】丁香7个,肉果1个,牙皂(去筋)60克,大倍子(炒)1个,麝香0.15克。

【用法】上药共研为末,以醋调和为丸,如绿豆大。用时放入脐内,外贴膏药。

 珍宝三生丹

【来源】《疡医大全》卷二十八。

【主治】半肢瘫痪,痪疯。

传世国医灵方

【组成】 火麻仁、大黄、山萸肉、山药、菟丝子、枳壳（炒）、槟榔、牛膝各 90 克，郁李仁、车前子、独活各 105 克。

【用法】 上药共研为末，以蜜调和为丸，如梧桐子大。每服 100 丸，以茶、酒送服。

春泽汤

【来源】 《世医得效方》卷二。

【主治】 伤暑泄泻，泻后仍渴，小便不利。

【组成】 五苓散加人参。

【用法】 上药以水煎服。

二术煎

【来源】 《景岳全书》卷五十一。

【主治】 肝强脾弱，气泄，湿泄。

【组成】 白术（炒）6～9 克，苍术（米泔浸，炒）3～6 克，芍药（炒黄）6 克，陈皮（炒）4.5 克，甘草（炙）3 克，茯苓 3～6 克，厚朴（姜汤炒）3 克，木香 1.8～2.1 克，干姜（炒黄）3～6 克，泽泻（炒）4～5 克。

【用法】 上药用水 300 毫升，煎 210 毫升，空腹时服。

二圣丸

【来源】 《小儿药证直诀》卷下。

【主治】 小儿脏腑不调，时或泄泻，日久不愈，赢瘦成疳。

【组成】 川黄连（去须）、黄柏（去粗皮）各 30 克。

【用法】 上药共研为细末，将药末入猪胆内，汤煮熟，丸如绿豆大。每服 20～30 丸，米饮送下。量儿大小加减，频服，不拘时候。

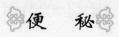

便　秘

参仁丸

【来源】 《医学入门》卷七。

【主治】 气壅风盛,大便秘结后重,疼痛烦闷。

【组成】 麻子仁、大黄各 90 克,当归身 30 克,人参 23 克。

【用法】 上药共研为末,以蜜调和为丸,如梧桐子大。每次 30 丸,空腹时用熟水送下。

三仁粥

【来源】 《医级》卷八。

【主治】 脾肺燥涩,便难瘙痒。

【组成】 柏子仁、松子仁、甜杏仁各等份。

【用法】 上药加糯米,煮粥食之。

【附注】 本方原名"二仁粥",现据其组成改。

当归丸

【来源】 《痘疹世医心法》卷十二。

【主治】 热入血分,大便秘结,三五日不通者。

【组成】 当归 15 克,黄连 4.5 克(炒),大黄 7.5 克,甘草(炙)3 克,紫草 9 克。

【用法】 先以当归、紫草熬成膏,其余三味研为细末,以膏和为丸,如胡椒大。3 岁以下服 10 丸,8 岁服 20 丸,空腹时用清米汤下,以痢为度。

枳实导滞丸

【来源】 《内外伤辨》卷下。

【主治】 湿热积滞内阻,胸脘痞闷,下痢或泄泻,腹痛,里急后重,或大便秘结,小便黄赤,舌苔黄腻,脉象沉实。

【组成】 大黄 30 克,枳实(麸炒,去瓤)、神曲(炒)各 15 克,茯苓(去皮)、黄芩(去腐)、黄连(拣净)、白术各 10 克,泽泻 6 克。

【用法】 上药共研为细末,汤浸蒸饼为丸,如梧桐子大。每服 50～70 丸,空腹时用温水送下。

九制大黄丸

【来源】 《饲鹤亭集方》。

【功用】 清滞通便。

【主治】 积瘀停滞,宿食,积痰,大便燥结。

【组成】 大黄不拘多少。

【用法】 将大黄捣碎,用黄酒拌,于铜罐中密闭,隔水加热,九蒸九晒,研为细粉,过罗,炼蜜为小丸。每服 6 克,温开水送下。

【禁忌】 孕妇忌服。

 ## 柏子仁膏

【来源】 《小儿卫生总微论》卷十六。

【主治】 小儿大便秘涩艰难。

【组成】 柏子仁、松子仁、胡桃肉各等份。

【用法】 上药研膏。每服如弹子大,热汤化下。未通再服。

 ## 三仁粥

【来源】 《东医宝鉴·内景篇》卷四。

【主治】 大便秘结。

【组成】 桃仁、海松子仁各 9 克,郁李仁 3 克。

【用法】 上药同捣烂,和水滤取汁,入碎粳米少许,煮粥,空腹时服。

 ## 驱风丸

【来源】 《朱氏集验方》卷六。

【主治】 大便不通,或年高便秘。

【组成】 皂角 7 锭(炮,水 500 毫升),巴豆(去壳、心、膜)49 粒,枳壳 30 克。

【用法】 上药以皂角水煮干为度,去巴豆不用,炒枳壳为细末,入木香 15 克,以蜜调和为丸,如梧桐子大。每用 30 丸,空腹时用白汤下。

 ## 搜风润肠丸

【来源】 《袖珍方》卷一引《太平圣惠方》

【功用】 理气润肠。

【主治】 三焦不和,胸中痞闷,气不升降,饮食迟化,肠胃燥涩,大便秘结。

【组成】 沉香、槟榔、木香、青皮(去白)、萝卜子(炒)、槐角(炒)、陈皮(去瓤)、枳壳(炒,去瓤)、枳实(麸炒,去瓤)、三棱(煨)、木通各 15 克,郁李仁(去皮)30 克。

【用法】 上药共研为末,炼蜜为丸,如梧桐子大。每服 50～60 丸,用木瓜汤送服。

 散火汤

【来源】 《寿世保元》卷五。

【功用】 泻火行气。

【主治】 热郁气滞,肚腹胀满,痛久不止,大便秘结者。

【组成】 黄连(炒)、白芍(炒)、栀子(炒)、枳壳(去瓤)、厚朴(去皮)、香附子、川芎各 3 克,木香、砂仁、茴香各 1.5 克,甘草(炙)1 克。

【用法】 上药锉一剂。加生姜 1 片,以水煎,温服。

【加减】 痛甚不止,加延胡索。

 枳杏丸

【来源】 《女科百问》卷上。

【主治】 大便不通。

【组成】 杏仁(汤泡、去皮、尖,别研)30 克,枳壳(先研为末)60 克。

【用法】 上药共研为细末,以神曲糊调和为丸,如梧桐子大。每服 40～50 丸,食前用米饮或生姜汤送下。

 对姜丸

【来源】 《鸡峰普济方》卷十八。

【功用】 温化痰饮。

【主治】 膈有寒痰,呕逆眩晕。

【组成】 半夏、天南星各 250 克,干姜 500 克。

【用法】 上药共研为细末,以姜汁调面糊为丸,如梧桐子大。用米汤饮下 30～50 丸,不拘时候。

 厚朴三物汤

【来源】 《金匮要略》卷上。

【异名】 厚朴汤(《千金翼方》卷十八)。

【功用】 行气除满,去积通便。

【主治】 实热内积,气滞不行,腹部胀满疼痛,大便不通。

【组成】 厚朴 15 克,大黄 12 克,枳实 9 克。

【用法】 上药三味,以水 1.2 升,先煮厚朴、枳实二味,取 500 毫升,纳大黄,煮取 300 毫升,温服。以痢为度。

【附注】 本方与《伤寒论》中小承气汤药味相同,但药量不同。小承气汤意在荡积攻实,故以大黄为君;本方意在行气泄满,则以厚朴为主。方中厚朴行气消满;大黄、枳实泻热导滞。三药相合,使气滞通畅,实积消除,腑气得以通畅,则诸症自解。

 润肠丸

【来源】 《重订严氏济生方》。

【异名】 苁蓉润肠丸(《医学纲目》卷二十三)、苁沉丸(《医学入门》卷七)。

【功用】 补精养血,润肠通便。

【主治】 精亏血虚,津液耗伤,大便秘结者。

【组成】 肉苁蓉(酒浸,焙)60 克,沉香(别研)30 克。

【用法】 上药共研为细末,用麻子仁汁打糊为丸,如梧桐子大。每服 70 丸,空腹时用米汤饮下。

脱 肛

 补中益气汤

【来源】 《脾胃论》卷中。

【功用】 补中益气,升阳举陷。

【主治】 脾胃气虚,少气懒言,四肢无力,困倦少食,饮食乏味,不耐劳累,动则气短;或气虚发热,气高而喘,身热而烦,渴喜热饮,其脉洪大,按之无力,皮肤不任风寒,而生寒热头痛;或气虚下陷,久泻脱肛。现用于子宫下垂、胃下垂或其他内脏下垂者。

【组成】 黄芪、甘草(炙)各 1.5 克,人参(去芦)0.9 克,当归身 0.6 克(酒焙干或晒干),陈皮(不去白)0.6～0.9 克,升麻 0.6～0.9 克,柴胡 0.6～0.9 克,白术 0.9 克。

【用法】 上药咀,都作一服。用水 300 毫升,煎至 150 毫升,去渣,空腹时稍热服。

赤石脂散

【来源】 《太干圣惠方》卷九十二。

【功用】 收敛固脱。

【主治】 小儿痢后,脱肛不收。

【组成】 赤石脂 7.5 克,伏龙肝 7.5 克。

【用法】 上药细研为散。每以 1.5 克敷肛门,一日 3 次。

纯阳真人养脏汤

【来源】 《太平惠民和剂局方》卷六。

【异名】 真人养脏汤(《普济方》卷二一一)、养脏汤(《杏苑生春》卷四)。

【功用】 涩肠止泻,温补脾肾。

【主治】 泻痢日久,脾肾虚寒,日夜无度,腹痛喜温喜按,倦怠食少,及脱肛坠下。

【组成】 人参、当归(去芦)、白术(焙)各 18 克,肉豆蔻(面裹,煨)15 克,肉桂(去粗皮)、甘草(炙)各 24 克,白芍药 48 克,木香(不见火)42 克,诃子(去核)36 克,罂粟壳(去蒂、盖,蜜炙)108 克。

【用法】 上药锉为粗末,每服 6 克,用水 225 毫升,煎至 180 毫升,去渣,空腹时温服。

【禁忌】 服药期间,忌酒、面、生冷、鱼腥、油腻。

【加减】 如脏腑滑泄夜起,久不愈者,可加炮附子 3～4 片。

【附注】 方中重用罂粟壳涩肠止泻,肉桂温肾暖脾,并为君药;肉豆蔻助肉桂温补脾肾,诃子助粟壳涩肠止泻,人参、白术健脾益气,共为臣药;久痢阴血耗伤,故以当归、白芍养血和营,木香理气导滞,共为佐药;甘草(炙)调药和中,合白芍又能缓急止痛,是为佐使药。合用具有涩肠止泻,温补脾肾之功。

香术丸

【来源】 《圣济总录》卷一四三。

【主治】 肠风痔漏,脱肛泻血,面色萎黄,积年不愈。

【组成】 白术 500 克(糯米泔浸 3 日)。

【用法】 上一味,细锉,以慢火炒焦,研为末,取干地黄 250 克净洗,用碗盛,于甑上蒸烂细研,入白术末,捣一二千杵,如太硬,滴好酒少许,相和再捣为丸,如梧桐子大,焙干。每服 15~20 丸,空腹粥饮送下。

 ## 蟠龙散

【来源】 《活幼心书》卷下。

【主治】 脱肛。

【组成】 干地龙(蟠如钱样者佳,略去土)30 克,风化朴硝 6 克。

【用法】 前药锉,焙,研为细末,与朴硝和匀。每用 6~9 克,肛门湿润者干搽;如干燥,用清油调涂。先以见毒消、荆芥、生葱煮水候温浴洗,轻轻拭干,然后敷药。

食物中毒

 ## 解毒丸

【来源】 《三因极一病证方论》卷十。

【功用】 清热解毒。

【主治】 误食毒草,并百物毒,精神恍惚,恶心。

【组成】 板蓝根(干者,净洗晒干)120 克,贯众(锉,去土)30 克,青黛(研)、甘草(生)各 30 克。

【用法】 上药共研为末,以蜜调和为丸,如梧桐子大,以青黛为衣。误中诸毒后,急取药 15 克,烂嚼,用新水送下,即解。或用水浸炊饼为丸,尤妙。如常服,可每次 4 丸。

胃 热

 ## 泄热芦根散

【来源】 《太平圣惠方》卷五。

【主治】 胃实热,常渴饮水。

【组成】 芦根(锉)30 克,赤茯苓 7.5 克,栝楼根 30 克,麦门冬(去心)30 克,知母 15 克,甘草(炙微赤,锉)15 克。

【用法】 上药捣筛为散。每服 9 克,以水 300 毫升,入小麦 50 粒,竹叶 14 片,生地黄 7.5 克,生姜 3.5 克,煎至 180 毫升,去渣,食后放温服之。

脾胃虚弱

进食散

【来源】 《太平惠民和剂局方》卷三。

【功用】 温中祛寒。

【主治】 脾胃虚冷,不思饮食,及久病脾虚全不食。

【组成】 青陈皮(去瓤)、陈皮(去白)、高良姜(薄切,炒)、肉桂(去粗皮)、甘草(炙)各 7.5 克,草果肉、川乌头(炮)各 3 个,诃子(煨,去核)5 个。

【用法】 上药共研为细末。每服 6 克,用水 300 毫升,加生姜 5 片,煎至 210 毫升,空腹时服。

养胃进食丸

【来源】 《御药院方》卷三。

【功用】 健脾和胃,消食化滞。

【主治】 脾胃虚弱,心腹胀满,面色萎黄,肌肉消瘦,怠惰嗜卧,全不思食。

【组成】 人参(去芦头)、甘草(炙,锉)各 30 克,白术、白茯苓(上皮)各 60 克,厚朴(去粗皮,生姜制炒)90 克,陈皮(去白)45 克,神曲(炒)75 克,大麦芽(炒黄)45 克,苍术(去粗皮)150 克。

【用法】 上药共研为细末,以水面糊调和为丸,如梧桐子大。每服 30～50 丸,空腹时用温生姜汤送下;或粥汤亦可。

养脾丸

【来源】 《太平惠民和剂局方》卷三。

【功用】 养胃进食。

【主治】 脾胃虚冷,心腹绞痛,胸膈满闷,胁肋虚胀,呕吐恶心,噫气吞酸,泄泻肠鸣,米谷不化,肢体倦怠,不思饮食。

【组成】 大麦芽(炒)、白茯苓(去皮)、人参(去芦)各 500 克,干姜(炮)、砂仁(去皮)各 1 000 克,白术 250 克,甘草(炙,锉)750 克。

【用法】 上药共研为细末,炼蜜为丸,每30克作8丸。每服1丸,细嚼。空腹时用生姜汤送下。

 ### 养元粉

【来源】 《景岳全书》卷五十一。

【功用】 实脾养胃。

【主治】 脾胃虚弱。

【组成】 糯米(水浸一夜,沥干,慢火炒熟)700克、山药(炒)、芡实(炒)、莲肉各90克,川椒(去目及闭口者,炒出汗,取细末)6～9克。

【用法】 上为细末。每日饥时以滚水250毫升,入白糖3匙化开,再入药末30～60克调服之。

【加减】 如酌情加人参、茯苓、白术、甘草(炙)、山楂肉各30～60克更妙。

 ## 五、肾系疾病

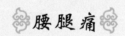 ### 腰腿痛

 ### 七宣丸

【来源】 《太平惠民和剂局方》卷六。

【主治】 气滞郁结,宿食不消,胸膈闭塞,心腹胀满;或积年腰脚疼痛,冷如冰石;或脚气冲心,烦愦闷乱,头旋昏倒,肩背重痛;或风毒脚气,连及头面,大便或秘,小便时涩;或脚气转筋,掣痛挛急,心神恍惚,眠卧不安。

【组成】 柴胡(去苗,洗)、枳实(炒)、木香、诃子皮各150克,桃仁(去皮、尖)、甘草(炙)各180克,大黄(面裹,煨)450克。

【用法】 上药共研为细末,炼蜜为丸,如梧桐子大。每服20丸,渐增至40～50丸,食后,临卧米饮送下。取宣利为度。

 ### 调荣汤

【来源】 《仁斋直指》卷二十六。

【功用】 化瘀止痛。

【主治】 瘀血不消,脐腹引起腰背俱痛。

【组成】 川芎、当归、芍药、生干地黄、三棱、莪术、白芷、延胡索、蒲黄、香附子、泽兰、细辛、川白姜、厚朴(制)、桃仁(浸,去皮,焙)各 15 克,辣桂、半夏(制)、甘草(炙)各 23 克。

【用法】 上药锉散。每服 9 克,加生姜、大枣,水煎,空腹时服。

 调肝散

【来源】 《仁斋直指》卷十八。

【主治】 郁怒伤肝,发为腰痛。

【组成】 半夏(制)0.9 克,辣桂、宣木瓜、当归、川芎、牛膝、细辛各 0.6 克,石菖蒲、酸枣仁(汤浸,去皮,微炒)、甘草(炙)各 0.3 克。

【用法】 上药锉细,每服 9 克,加生姜 5 片,大枣 2 枚,煎服。

 十补丸

【来源】 《太平惠民和剂局方》卷五。

【异名】 大补丸(《普济方》卷二一七)。

【功用】 温阳补肾,益精髓,进饮食。

【主治】 肾阳亏损,下焦虚寒,脐腹强急,腰脚疼痛,遗泄白浊,大便滑泻,小便频数;或三消渴疾,饮食倍常,肌肉消瘦,阳事不举。

【组成】 附子(炮,去皮,脐)、肉桂(去粗皮)、巴戟(去心)、破故纸(炒)、干姜(炮)、远志(去心,姜汁浸,炒)、菟丝子(酒浸,别研)、赤石脂(煅)、厚朴(去粗皮,姜汁炙)各 30 克,川椒(去目,炒出汗)60 克。

【用法】 上药共研为细末,以酒糊调和为丸,如梧桐子大。每服 30～50 丸,温酒或盐汤送下。

 熟大黄汤

【来源】 《三因极一病证方论》卷十三。

【主治】 坠堕闪挫,腰痛不能屈伸。

【组成】 大黄(切如豆大)、生姜(切)各 15 克。

【用法】 上药同炒令焦黄,以水 300 毫升浸一夜,五更去渣,顿服。天明泻下恶物。

寄生汤

【来源】 《外台秘要》卷十七引《古今录验》。

【主治】 腰痛。

【组成】 桑寄生 12 克,附子(炮)9 克,独活 12 克,狗脊(黑者)15 克,桂心 12 克,杜仲 15 克,川芎 3 克,甘草(炙)6 克,芍药 9 克,石斛 9 克,牛膝 9 克,白术 9 克,人参 6 克。

【用法】 上十三味,切碎。用水 1 升,煮取 300 毫升,分 2 服。

【禁忌】 服药期间,忌食海藻、菘菜、生葱、猪肉、冷水、桃、李、雀肉等。

五加皮散

【来源】 《太平圣惠方》卷七十五。

【主治】 妊娠腰疼痛,或连日不已。

【组成】 五加皮 60 克,杜仲(去粗皮,炙微黄,锉)120 克,萆薢(锉)60 克,狗脊(去毛)60 克,阿胶(捣碎,炒令黄燥)60 克,防风(去芦,头)60 克,川芎 90 克,细辛 30 克,杏仁(汤浸,去皮、尖、双仁,麸炒微黄)60 克。

【用法】 上药捣筛为散。每服 12 克,用水 300 毫升,入生姜 4 丸,煎至 180 毫升,去渣,不拘时候温服。

调营活络散

【来源】 《医略六书》卷二十三。

【功用】 养血调营,通经活络。

【主治】 闪挫血滞,腰部疼痛,脉弦涩者。

【组成】 羌活 30 克,秦艽 30 克,当归 60 克,乳香 30 克,香附子 30 克,木香 30 克,续断(酒炒)60 克,杜仲(酒炒)60 克,牛膝(酒炒)45 克。

【用法】 上药研末为散。水、酒各半煎,去渣,早、晚各一服。

【附注】 闪挫伤营,血滞不化,不能营养经脉,故腰痛不止。羌活通经彻络,乳香活血散滞,秦艽活血脉以通肌,当归养营血以荣经,木香调和经气,香附子调气解郁,杜仲补肾强腰,续断理伤续筋,牛膝补肝肾以壮筋骨。研为散,水、酒煎服,使血活滞行,则经络能畅而腰痛自愈。

牛膝散

【来源】 《太平圣惠方》卷六十九。

【主治】 妇人血风走注,腰脚疼痛不可忍。

【组成】 牛膝(去苗)30 克,虎胫骨(涂酥,炙黄)60 克,赤芍药 30 克,琥珀 30 克,桂心 30 克,当归(锉,微炒)30 克,川芎 20 克,没药 30 克,麒麟竭 30 克,干漆(捣碎,炒令烟出)30 克,防风(去芦头)30 克,木香 15 克,地龙(微炒)15 克,羌活(去芦头)30 克,酸枣仁(微炒)30 克,生干地黄 30 克。

【用法】 上药捣细罗为散。每服以温酒调下 3 克,不拘时候。

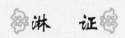 **淋 证**

 龙胆泻肝汤

【来源】 《兰室秘藏》卷下。

【异名】 七味龙胆泻肝汤(《景岳全书》卷五十七)、龙胆汤(《幼幼集成》卷四)。

【功用】 清利肝胆湿热。

【主治】 肝经实火上攻而成喉口热疮;肝经湿热下注所致小便涩痛,阴部热痒及臊臭。

【组成】 柴胡梢、泽泻各 3 克,车前子、木通各 1.5 克,生地黄、当归梢、草龙胆各 9 克。

【用法】 上锉如麻豆大,都作一服,用水 450 毫升,煎至 150 毫升,去渣,空腹时稍热服,便以美膳压之。

 龙脑鸡苏丸

【来源】 《太平惠民和剂局方》卷六。

【主治】 肺热咳嗽,鼻出血吐血,血崩下血,血淋、热淋、劳淋、气淋、胃热口臭,肺热喉腥,脾疸口甜,胆疸口苦。

【组成】 柴胡(要真银川者)(锉,同木通以沸汤 100 毫升浸一二宿,绞汁后入膏)、木通(锉,同柴胡浸)、阿胶(炒微燥)、蒲黄(真者,微炒)、人参各 60 克,麦门冬(汤洗,去心,焙干)120 克,黄芪(去芦)30 克,鸡苏(净叶)500 克,甘草(炙)45 克,生干地黄末(后入膏)180 克。

【用法】 上药并捣罗为细末,将好蜜 1 千克先炼一二沸,然后下生干地黄末,不住手搅,时时入绞下前木通、柴胡汁,慢慢熬成膏,勿令焦,然后将其余药末同和为丸,如豌豆大。每服 20 丸,嚼破临水下,不嚼亦得。虚劳烦热,消渴惊悸,煎人参汤下;咳嗽唾血,鼻出血吐血,将麦门冬(汤浸去心),煎汤下,并食后、临卧服之。惟血崩下血,诸淋疾,皆空腹时服。治淋用车前子汤下。

 ### 四炒固真丹

【来源】 《医学入门》卷七。

【主治】 元脏久虚,遗精白浊,五淋七疝,妇人崩带下血,子宫血海虚冷等。

【组成】 苍术 500 克。

【用法】 上药分作四份。一份用茴香、青盐各 30 克炒;一份用川乌、川楝各 30 克炒;一份用川椒、故纸各 30 克炒;一份用酒、醋炒,俱以术黄为度,去各炒药,为末,煮药酒、醋打糊丸,如梧桐子大。每服 30 丸,男子酒下,妇人淡醋汤下。

 ### 立效散

【来源】 《太平惠民和剂局方》卷八。

【主治】 下焦结热,小便黄赤,淋闭疼痛,或有血出,及大小便俱出血者。

【组成】 山栀子(去皮炒)15 克,瞿麦穗 30 克,甘草(炙)22 克。

【用法】 上药共研为末。每服 15～22 克,用水 250 毫升,入连须葱根 7 个,灯心 50 茎,生姜 5～7 片,同煎至 175 毫升,时时温服。

 ### 葵子汤

【来源】 《重订严氏济生方》。

【异名】 葵花汤(《疡医大全》卷二十四)。

【功用】 清热利湿,通淋滑窍。

【主治】 膀胱实热,腹胀,小便不通,口舌干燥,咽肿不利。

【组成】 赤茯苓(去皮)、木猪苓(去皮)、葵子、枳实(麸炒)、瞿麦、木通(去节)、黄芩、车前子(炒)、滑石、甘草(炙)各等份。

【用法】 上药咀。每服 12 克,用水 220 毫升,加生姜 5 片,煎至 180 毫升,去渣温服,不拘时候。

硼砂散

【来源】 《仁斋直指》卷十六。

【功用】 化石利尿,通淋止痛。

【主治】 沙石淋,急痛。

【组成】 硼砂(细研)、琥珀、赤茯苓、蜀葵子、陈皮(不去白)等份。

【用法】 上药共研为末。每服 7.5 克,用葱头 2 片(去心),麦门冬 21 粒,蜂蜜 2 匙,新水煎取清汁调下;或绿豆水浸,和皮研,取清汁调下。

槟榔散

【来源】 《普济方》卷二三八引《产经》。

【主治】 血淋,小便淋漓,水道疼痛。

【组成】 槟榔 1 枚(面裹煨熟,去面),赤茯苓适量。

【用法】 上药共研为粗末。每服 15 克,用水 230 毫升,煎至 160 毫升,去渣,空腹时温服。

膏淋汤

【来源】 《医学衷中参西录》上册。

【主治】 膏淋。小便混浊稠黏,淋涩作痛。

【组成】 生山药 30 克,生芡实、生龙骨(捣细)、生牡蛎(捣细)、大生地(切片)各 18 克,党参、生杭芍各 9 克。

【用法】 上药以水煎服。

【加减】 小便混浊但不稠黏者,龙骨、牡蛎宜减半。

❀ 小便不利(遗尿)

化阴煎

【来源】 《景岳全书》卷五十一。

【主治】 水亏阴涸,阳火有余,小便癃闭,淋浊疼痛。

【组成】 生地黄、熟地黄、牛膝、猪苓、泽泻、生黄柏、生知母各 6 克,绿豆 9 克,龙胆草 4.5 克,车前子 3 克。

【用法】 用水 400 毫升,加食盐少许,文武火煎 320 毫升,空腹时温服。

 寒通汤

【来源】 《医学衷中参西录》上册。

【功用】 清利湿热。

【主治】 下焦蕴蓄实热,膀胱肿胀,溺管闭塞,小便滴沥不通。

【组成】 滑石、生杭芍各 30 克,知母、黄柏各 24 克。

【用法】 上药以水煎服。

 火府丸

【来源】 《杨氏家藏方》卷三。

【主治】 心、肝二经蕴蓄邪热,口燥咽干,大渴引饮,潮热烦躁,目赤睛痛,唇焦鼻衄,小便赤涩,癃闭不通。

【组成】 生干地黄、黄芩、木通各 60 克,犀角 30 克,甘草(微炙)9 克。

【用法】 上药共研为细末,炼蜜为丸,如梧桐子大。每服 50 丸,食后用温开水送下。

 颠倒散

【来源】 《古今医鉴》卷八。

【主治】 脏腑实热,或小便不通,或大便不通,或大小便俱不通。

【组成】 大黄 9 克,滑石 9 克,皂角 9 克。

【用法】 上药共研为散。如大便不通,再加大黄 9 克;如小便不通,再加滑石 9 克;如大小便俱不通,大黄、滑石各加 9 克,研末,空腹时用温酒调服。

【禁忌】 非实热所致的大、小便不通忌用。

 加味地黄丸

【来源】 《寿世保元》卷六。

【功用】 补肾助阳,固摄止遗。

【主治】 肾气膀胱俱虚,冷气乘之,不能约制,遗尿不禁,或睡中自出者。

【组成】 怀生地黄(酒蒸)120 克,怀山药 60 克,牡丹皮 45 克,白茯苓 30 克,山萸（酒蒸，去核）、破故纸（炒）各 60 克，益智仁 30 克，人参 30 克，肉桂 1.5 克。

【用法】　上药共研为细末，炼蜜为丸，如梧桐子大，每服 100 丸，空腹时用盐汤送下。

葱白汤

【来源】　《全生指迷方》卷四。

【主治】　忍尿劳役，或受惊恐，以致突然小便不通，脐腹膨急，气上冲心，闷绝欲死，脉右手急大者。

【组成】　陈皮（洗，切）9 克，葵子 3 克，葱白（切）3 茎。

【用法】　上药用水 1 升，煮取 400 毫升，分 3 次服。

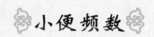

小便频数

加减桑螵蛸散

【来源】　《张氏医通》卷十四。

【主治】　阳气虚弱，小便频数，或遗溺。

【组成】　桑螵蛸（酥炙）30 枚，鹿茸（酥炙）1 对，黄芪（蜜酒炙）90 克，麦门冬（去心）75 克，五味子 15 克，补骨脂（盐、酒炒）、厚杜仲（盐、酒炒）各 90 克。

【用法】　上药共研为散。每服 9 克，空腹时羊肾煎汤调服，并用红酒细嚼羊肾。或以羊肾汤泛为丸，空腹时用酒送下 9 克。

舒和汤

【来源】　《医学衷中参西录》上册。

【主治】　因受风寒，小便遗精白浊，其脉弦而长，左脉尤甚者。

【组成】　桂枝尖 12 克，生黄芪 9 克，续断 9 克，桑寄生 9 克，知母 9 克。

【用法】　上药以水煎服。

【加减】　服此汤数剂后，病未痊愈者，去桂枝，加龙骨、牡蛎（皆不用煅）各 18 克。

白茯苓散

【来源】　《普济方》卷二一六引《十便良方》。

【异名】 伏苓散(《普济方》卷三十三)。

【主治】 小便不禁,日夜不止。

【组成】 白茯苓、龙骨、甘草(炙,锉细)、干姜、桂心、续断、附子各 30 克,熟干地黄、桑螵蛸(微炒)各 45 克。

【用法】 上药共锉为散。每服 12 克,用水 200 毫升,煎至 120 毫升,去渣,食后温服。

 锁精丸

【来源】 《奇效良方》卷三十四。

【主治】 下元虚弱,小便白浊,或白带淋漓,小便频数。

【组成】 破故纸(炒)、青盐各 120 克,白茯苓、五倍子各 60 克。

【用法】 上药共研为细末,酒煮糊为丸,如梧桐子大。每服 30 丸,空腹时用温酒或盐汤送下。

 瑞莲丸

【来源】 《重订严氏济生方》。

【异名】 金莲丸(《医学和门》卷七)。

【功用】 滋阴养心,益肾化瘀。

【主治】 思虑伤心,便下赤浊。

【组成】 白茯苓(去皮)、石莲肉(炒,去心)、龙骨(生用)、天门冬(去心)、麦门冬(去心)、远志(洗,去心,甘草(炙)水煎)、柏子仁(炒,别研)、紫石英(火煅七次,研令极细)、当归(去芦,酒浸)、酸枣仁(炒,去壳)、龙齿各 30 克,乳香 15 克(别研)。

【用法】 上药共研为细末,炼蜜为丸,如梧桐子大,朱砂为衣。每服 70 丸,空腹时用温酒或枣汤送下。

 螵蛸散

【来源】 《普济方》卷三八八。

【主治】 小便频数,白浊。

【组成】 桑螵蛸(炙,盐末)、远志(去心)、石菖蒲、龙骨、人参、茯神、当归、鳖甲(一方用龟甲,醋煮)各 30 克。

【用法】 上药共研为末。夜卧时以人参汤调下。

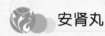 遗　精

 安肾丸

【来源】《太平惠民和剂局方》卷五。

【功用】壮阳益肾。

【主治】肾经积冷,下元虚惫,目暗耳鸣,四肢无力,夜梦遗精,小便频数,脐腹撮痛,食少体瘦,惊恐健忘,大便溏泻。

【组成】肉桂(去粗皮,不见火)、川乌(炮,去皮、脐)各500克,桃仁(麸炒)、白蒺藜(炒,去刺)、巴戟(去心)、山药、茯苓(去皮)、肉苁蓉(酒浸,炙)、石斛(去根,炙)、草薢、白术、破故纸各1.5千克。

【用法】上药共研为末,炼蜜为丸,如梧桐子大。每服30丸,空腹时用温酒或盐汤送下;小肠气者,用炒茴香盐酒送下。

 交解饮

【来源】《三因极一病证方论》卷六。

【主治】脾胃气弱,阴阳胜复,发为痎疟。

【组成】肉豆蔻(半生,半面裹煨)、草豆蔻(如上法)、甘草(半生,半炙)、厚朴(半生,半姜制炒)各等份。

【用法】上药共锉为散。每服12克,用水300毫升,煎至210毫升,去渣,空腹服。

 珍珠粉丸

【来源】《素问病机气宜保命集》卷下。

【主治】白淫,梦泄遗精,及滑出而不收。

【组成】黄柏(放新瓦上烧令通赤)500克,真蛤粉500克。

【用法】上药共研为细末,滴水为丸,如梧桐子大。每服30丸,空腹时用酒送下。

神龙丹

【来源】《鲁府禁方》卷二。

传世国医灵方

【主治】 遗精。

【组成】 文蛤(炒)6克,白龙骨(煅)9克,白茯神(去皮)15克。

【用法】 上药共研为细末,以醋糊调和为丸,如梧桐子大,每服30丸,空腹时用温水送下。

 秘元汤

【来源】 《会约医镜》卷十三。

【功用】 培补心脾。

【主治】 思虑劳倦,梦遗滑精,延久无火者。

【组成】 远志肉2.4克,山药6克,芡实6克,枣仁(炒,捣碎)4.5克,白术(土炒)、茯苓各4.5克,甘草(炙)3克,五味子(微炒,捣)14粒。

【用法】 上药以水煎,空腹时服。

【加减】 如有火觉热者,加苦参3～6克;如气大虚者,加蜜炙黄芪3～9克。

 涩精金锁丹

【来源】 《中藏经》卷下。

【主治】 遗精。

【组成】 韭子200克(酒浸三宿,滤出焙干)。

【用法】 上药杵为末,酒糊为丸,如梧桐子大,朱砂为衣。每次20丸,空腹时用酒送下。

 菟丝子丸

【来源】 《鸡峰普济方》卷十。

【异名】 菟丝丸(《奇效良方》卷三十五)。

【功用】 补肾摄精。

【主治】 肾气虚衰,精液不固,致患膏淋,脂膏随溺而下,茎中微痛,脉散涩而微。

【组成】 菟丝子(去尘土,水淘净,酒浸一夜,乘润先捣为粗末,焙)、桑螵蛸(炙)各15克,泽泻7.5克。

【用法】 上药共研为细末,炼蜜为丸,如梧桐子大。每服20丸,空腹时用清米饮送下。

清心丸

【来源】 《圣济总录》卷一八五。

【主治】 热盛梦泄,怔忡恍惚,胸膈痞闷,舌干。

【组成】 黄柏(去粗皮,锉)30 克。

【用法】 上一味,捣罗为末。入龙脑 3 克同研匀,炼蜜和丸,如梧桐子。每服 10～15 丸,浓煎麦门冬汤下。

 紫金丹

【来源】 《扁鹊心书》。

【功用】 补脾肾虚损,活血壮筋骨。

【主治】 下元虚惫,子宫寒冷,月信不调,脐腹连腰疼痛,面黄肌瘦,泄泻精滑。

【组成】 代赭石(烧红,醋淬七次)、赤石脂(制法同)、禹余粮(制法同)各 150 克。

【用法】 上药共研为细末,入瓷罐,盐泥封固 3 厘米厚,阴干,大火煅三炷香,冷定,再研极细,醋糊为丸,如芡实大。每服 10 丸,用热酒送下。

 紫石英丸

【来源】 《太平圣惠方》卷三十。

【功用】 益气安神,温肾摄精。

【主治】 虚劳,夜多异梦,失精,虚竭至甚。

【组成】 紫石英(细研,水飞过)60 克,朱砂(细研,水飞过)30 克,柏子仁 60 克,龙骨 60 克,人参(去芦头)60 克,桑螵蛸(微炒)60 克,麝香(细研)15 克,肉苁蓉(酒浸一夜,刮去皱皮,炙干)30 克。

【用法】 上药捣罗为末,研入朱砂、石英、麝香令匀,炼蜜为丸,如梧桐子大。空腹时,用温酒送下 20 丸。

 锁阳丹

【来源】 《三因极一病证方论》卷十三。

【主治】 脱精,滑泄不禁。

【组成】 桑螵蛸(瓦上焙干)90 克,龙骨(别研)30 克,白茯苓 30 克。

【用法】 上药共为末,面糊为丸,如梧桐子大。每服 70 丸,空腹时煎茯苓、盐汤送下。

 ## 滋阴降火汤

【来源】 《医学入门》卷八。

【主治】 潮热咯血,遗精无泄者。

【组成】 当归、生地、白芍、白术各3克,麦门冬、天门冬、甘草(炙)各1.5克,知母、黄柏、远志、陈皮、川芎各1.8克。

【用法】 上药加生姜,水煎,温服。

【加减】 如有痰,加瓜蒌仁、贝母;咳嗽,加五味子、阿胶;梦遗,加芡实、石莲肉;有热,加秦艽、地骨皮;唾吐咯血,加茜根、莲藕汁、玄参;气虚血少,加人参、黄芪;久病者,去川芎。

 ## 滋阴汤

【来源】 《会约医镜》卷九。

【主治】 肝肾虚弱,不时失血,背痛,咽干,咳嗽,便短,倦怠,遗精。

【组成】 熟地6克,淮山药4.5克,麦冬(去心,微炒)2.4克,当归(酒洗,去尾)3.9克,白芍(酒炒)3克,甘草(炙)1.8克,阿胶(蛤粉炒)3克,茯苓3克,杜仲(淡盐水炒)3克,丹参3.9克。

【用法】 上药以水煎,早、晚服。服之而顺,可以多服,但中午时必须服温脾汤以佐之。

【加减】 咽干而五心热者,加元参3.6克;骨蒸多汗者,加地骨皮3.9克;血热妄动者,加生地4.5克,青蒿3克;阴虚不宁者,加女贞子4.5克;咳嗽有痰者,加款冬花3克,川贝母(微炒,研末)3克;血来盛者,加童便100毫升,藕节汁或丝茅根汁合服。

 ## 聚仙丸

【来源】 《良明汇集》卷五。

【功用】 补肝益肾,涩精止遗。

【主治】 遗精,不育。

【组成】 沙苑蒺藜500克(先去刺为末,取净药120克,余渣用水泡3～5日,取汁熬膏备用),莲蕊须(黄色者)120克,芡实120克,枸杞子60克,菟丝饼60克,山萸肉(新者)120 克,覆盆子(去蒂,酒拌,蒸)60 克,川续断(酒泡一夜,焙干)60克,金樱子(去外刺、肉瓤)90 克,真龙骨(五色者,火煅,童便浸 10 次)15 克。

【用法】 上药共研为细末,同蒺藜膏为丸,如梧桐子大。每服 9 克,盐汤或黄酒送下。求速效者,每日进 2 服。

【加减】 治疗不育者,倍龙骨,加金樱子(熬)60 克。

 ## 聚精丸

【来源】 《证治准绳·女科》卷四。

【功用】 补益肝肾,涩精止遗。

【主治】 肾虚封藏不固,梦遗滑精,阳痿无子。

【组成】 黄鱼鳔胶(白净者,切碎,用蛤粉炒成珠,以无声为度)500 克,沙苑蒺藜(马乳浸两宿,隔汤蒸一炷香久,取起焙干)240 克。

【用法】 上药共研为末,炼蜜为丸,如梧桐子大。每服 80 丸,空腹时用温酒或白水送下。

【禁忌】 服药期间,忌食鱼及牛肉。

 ## 镇心丹

【来源】 《三因极一病证方论》卷九。

【主治】 心气不足,惊悸自汗,烦闷短气,喜怒悲忧,悉不自知;男子遗泄,女子带下。

【组成】 光明辰砂(研)、白矾(煅尘尽)各等份。

【用法】 上药共研为末,水丸如鸡头子大。每服 1 丸,煎人参汤下,食后服。

 ## 蟠桃果

【来源】 《景岳全书》卷五十一。

【功用】 补脾滋肾。

【主治】 遗精,脾肾虚弱。

【组成】 芡实(炒)500 克,莲肉(去心)500 克,胶枣肉 500 克,熟地 500 克,胡桃肉(去皮)1 000 克。

【用法】 上药共研为末。以猪腰 6 个,掺大茴香,蒸极熟,去筋膜,同前药末捣成饼。每日服 2 个,空腹时用滚白汤或好酒送下。

【加减】 人参、制附子俱可随意加用。

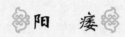

阳 痿

五子衍宗丸

【来源】 《摄生众妙方》卷十一。

【功用】 添精益髓,补肾固精。

【主治】 肾虚精少,阳痿早泄,遗精,精冷,余沥不清,久不生育。

【组成】 枸杞子、菟丝子(酒蒸,捣饼)各240克,北五味子(研碎)60克,覆盆子(酒洗,去目)120克,车前子60克。

【用法】 上药共研为细末,炼蜜为丸,如梧桐子大。空腹时服90丸,睡前服50丸,温开水或淡盐汤送下,冬天用温酒送下。

【加减】 若惯遗泄者,去车前子,加莲子。

天雄丸

【来源】 《御药院方》卷六。

【主治】 真气不足,阳气衰惫,失精腰痛,脐腰痠急,阳事不兴。

【组成】 蛤蚧1对,朱砂6克,沉香9克,丁香9克,阳起石9克,钟乳粉1.5克,木香7.5克,紫梢花15克,晚蚕蛾45克,牡蛎粉7.5克,天雄1个,肉桂7.5克,石燕子(炭火烧,醋淬七次)1对,鹿茸(酥炙)15克,白术7.5克,苁蓉(酒浸三日,焙干)15克,菟丝子(酒浸,焙干)9克,龙骨7.5克,海马1对,乳香9克。

【用法】 上药杵为细末,炼蜜为丸,如弹子大。每服1丸,空心细嚼,好酒煎木通,入麝香少许送服。每日不得过3服。

右归丸

【来源】 《景岳全书》卷五十一。

【功用】 温补肾阳。

【主治】 肾阳不足,命门火衰,神疲气怯,畏寒肢冷,阳痿遗精,不能生育,腰膝酸软,小便自遗,肢节痹痛,周身水肿;或火不能生土,脾胃虚寒,饮食少进,或呕恶膨胀,或反胃噎嗝,或脐腹多痛,或大便不实,泻痢频作。

【组成】 大怀熟地250克,山药(炒)120克,山茱萸(微炒)90克,枸杞子(微炒)120 克,鹿角胶(炒珠)120 克,菟丝子(制)120 克,杜仲(姜汤炒)120 克,当归(便溏勿用)90 克,肉桂 60 克(可渐加至 120 克),制附子 60 克(可渐加至 150～160克)。

【用法】 上药共研为细末,先将熟地蒸烂杵膏,加炼蜜为丸,如弹子大。每服2～3 丸,以滚白汤送下。

【加减】 如阳衰气虚,可酌加人参;如阳虚精滑或带浊便溏,加酒少补骨脂;如飧泄、肾泄不止,加五味子、肉豆蔻;如脾胃虚寒,饮食减少,食不易化,或呕恶吞酸,加干姜;如腹痛不止,加吴茱萸;如腰膝酸痛,加胡桃肉;如阴虚阳痿,加巴戟肉、肉苁蓉,或加黄狗外肾。

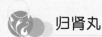
归肾丸

【来源】 《景岳全书》卷五十一。

【功用】 滋补肾阴。

【主治】 肾阴不足,精衰血少,腰酸脚软,形容憔悴,阳痿遗精。

【组成】 熟地 250 克,山药 120 克,山茱萸肉 120 克,茯苓 120 克,当归 90 克,枸杞子 120 克,杜仲(盐水炒)120 克,菟丝子(制)120 克。

【用法】 先将熟地熬成膏,余药共研为细末。炼蜜同熟地膏为丸,如梧桐子大。每服 100 余丸,空腹时用滚水或淡盐汤送下。

加减内固丸

【来源】 《医学入门》卷七。

【功用】 补肾壮阳。

【主治】 命门火衰,肾寒阴萎,元阳虚惫,阴溺于下,阳浮于上,水火不能既济。

【组成】 石斛、葫芦巴各 60 克,巴戟、苁蓉、山茱萸、菟丝子各 90 克,破故纸 75克,小茴香 30 克,附子 15 克。

【用法】 上药共研为细末,炼蜜为丸,如梧桐子大。每服 10 丸,空腹时用温酒、盐汤任下。

老龙丸

【来源】 《普济方》卷二一九。

【异名】 苍龙丸(《普济方》卷二一九)、老奴丸(《奇效良方》卷二十一)。

【主治】 阳痿,不育、不孕、风湿痹痛。

【组成】 母丁香、紫霄花、肉苁蓉(酒浸)、菟丝子(酒浸)、蛇床子、巴戟、仙灵脾、白茯苓(去皮)、远志(去心)、八角、小茴香各 60 克,灯心草 6 克,荜澄茄、胡桃肉、车前子、萆薢、马蔺花(酒浸)、牡蛎(火烧,炒 6 次)、韭子种、木通(酒浸)各 30 克,干漆(炒去烟)90 克,山茱萸、破故纸(酒浸)、全蝎、桑螵蛸(酒浸)、龙骨各 45 克,熟地黄 150 克,当归 15 克,沉香 15 克,木香 15 克,大蜘蛛 7 只。

【用法】 上药共研为细末,炼蜜为丸,如梧桐子大。每服 30 丸,空腹时用温酒送下。

菟丝地黄汤

【来源】 《辩证录》卷八。

【功用】 益肾壮阳。

【主治】 房劳伤肾,阳痿早泄,骨软筋麻,饮食减少,身体畏寒。

【组成】 熟地 30 克,山茱萸 15 克,菟丝子 30 克,巴戟天 15 克。

【用法】 上药以水煎服。

鹿茸散

【来源】 《太平圣惠方》卷五十八。

【功用】 温补肾阳。

【主治】 小便不禁,阳痿脚弱。

【组成】 鹿茸(去毛,涂酥,炙令微黄)60 克,羊踯躅(酒拌,炒令微黄)30 克、韭子(微炒)30 克,附子(炮裂,去皮、脐)30 克、桂心 30 克,泽泻 30 克。

【用法】 上药捣细为散。空腹时用粥汤调下,每服 6 克。

菟丝子丸

【来源】 《太平惠民和剂局主》卷五。

【异名】 大菟丝子丸(《证治准绳·类方》卷三)。

【功用】 补肾阳,壮腰膝,固下元。

【主治】 肾气虚损,元阳不足。腰膝萎软少力,阳痿遗精,小便频数,或溺有余沥,或腰欠温暖。

【组成】 菟丝子(净洗,酒浸)、泽泻、鹿茸(去毛)、石龙芮(去土)、肉桂(去粗皮)、附子(炮,去皮)各 30 克,石斛(去根)、熟干地黄、白茯苓(去皮)、牛膝(酒浸一夜,焙干)、续断、山茱萸、肉苁蓉(酒浸,切,焙)、防风(去苗)、杜仲(去粗皮,炒)、补骨脂(去毛,酒炒)、荜澄茄、沉香、巴戟(去心)、茴香(炒)各 23 克,五味子、桑螵蛸(酒浸)、川芎、覆盆子(去枝、叶、萼)各 15 克。

【用法】 上药共研为细末,以酒煮面糊为丸,如梧桐子大。每服 20 丸,空腹时用温酒或盐汤送下;如脚膝无力,木瓜汤下。

毓麟固本膏

【来源】 《清太医院配方》。

【功用】 温肾填精,通血脉,利关节。

【主治】 下元虚冷,虚劳不足,阳痿不举,举而不坚,遗精盗汗,久无子嗣,下淋白浊,腰疼腿痛,手足顽麻,半身不遂,小肠疝气,单腹胀满;及妇人干血劳瘵,久不受孕;或屡经小产。

【组成】 杜仲、熟地黄、附子、肉苁蓉、牛膝、破故纸、续断、官桂、甘草(炙)各 120 克,生地黄、大茴香、小茴香、菟丝子、蛇床子、天麻子、紫梢花、鹿角各 45 克,羊腰子 1 对,赤石脂、龙骨各 30 克,麻油 4 升,黄丹 1 500 克,雄黄、丁香、沉香、木香、乳香、没药各 30 克,麝香 1 克,阳起石 1.5 克。

【用法】 先用麻油熬前二十味,熬枯去渣,入黄丹,最后下余药搅匀成膏。妇人贴脐上,男子贴两肾俞及丹田穴,汗巾缚住,半月一换。

辅助振阳丸

【来源】 《辨证录》卷九

【主治】 阳痿。阳事不举,即或振兴,旋即衰败。

【组成】 人参 150 克,巴戟 300 克,炒枣仁、麦冬各 150 克,菟丝子 300 克,远志、柏子仁、肉桂各 60 克,茯神、枸杞子各 90 克,黄芪 240 克,当归、仙茅各 120 克,白术 180 克,紫河车 1 个,陈皮 15 克,阳起石(火煅,醋淬)30 克。

【用法】 各为末,以蜜调和为丸。每日早、晚各服 12 克,滚水下。

赞育丹

【来源】 《景岳全书》卷五十一。

【主治】 男子阳痿精衰,虚寒不育。

【组成】 熟地(蒸,捣)250克,白术(用冬术)250克,当归、枸杞子各180克,杜仲(酒炒)、仙茅(酒蒸1日)、巴戟肉(甘草(炙)汤炒)、山茱萸、淫羊藿(羊脂拌炒)、肉苁蓉(酒洗,去甲)、韭子(炒黄)各120克,蛇床子(微炒)、附子(制)、肉桂各60克。

【用法】 上药共研为末,炼蜜为丸。每服9克,温开水送下。

【加减】 或加人参、鹿茸亦妙。

早泄不育

种子奇方

【来源】 《先醒斋医学广笔记》卷二。

【主治】 虚弱不孕、不育。

【组成】 柏子仁(去油者,好酒浸一夜,砂锅上蒸,捣烂如泥)、鲜鹿茸(火燎去毛净,酥炙透。如带血者,须慢火,防其皮破血走,切片为末)各等份。

【用法】 二药捣极匀,炼蜜丸,如梧桐子大。空腹时用淡盐汤送下,每服9克。

忘忧散

【来源】 《辨证录》卷十。

【主治】 男子情志不遂,不能生育者。

【组成】 白术15克,茯神9克,远志6克,柴胡1.5克,郁金3克,白芍30克,当归9克,巴戟天6克,陈皮1.5克,白芥子6克,神曲1.5克,麦冬9克,丹皮9克。

【用法】 上药以水煎服。连服10剂。

阳起石丸

【来源】 《普济方》卷二二四引《诜诜方》。

【主治】 男子阴阳衰微,阳痿早泄,遗精滑精,胸中短气,盗汗自汗,阴部冷痛瘙痒,或生疮出黄脓水。

【组成】 远志(洗,取肉)15克,阳起石(煅)、沉香(不见火)、北五味、嫩鹿茸、酸枣仁(去皮)、桑螵蛸(微炒)、白龙骨、白茯苓、钟乳粉各30克,天雄(姜汁制,去脐)30克,菟丝子60克。

【用法】 上药共研为末,炼蜜为丸,如梧桐子大。每服40~50丸,炒茴香、白茯苓煎汤吞下。

 宜男酒

【来源】《同寿灵》卷一。

【主治】养精壮神,调经种子。

【组成】全当归60克,茯神60克,枸杞子60克,川牛膝60克,杜仲(醋炒断丝)60克,桂圆肉(去皮、核)60克,核桃肉(去皮)60克,葡萄干(去皮、梗)60克。

【用法】上药八味,用好酒5升,盛瓷坛内将药浸入,封固,隔水煮半小时,埋土中7日取起。早、晚温服适量。或用米烧酒5升,则不必煮,但浸7日,服之亦可。

 茸珠丸

【来源】《医方类聚》卷一五二引《澹寮方》。

【异名】斑龙丸。

【功用】补元阳,益精血。

【主治】元阳不足,精亏血虚,形体羸瘦,阳痿早泄,头目眩晕,腰膝冷痛。

【组成】鹿茸(去皮毛,切片,酥炙,无酥则用浊酒炙)30克,鹿角胶(炒珠子)30克,鹿角霜30克,阳起石(煅,酒淬)30克,大附子(炮,去皮、脐)24克,当归(去芦、尾)24克,地黄(九蒸九焙)24克,辰砂(别研)1.5克,肉苁蓉30克,酸枣仁(去壳,捣成膏)30克,柏子仁(去壳,同酸枣仁捣膏)30克,黄芪(蜜炙)30克。

【用法】上药共研为细末,酒煮糊为丸,如梧桐子大。每服50丸,空腹时温酒或盐汤下。即食少量糕粥。

 茸附益肾丸

【来源】《医方类聚》卷一五三引《经验秘方》。

【主治】阳痿,早泄。

【组成】鹿茸(炙)30克,沉香7.5克,天雄(炮)15克,鹿角霜15克,家韭子(酒浸)15克,青盐15克,茴香(盐炒)15克,桑螵蛸(炒)30克,牡蛎粉15克,白石脂30克,鹿角胶(炒)30克。

【用法】上药共研为细末,酒糊为丸。每服50丸,空腹时用温酒下。

养元汤

【来源】 《奇方类编》卷下。

【功用】 补虚,益肾,种子。

【主治】 肾虚无子。

【组成】 当归、川芎、白芍(炒)、甘草(炙)、熟地、杜仲(炒,去丝)各3克,枸杞子6克,杏仁4.5克,白茯苓4.5克,金樱子(去刺)4.5克,淫羊藿(酥炒,去边)3克,石斛4.5克,牛膝5.5克。

【用法】 用水600毫升,煎至200毫升,空腹时温服。连服10剂。

【加减】 如肾虚明显,可加山萸肉、肉苁蓉各3克。

 男化育丹

【来源】 《辨证录》卷十。

【功用】 健脾化痰,益肾种子。

【主治】 男子身体肥大,痰盛,不能生育。

【组成】 人参15克,山药15克,半夏9克,白术15克,芡实15克,熟地15克,茯苓30克,薏苡仁15克,白芥子9克,肉桂6克,诃子1.5克,益智仁3克,肉豆蔻1枚。

【用法】 上药以水煎服。

 庆云散

【来源】 《备急千金要方》卷二。

【主治】 男子阳气不足,阳痿不育。

【组成】 覆盆子、五味子各120克,天雄30克,石斛、白术各90克,桑寄生120克,天门冬270克,菟丝子120克,紫石英60克。

【用法】 上药共锉为散。食后酒服3克,每日3次。

【加减】 素不耐寒者,去桑寄生,加细辛120克;阳气不虚而无子者,去石斛,加槟榔15枚。

 阳起石丸

【来源】 《重订严氏济生方》。

【主治】 男子不育,精清精冷。

【组成】 阳起石(火煅红,研极细)、鹿茸(酒蒸,焙)、韭子(炒)、菟丝子(水泡净,酒浸蒸焙,别研细末)、天雄(炮,去皮)、肉苁蓉(酒浸)各30克,覆盆子(酒浸)、石斛(去根)、桑寄生、沉香(别研)、原蚕蛾(酒炙)、五味子各15克。

【用法】 上药共研为细末,酒煮糯米糊为丸,如梧桐子大。每服70丸,空腹时用盐汤或盐酒送下。

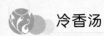 冷香汤

【来源】 《百一选方》卷七。

【主治】 夏秋暑湿,恣食生冷,遂成霍乱,阴阳相干,脐腹刺痛,胁肋胀满,烦躁,引饮无度。

【组成】 良姜、檀香、甘草(炒令赤)、附子(炮裂,去皮、脐)各60克,丁香6克,川姜(炮)22.5克,草豆蔻(去皮,面裹煨)5个。

【用法】 上药共研为细末。每用药末15克,加水1.3升,煎十数沸,贮瓶内,茶水服。

耳鸣、耳聋

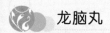 龙脑丸

【来源】 《宣明论方》卷四。

【异名】 当归龙荟丸(《丹溪心法》卷四)、龙荟丸《金匮翼》卷三)。

【功用】 泻肝胆实火。

【主治】 肝胆实火,头痛面赤,目赤目肿,耳鸣耳聋,胸胁疼痛,便秘尿赤,躁扰不安,甚或抽搐,谵语发狂,舌红苔黄,脉弦数。

【组成】 当归(焙)、龙胆草、大栀子、黄连、黄柏、黄芩各30克,大黄、芦荟、青黛各15克,木香7.5克,麝香1.5克。

【用法】 上药共研为末,炼蜜为丸,如小豆大。每服20丸,生姜汤下。

【附注】 方中龙胆草、芦荟、青黛泻肝胆实火为君;大栀子、黄芩、黄连、黄柏泻三焦之实热,大黄泻火通便为臣;火旺则易致血虚,故以当归养血为佐;热盛则气滞窍闭,故酌用木香、麝香行气开窍为使。诸药相配,共奏泻肝胆实火之功。

泻肾大黄汤

【来源】 《圣济总录》卷三十一。

【主治】 肾脏实热,小腹膜胀,足下热痛,耳聋,梦伏水中。

【组成】 大黄 60 克(锉,蜜水 75 毫升浸一夜,焙),赤茯苓(去黑皮)、黄芩(去黑皮)、泽泻、菖蒲、甘草(炙,锉)、玄参、五加皮(锉)、羚羊角(镑)各 30 克,磁石(火煅,醋淬三七遍)、生干地黄(切,焙)各 60 克。

【用法】 上药十一味,粗捣筛。每服 9 克,用水 150 毫升,煎至 100 毫升,去渣,不拘时候温服。

 没乳丸

【来源】 《脉因证治》卷上。

【主治】 瘀血痢。

【组成】 乳香、没药、桃仁、滑石、木香、槟榔各等份。

【用法】 上药研末制丸。苏木煎汤下。

 龙胆泻肝汤

【来源】 《医方集解》引《太平惠民和剂局方》。

【功用】 泻肝胆实火,清肝经湿热。

【主治】 肝胆实火引起的胁痛,头痛,目赤口苦,耳聋耳肿,以及肝经湿热下注之阳痿阴汗,小便淋浊,阴肿阴痛,妇女带下。现用于高血压、急性结膜炎、急性中耳炎、鼻前庭及外耳道疖肿属于肝胆实火之症。亦用于甲状腺功能亢进、急性胆囊炎、尿路感染、急性前列腺炎、外生殖器炎症、急性盆腔炎、带状疱疹等肝胆湿热之症。

【组成】 龙胆草(酒炒)、黄芩(炒)、栀子(酒炒)、泽泻、木通、车前子、当归(酒洗)、生地黄(酒炒)、柴胡、甘草(生)各等份。

【用法】 上药以水煎服。

 羌活汤

【来源】 《重订严氏济生方》。

【功用】 祛风散寒,化瘀定痛。

【主治】 白虎历节,风毒攻注,骨髓疼痛,发作不定。

【组成】 羌活(去芦)60克,附子(炮,去皮、脐)、秦艽(去芦)、桂心(不见火)、木香(不见火)、川芎、当归(去芦)、川牛膝(去芦,酒浸)、桃仁(去皮、尖,麸炒)、骨碎补、防风(去芦)各30克,甘草(炙)15克。

【用法】 上药咀。每服12克。用水225毫升,加生姜5片,煎至160毫升,去渣温服,不拘时候。

 ## 牛黄膏

【来源】 《太平惠民和剂局方》卷十。

【功用】 凉膈镇心,化痰止咳。

【主治】 小儿痰热内蕴,神昏惊痫,咳喘痰多。

【组成】 蛤粉(研飞)6千克,牙硝(枯,研)、朱砂(研,飞)各300克,人参750克,雄黄(研,飞)2.25千克,龙脑(研)120克,甘草(炙)1.5千克,金箔、银箔各200片,牛黄(别研)60克。

【用法】 上药共研为细末,炼蜜调和,每54克作20丸,以金箔、银箔为衣。每岁儿服1丸,食后用薄荷温水化下。

【附注】 本方方名,据剂型当作"牛黄丸"。

 ## 左慈丸

【来源】 《饲鹤亭集方》。

【主治】 肾水不足,虚火上升,头晕目眩,耳鸣耳聋。

【组成】 磁石、柴胡、地黄、山萸肉、丹皮、山药、茯苓、泽泻各等份。

【用法】 上药炼蜜为丸。每次6~9克,用淡盐汤送下。

 # 六、心系病症

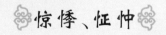 ## 惊悸、怔忡

 ## 神归汤

【来源】 《痘疹传心录》卷十七。

【主治】 心气不足,烦躁多惊。

【组成】 人参、麦冬、茯神、当归、甘草(炙)各等份。

【用法】 上药以水煎服。

 ## 姜术汤

【来源】 《仁斋直指》卷十一。

【主治】 痰饮内停,心悸怔忡。

【组成】 白姜(生)、白术、茯苓、半夏曲各 15 克,辣桂、甘草(炙)各 0.3 克。

【用法】 上药共锉为散,每服 9 克,姜、枣煎服。

 ## 养血安神汤

【来源】 《万病回春》卷四。

【功用】 养心清火。

【主治】 惊悸属血虚火动。

【组成】 当归身(酒洗)1.5 克,川芎 1.5 克,白芍(炒)1.5 克,生地黄(酒洗)、黄连各 3 克,陈皮 1.5 克,白术 2.1 克,茯神 3 克,酸枣仁(炒)2.1 克,柏子仁(炒)1.5 克,甘草(炙)1 克。

【用法】 上药共锉一剂。以水煎服。

 ## 龙齿汤

【来源】 《医方大成》卷三引《简易方》。

【主治】 心悸怔忡,胸怀忧虑,神思多惊,如坠险地,小便或赤或浊。

【组成】 官桂 75 克,半夏(汤洗)60 克,人参(去芦)、白茯苓(去皮)、甘草(炙)、当归、龙齿(研)、桔梗(炒)、茯神各(去皮)30 克,远志(去心)、枳壳各(去瓤,麸炒)75 克,黄芪(蜜炙)75 克。

【用法】 上药共研为末。每服 9 克,用水 150 毫升,加生姜 3 片,大枣 1 枚,粳米 100 粒,煎服。

 ## 除烦清心丸

【来源】 《丹台玉案》卷五。

【功用】 清心除烦,养阴安神。

【主治】　胆怯心惊,烦躁口苦。

【组成】　知母、黄连、天冬各 30 克,麦冬 45 克,朱砂 9 克。

【用法】　上药共研为末,荷叶汤糊为丸,朱砂为衣。每服 6 克,空腹时用白开水送下。

 龙齿镇心丹

【来源】　《太平惠民和剂局方》卷五。

【功用】　镇心安神,滋阴益肾。

【主治】　心肾气不足,惊悸健忘,夜梦不安,遗精,面色少华,足胫疼。

【组成】　龙齿(水飞)、远志(去心,炒)、天门冬(去心)、熟地黄、山药(炒)各 180 克,茯神、麦门冬(去心)、车前子(炒)、白茯苓、桂心、地骨皮、五味子各 150 克。

【用法】　上药研末,炼蜜为丸,如梧桐子大。每服 30～50 丸,空腹时用温酒或米汤送下。

 宁志膏

【来源】　《太平惠民和剂局方》卷五。

【主治】　心脏亏虚,神志不宁,恐怖惊惕,常多恍惚,易于健忘,睡卧不宁,夜多噩梦。

【组成】　酸枣仁(微炒,去皮)、人参各 30 克,辰砂(研细,水飞)15 克,乳香(以乳钵坐水盆中研)7.5 克。

【用法】　上四味,研末和匀,炼蜜为丸,如弹子大。每服 1 粒,空腹与临卧时用温酒化下,枣汤亦得。

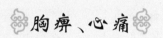 胸痹、心痛

 加味归脾汤

【来源】　《医宗必读》卷八。

【功用】　补益心脾。

【主治】　心虚悸动而痛。

【组成】　人参、炙黄芪、白术、当归、茯苓、酸枣仁各 4.5 克,远志肉 2.4 克,木香、甘草(炙)各 1.5 克,龙眼肉 6 克,大枣 2 枚,煨姜 3 片,菖蒲 2.4 克,桂心

1.5 克。

　　【用法】　上药用水 400 毫升,煎至 200 毫升,食后服。

通灵散

　　【来源】　《医学入门》卷七。

　　【主治】　心痛。

　　【组成】　蒲黄、五灵脂各 30 克,木通、赤芍药各 15 克。

　　【用法】　上药研末。每次用 12 克,水煎沸后入盐少许,口服。

玄胡索散

　　【来源】　《世医得效方》卷四。

　　【功用】　缓急止痛。

　　【主治】　心痛,或经年不愈。

　　【组成】　玄胡索 30 克,甘草(炙)6 克。

　　【用法】　上药研末为散。用水 250 毫升,煎至 125 毫升,顿服。如吐逆,分作 5
次服。

栝楼薤白白酒汤

　　【来源】　《金匮要略》卷上。

　　【功用】　通阳散结,行气化痰。

　　【主治】　胸阳不振,气滞痰阻,致成胸痹,喘息咳唾,胸背痛,气短,寸口脉沉
而迟。

　　【组成】　栝楼实(捣)1 枚,薤白 12 克,白酒 700 毫升。

　　【用法】　上三味,同煮取 200 毫升,分 2 次温服。

桂枝四七汤

　　【来源】　《仁斋直指》卷六。

　　【主治】　外感风冷,内有寒邪,心腹作痛。

　　【组成】　桂枝、白芍药、半夏(制)各 30 克,白茯苓、厚朴(制)、甘草(炙)各 15
克,人参、紫苏各 7.5 克。

　　【用法】　上药锉碎。每服 12 克,加生姜 7 片,大枣 2 枚同煎,空腹时服。

失　眠

朱砂安神丸

【来源】《兰室秘藏》卷下。

【异名】黄连安神丸(《东垣试效方》卷一)。

【主治】心烦懊恼,惊悸失眠,心下痞闷,食入反出。

【组成】朱砂 12 克,黄连 15 克,甘草(生)7.5 克。

【用法】上药为细末,汤浸蒸饼为丸,如黍米大。每服 10 丸,食后津唾咽下。

萃仙丸

【来源】《饲鹤亭集方》。

【主治】肾水亏损,元气不足,水火不济,精液耗损,神思恍惚,夜多异梦,腰腿酸软,精泄不收。

【组成】潼蒺藜、山萸肉、芡实、莲须、枸杞子各 120 克,菟丝子、川续断、覆盆子、金樱子各 60 克。

【用法】上药共研为细末,以潼蒺藜粉同金樱子膏加蜜和为丸,如梧桐子大。每服 12 克,淡盐汤送下。

黄连阿胶汤

【来源】《伤寒论》。

【功用】养阴泻火,益肾宁心。

【主治】少阴病,得之 3 日以上,心中烦,不得卧。

【组成】黄连 12 克,黄芩 6 克,芍药 6 克,鸡蛋黄 2 个,阿胶 9 克。

【用法】上五味,以水 1.2 升,先煎前三物,取 600 毫升,去渣,入阿胶烊尽,稍冷,入鸡蛋黄,搅匀,每次温服 200 毫升,每日 3 服。

益气安神汤

【来源】《寿世保元》卷四。

【功用】 益气养心,化痰安神。

【主治】 心气不足,夜寐多梦,睡卧不宁,恍惚惊恐,痰迷痴呆。

【组成】 当归3.6克,黄连(姜汁炒)、生地黄、麦门冬(去心)、酸枣仁(炒)、远志(去心)各3克,白茯苓(去皮、心)3.6克,人参、黄芪(蜜炒)、胆星、淡竹叶各3克,甘草(炙)1.8克。

【用法】 上药共锉一剂。加生姜1片,大枣1枚,以水煎服。

 ## 加味温胆汤

【来源】 《万病回春》卷四。

【功用】 益气补血,养心安神。

【主治】 病后虚烦,不得卧,及心胆虚怯,触事易惊,气短悸乏。

【组成】 半夏(泡7次)10.5克,竹茹、枳实(麸炒)各4.5克,陈皮6.6克,茯苓、甘草(炙)各3.3克,酸枣仁(炒)、远志(去心)、五味子、人参、熟地黄各3克。

【用法】 上药共锉一剂。加姜、枣煎服。

 ## 加味定志丸

【来源】 《寿世保元》卷五。

【功用】 益气养心,安神定志。

【主治】 心气不足,恍惚多忘,或劳心胆冷,夜卧不睡。

【组成】 人参90克,白茯神(去皮、木)60克,远志(甘草(炙)水泡,去心)、石菖蒲各60克,酸枣仁(炒)60克,柏子仁(炒,去壳)60克。

【用法】 上药共研为细末,炼蜜为丸,如梧桐子大,朱砂、乳香为衣。每服50丸,临卧时用枣汤送下。

 ## 芍药栀豉汤

【来源】 《云岐子保命集》卷下。

【主治】 产后虚烦不得眠。

【组成】 芍药、当归、栀子各15克,香豉20克。

【用法】 上药共研为粗末。每服30克,以水煎服。

多寐、健忘

镇心省睡益智方

【来源】 《千金翼方》卷十六。

【主治】 惊悸,嗜睡,健忘。

【组成】 远志(去心)1 500克,益智子、菖蒲各250克。

【用法】 上三味,捣筛为散。每次2克,以糯米酒调服。

神交汤

【来源】 《辨证录》卷四。

【功用】 大补心肾。

【主治】 健忘。

【组成】 人参30克,麦冬30克,巴戟天30克,柏子仁15克,山药30克,芡实15克,玄参30克,丹参9克,茯神9克,菟丝子30克。

【用法】 上药以水煎服。连服10剂。

菖蒲益智丸

【来源】 《备急千金要方》卷十四。

【功用】 养心益智。

【主治】 健忘,神志恍惚。

【组成】 菖蒲、远志、人参、桔梗、牛膝各38克,桂心23克,茯苓53克,附子30克。

【用法】 上八味,共研为细末,调蜜为丸,如梧桐子大。每服7丸,加至20丸,白天2次,夜里1次。

加味宁志丸

【来源】 《扶寿精方》

【功用】 益气补血,养心安神。

【主治】 气血两虚,精神恍惚,心思昏愦,健忘怔忡。

【组成】 白茯苓(去皮)、人参、远志(甘草煎汤浸软,去心)、菖蒲(寸九节者,米泔浸)、黄连(去毛)、酸枣仁(水浸,去红皮)、柏子仁(去壳)各30克,当归(酒洗)、生地黄(酒洗)各24克,木香(不用火)12克,朱砂(研,水飞)37.5克(半入药,半为衣)。

【用法】 上药共研为末,炼蜜丸,绿豆大。半饥时用麦门冬(去心)煎汤送下50～60丸。

交泰丸

【来源】 《脾胃论》卷下。

【功用】 升阳泻阴,调营和中。

【主治】 怠惰嗜卧,四肢不收,沉困懒倦。

【组成】 干姜(炮制)0.9克,巴豆霜1.5克,人参(去芦)、肉桂(去皮)各3克,柴胡(去苗)、小椒(炒去汗,并闭目去子)、白术各4.5克,厚朴(去皮,锉,炒;秋冬加至21克)、苦楝、白茯苓(酒煮)、砂仁各9克,川乌头(炮,去皮、脐)13.5克,知母12克(一半炒,一半酒洗;此一味,春夏所宜,秋冬去之)、吴茱萸(汤洗7次)15克,黄连(去须;秋冬减至4.5克)、皂角(水洗,煨,去皮、弦)、紫菀(去苗)各18克。

【用法】 上药除巴豆霜另入外,余同研为极细末,炼蜜为丸,如梧桐子大。每服10丸,温水送下。

加味定志丸

【来源】 《古今医鉴》卷八陈白野方。

【功用】 养心益智。

【主治】 健忘。

【组成】 当归身(酒洗)、川芎、白芍药、生地黄(酒洗,切)各60克,人参18克,石菖蒲60克,远志(甘草(炙)水泡,去骨,姜汁炒)90克。

【用法】 上药共研为细末,炼蜜为丸,如梧桐子大。每服6克,临卧白汤送下。

宁神汤

【来源】 《嵩崖尊生》卷九。

【功用】 补中益气,清热燥湿。

【主治】 脾胃气虚,湿热内困,食后昏沉,懒动嗜卧。

【组成】 人参、青皮各1.5克,黄芪6克,神曲2.1克,黄柏、当归、柴胡、升麻各 0.9 克,苍术、甘草(炙)各 3 克。

【用法】 上药以水煎服。

 聪明汤 ▶▶▶

【来源】 《古今医鉴》卷八。

【主治】 健忘。

【组成】 白茯苓、远志肉(甘草水泡)、石菖蒲(去毛,9 节者佳)各 90 克。

【用法】 上药制后,共研为细末。每日用 9～15 克,煎汤,空腹时服,一日不拘次数。

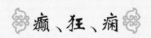 **癫、狂、痫**

 医痫无双丸 ▶▶▶

【来源】 《寿世保元》卷五。

【功用】 祛风化痰,降火镇惊,养血理脾,宁心定志。

【主治】 痫症。

【组成】 南星 30 克,半夏 30 克(前二味用白矾、皂角、生姜煎浸一日夜透,切片,随汤煮干,去矾、皂、姜不用),川芎 9 克,归身(酒洗)、软石膏各 30 克,天麻 21 克,僵蚕 1.5 克,生地黄(酒炒)30 克,荆芥穗 15 克,辰砂 15 克,川独活 15 克,乌犀角 15 克,白茯苓(去皮)、拣参各 30 克,远志(甘草水泡,去心)、麦冬(去心)、白术(去芦油)、陈皮(去白)各 15 克,酸枣仁(炒)15 克,黄芩 9 克,川黄连(去毛)15 克,白附子(煨)、珍珠、甘草(炙)各 9 克,金箔 30 片。

【用法】 上药共研为细末,用好酒打稀糊为丸,如梧桐子大,金箔为衣。每服 50 丸,空腹时用白汤送下。

 天乌散 ▶▶▶

【来源】 《幼幼新书》卷十一引《录苑方》。

【异名】 狐肝散(《幼幼新书》卷十一引《灵苑方》)。

【主治】 风痫。

【组成】 腊月乌鸦 1 只(取肉、骨),腊月野狐肝 1 具(二味入瓶固烧)、麝香、天麻、犀角各 15 克,干蝎、白僵蚕、蝉蜕、牛黄、荆芥、藿香、天南星(去心)、白附子、腻粉、桑螵蛸（腊月采）各 30 克，乌蛇（酒浸）60 克。

【用法】 上药共研为细末。每服 1.5 克，空腹时用荆芥汤或豆淋酒送服。小儿薄荷汤调 0.3～0.6 克。

三妙散

【来源】 《医宗金鉴》卷六十七。

【主治】 脐中作痒，时流黄水，不痛不肿，及湿疮、湿癣。

【组成】 槟榔、苍术（生）、黄柏（生）各等份。

【用法】 上药共研为细末。干撒肚脐。

加减导痰汤

【来源】 《寿世保元》卷五。

【功用】 化痰清火。

【主治】 痫症痰火盛。

【组成】 南星（姜制）、半夏、陈皮（去白）、白茯苓（去皮）、栝楼仁（麸炒）、桔梗、山栀子、黄芩、黄连（姜炒）各 3 克，甘草（炙）、木香（另研）、辰砂（为末）各 1.5 克。

【用法】 上药共锉一剂。加生姜煎，入竹沥、姜汁，磨木香末，调辰砂末同服。

大惊丸

【来源】 《太平惠民和剂局方》卷十。

【主治】 惊风诸痫，壮热昏愦，神志恍惚，痰涎壅塞，或发搐搦，目睛直视。

【组成】 蛇黄（火煅，醋淬 9 次，研飞）6 克，青礞石（研）3 克，朱砂（研飞）9 克，虾蟆灰、雄黄各 3 克，铁粉（研）7.5 克。

【用法】 上药研匀。用水浸蒸饼为丸，如梧桐子大。每服 1 丸。煎薄荷水送下，一日 3 服。

芩连清心汤

【来源】 《类证治裁》卷四。

【功用】 清心开窍，化痰安神。

【主治】 痰火扰心，癫狂烦躁。

【组成】 黄芩、黄连、麦冬、花粉、茯神、丹参、牛黄、菖蒲、远志各等份。

【用法】 上药以水煎服。

 开迷散

【来源】 《古今医鉴》卷七。

【主治】 妇人血逆心包而作癫狂。

【组成】 当归 3 克,白术(炒)3 克,白芍药 3 克,柴胡 2.4 克,白茯苓 2.4 克,甘草(炙)2.1 克,桃仁 4.5 克,苏木 3 克,远志(泡,去骨)4.5 克,生地黄 4.5 克。

【用法】 上药锉研为末。加生姜,用水煎服。

 加减寿星汤

【来源】 《古今医鉴》卷七。

【主治】 痫症。

【组成】 南星(胆制)120 克,半夏 60 克,防风 30 克,荆芥 21 克,天麻 30 克,皂荚 30 克,香附子 30 克,青皮 30 克,猪苓 30 克,泽泻 30 克,赤茯苓 30 克,白茯神 30 克,白术 30 克,细辛 21 克,麦门冬 30 克。

【用法】 上药锉碎。每剂 30 克,加生姜,水煎服。

 二阴煎

【来源】 《景岳全书》卷五十一。

【功用】 清心泻火,养阴安神。

【主治】 心经有热,水不制火,惊狂失志,多言多笑,喜怒无常,或疮疡疹毒,烦热失血。

【组成】 生地 6～9 克,麦冬 6～9 克,枣仁 6 克,甘草(生)3 克,玄参 4.5 克,黄连 3～6 克,茯苓 4.5 克,木通 4.5 克。

【用法】 上药用水 400 毫升,加灯心草 20 根,或竹叶亦可,煎至 280 毫升,空腹时服。

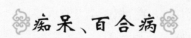 **痴呆、百合病**

 百合鸡子汤

【来源】 《金匮要略》卷上。

【异名】 鸡子汤(《类证活人书》卷十八)。

【功用】 滋阴养胃,降逆除烦。

【主治】 百合病,误吐之后,虚烦不安者。

【组成】 百合(擘)7 枚,鸡子黄 1 枚。

【用法】 先以水洗百合,浸一夜,当白沫出,去其水;再以泉水 400 毫升,煎取 200 毫升,去渣,入鸡子黄搅匀,煎至 100 毫升,温服。

苏心汤

【来源】 《辨证录》卷四。

【功用】 益气养血,化痰解郁。

【主治】 气血两虚,兼有痰郁。

【组成】 白芍、当归各 90 克,人参、茯苓各 30 克,半夏、炒栀子、柴胡各 9 克,附子 0.9 克,生枣仁 15 克,吴茱萸、黄连各 1.5 克。

【用法】 上药用水 2.5 升,煎取 250 毫升,服之。

百合洗方

【来源】 《金匮要略》卷上。

【主治】 百合病,一月不解。

【组成】 百合 100 克。

【用法】 以水 2 升,渍百合一夜。洗身。洗毕食煮饼。

【禁忌】 服药期间,禁食盐豉。

启心救胃汤

【来源】 《辨证录》卷四。

【主治】 起居失节,胃气伤而痰迷,致成呆病者。

【组成】 人参 30 克,茯苓 30 克,白芥子 9 克,菖蒲 3 克,神曲 9 克,半夏 6 克,南星 6 克,黄连 3 克,甘草(炙)3 克,枳壳 1.5 克。

【用法】 上药以水煎服。连服 3 剂。

百合知母汤

【来源】 《金匮要略》卷上。

【功用】 清热养阴。

【主治】 百合病,发汗后,心烦口渴者。

【组成】 百合 7 枚(擘),知母 9 克(切)。

【用法】 先以水洗百合,渍一夜,当白沫出,去其水;再以泉水 400 毫升,煎取 200 毫升,去渣;另以泉水 400 毫升,煎知母,取 200 毫升,去渣。将两次药汁混合煎,取 300 毫升,分温 2 服。

 ## 百合地黄汤

【来源】 《金匮要略》卷上。

【异名】 百合汤(《伤寒全生集》)。

【功用】 滋阴清热。

【主治】 百合病,阴虚内热,神志恍惚,沉默寡言,如寒无寒,如热无热,时而欲食,时而恶食,口苦,小便赤。

【组成】 百合(擘)7 枚,生地黄汁 200 毫升。

【用法】 以水浸洗百合一夜,去其水;再以泉水 400 毫升,煎取 200 升,去渣;入地黄汁,煎取 300 毫升,待温再服。服后大便色黑如漆。

 # 七、肝胆病症

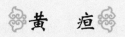 ## 黄 疸

 ## 茵陈散

【来源】 《太平圣惠方》卷五十五。

【主治】 黄疸。身体面目皆黄,皮肤如曲尘色。

【组成】 栀子仁 30 克,石膏 90 克,川大黄(锉碎,微炒)30 克,栝楼(干者)1 枚,甘草(炙微赤,锉)30 克,木通(锉)30 克,茵陈 30 克。

【用法】 上药捣筛为散。每服 15 克,用水 300 毫升,加葱白一段,煎至 150 毫升,去渣,不拘时候,温服。

 ## 茵陈蒿汤

【来源】 《伤寒论》。

【功用】 清热,利湿,退黄。

【主治】 湿热黄疸,一身面目俱黄,色鲜明如橘子,腹微满,口渴,小便不利,舌苔黄腻,脉沉实或滑数。

【组成】 茵陈蒿 18 克,栀子(擘)15 克,大黄(去皮)6 克。

【用法】 上三味,以水 1.2 升,先煮茵陈蒿减至 600 毫升,纳二味,煮取 300 毫升,去渣,分 3 服。小便当利,尿如皂荚汁状,色正赤,一夜复减,黄从小便去。

【附注】 方中茵陈蒿清热利湿,疏利肝胆为君;栀子清泄三焦湿热,并可退黄为臣;大黄通利大便,导热下行为佐。三药相配,使湿热之邪从二便排泄,湿去热除,则发黄自退。

栀子汤

【来源】 《外台秘要》卷四引《延年秘录》。

【主治】 黄疸。遍身黄如橘子色,心腹满急。

【组成】 栀子仁 12 克,黄芩 9 克,柴胡 12 克,升麻 9 克,龙胆草 9 克,大黄 9 克,栝楼 9 克,芒硝 6 克。

【用法】 上八味,切碎。以水 900 毫升,煮取 300 毫升,去渣,分 3 次温服。

导黄汤

【来源】 《医醇剩义》卷三。

【主治】 阳黄。胃火炽盛,湿热熏蒸,面目发黄,口燥而渴,小便赤涩。

【组成】 葛根 6 克,花粉 6 克,山栀 45 克,连翘 4.5 克,木通 6 克,茵陈 9 克,草薢 6 克,茯苓 6 克,泽泻 4.5 克,车前 6 克,薏苡仁(煎汤代水)30 克。

【用法】 以薏苡仁汁煎诸药服。

当归白术汤

【来源】 《三因极一病证方论》卷十。

【主治】 酒疸发黄,内结饮癖,心下坚满,肢体沉重,不能饮食,小便赤黄,脉弦而涩。

【组成】 白术、茯苓各 90 克,当归、黄芩、茵陈各 30 克,前胡、枳实(麸炒,去瓤)、甘草(炙)、杏仁(麸炒,去皮、尖)各 60 克,半夏(汤洗 7 次)75 克。

【用法】 上药锉散。每服 12 克,用水 300 毫升,加生姜 7 片,煎至 210 毫升,去渣,空腹时服。

 扬肺利湿汤

【来源】 《辨证录》卷七。

【主治】 肺疸,鼻塞不通,头面俱黄,口淡咽干,小便不利。

【组成】 桔梗 9 克,天花粉 6 克,白术 15 克,茯苓 15 克,桑白皮 9 克,茵陈 9 克,猪苓 6 克,黄芩 1.5 克。

【用法】 上药以水煎服。

 秦艽散

【来源】 《太平圣惠方》卷五十五。

【功用】 清心凉营,利湿退黄。

【主治】 劳黄。心脾热壅,皮肉面目悉黄。

【组成】 秦艽(去苗)15 克,犀角屑 15 克,黄芩 22 克,柴胡(去苗)30 克,赤茯苓 15 克,茵陈 30 克,麦门冬(去心)30 克,川大黄(锉碎,微炒)60 克。

【用法】 上药捣为粗末。每服 12 克,以水 300 毫升,煎至 180 毫升,去渣温服,每日 4 服。以利为度。

 地骨皮散

【来源】 《太平圣惠方》卷五十五。

【主治】 髓黄。身体赤黄,四肢无力,肌肉抖动,两脚肿胀,鼻出血,身无大热,喜卧冷处。

【组成】 地骨皮 30 克,柴胡 30 克(去苗),人参 60 克(去芦头),羚羊角屑 30 克,甘草(炙微赤,锉)30 克,生地黄汁 30 毫升。

【用法】 上药捣筛为散。每服 12 克,用水 200 毫升,煎至 100 毫升,去渣,入生地黄汁,温服。

 栀子柏皮汤

【来源】 《伤寒论》。

【异名】 柏皮汤(《鸡峰普济方》卷十)。

【主治】 伤寒身黄发热。

【组成】 栀子(擘)10 克,甘草(炙)3 克,黄柏 6 克。

【用法】 上药以水 400 毫升,煮取 250 毫升,去渣,分 2 次温服。

🌸 鼓 胀 🌸

牡丹汤

【来源】 《圣济总录》卷五十七。

【主治】 鼓胀。

【组成】 牡丹皮 45 克,桃仁(汤浸,去皮、尖、双仁,炒)21 枚,槟榔(锉)、桑根白皮(锉)各 60 克,鳖甲(去裙,醋炙,锉)36 克,大黄(锉,炒)30 克,厚朴(去粗皮,生姜汁炙)、郁李仁(汤浸,去皮、尖)、枳壳(去瓤,麸炒)各 45 克。

【用法】 上九味,锉碎。每服 15 克,用水 225 毫升,加生姜 4 克,切碎,煎至180 毫升,去渣。空腹时温服,半小时后再服。

浚川丸

【来源】 《证治准绳·幼科》卷七。

【功用】 理气消积,逐水水肿。

【主治】 水肿及单腹胀满,气促食减,遍身水肿。

【组成】 大戟、芫花(醋炒)、沉香、檀香、南木香、槟榔、蓬莪术、大腹皮(洗,焙干)、桑白皮(锉,炒)各 15 克,黑白牵牛(晒,研,取生末)15 朵,巴豆(去壳、膜、心、存油)15 粒。

【用法】 上除牵牛末、巴豆外,前九味内沉香、檀香、南木香、槟榔不过火,余五味焙干,同沉香等研为末。就加牵牛末和巴豆碎切在乳内,杵极细,入前药末再杵匀,水煮面糊为丸,如麻仁大。每服 17 丸,浓煎葱汤候温,五更初空腹服下。去水未尽,停一日减用 13 丸,次减作 9 丸,再减至 7 丸,汤使服法如前,症退即止。

香朴汤

【来源】 《万病回春》卷三。

【主治】 老人中寒下虚,心腹鼓胀,不喜饮食,脉浮迟而弱。

【组成】 厚朴(姜炒)30 克,大附子(炮,去皮、脐)23 克,木香 9 克。

【用法】 上锉一剂。加生姜 7 片,大枣 1 枚,以水煎服。

启峻汤

【来源】 《张氏医通》卷十三。

【主治】 脾肾俱虚,腹胀少食。

【组成】 人参、黄芪、当归、白术(炒枯)各 4.5 克,陈皮 2.4 克,甘草(炙)1.5克,肉桂 1.5 克,茯苓 4.5 克,干姜(炮)1.2 克,肉果、沉香各 2.4 克,附子(炮)4.5 克。

【用法】 上药以水煎,温服。气滞硬满者,去黄芪,加厚朴。

 豆卷腹皮汤

【来源】 《引经证医》卷四。

【功用】 健脾化湿。

【主治】 脾虚湿盛,腹鼓足肿,纳谷大减,脉来沉弦带涩。

【组成】 大豆黄卷、枳实、白术、茯苓、白蔻仁、厚朴、姜渣、大腹皮、陈皮白、木香各等份。

【用法】 上药以水煎服。

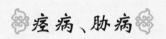 痉病、胁病

 玳瑁丸

【来源】 《太平圣惠方》卷二十二。

【异名】 七宝丸(《圣济总录》卷六)。

【主治】 急风及中恶,神志不清,面色发青,四肢逆冷。

【组成】 生玳瑁(捣罗为末)150 克,安息香(酒煮似糊,用绢滤去渣)150 克,朱砂(细研,水飞过)60 克,牛黄(细研)15 克,琥珀(细研)30 克,麝香(细研)7.5 克,龙脑(细研)7.5 克。

【用法】 上药共研令匀,以安息香糊和丸,如鸡头子大。用童便 60 克,生姜汁 20 毫升,混合加热,不拘时候,服下 3 丸。

 秘方定心丸

【来源】 《赤水玄珠》卷十四引《统旨》。

传世国医灵方

【异名】　秘方定振丸(《证治准绳·类方》卷五)。

【功用】　益气养血,祛风定神。

【主治】　由于气血两虚,风气外袭所致的老人颤振。

【组成】　天麻(蒸熟)、秦艽(去芦)、全蝎(去头、尾)、细辛各 30 克,熟地、生地、川归、川芎、芍药各 60 克,防风、荆芥各 21 克,白术、黄芪各 45 克,威灵仙(酒洗) 15 克。

【用法】　上药共研为末,以酒糊调和为丸,梧桐子大。每服 70～80 丸,空腹时用白汤或酒送下。

降火化痰汤

【来源】　《会约医镜》卷十二。

【主治】　痉病,因痰火而成。

【组成】　陈皮、半夏、茯苓、甘草(炙)、贝母、胆星、海石、木通各 1.5 克,白芥子 1.8 克。

【用法】　上药以水煎,温服。

【加减】　如火盛痰不降者,加童便 60 克。

秘方补心丸

【来源】　《赤水玄珠》卷十四引《统旨》。

【功用】　养血补心,安神镇惊。

【主治】　心虚手振。

【组成】　当归、生地各 45 克,川芎、甘草(炙)、人参各 30 克,柏子仁、酸枣仁各 90 克,远志(去心)75 克,辰砂(飞)、胆星各 15 克,金箔 20 片,麝香 3 克,琥珀 9 克,石菖蒲 18 克,茯神(去皮、心)21 克。

【用法】　上药共研为细末,蒸饼糊制成丸,绿豆大,辰砂为衣。每服 70～80 丸,津唾咽下,或姜汤下。

芍药汤

【来源】　《朱氏集验方》卷十。

【主治】　妇人气血瘀滞,腰胁疼痛。

【组成】　香附子(用醋 400 毫升、盐 30 克,煮干为度)120 克,肉桂、延胡索

（炒）、白芍药各等份。

【用法】　上药共研为细末。每服 6 克，开水调下。

枳实散

【来源】　《普济本事方》卷七。

【主治】　男子两胁疼痛。

【组成】　枳实（麸炒，去瓤）30 克，白芍药（炒黄）、雀脑、川芎、人参（去芦）各 15 克。

【用法】　上药共研为细末，空腹时用生姜、大枣汤或酒调下，一日 3 次，每次 6 克。

芎葛汤

【来源】　《普济本事方》卷七。

【主治】　胁下疼痛不可忍，兼治脚弱。

【组成】　川芎、葛根、桂枝、细辛、枳壳、人参、芍药、麻黄、防风各 15 克，甘草（炙）7.5 克。

【用法】　上药共研为粗末。每服 15 克，用水 300 毫升，加生姜 3 片，同煎至 200 毫升，去渣温服，一日 3 次。

枳壳煮散

【来源】　《普济本事方》卷七。

【主治】　悲哀烦恼伤肝，两胁疼痛，筋脉紧急，腰脚重滞，两股筋急，举动不利，渐至脊背挛急。

【组成】　枳壳（去瓤，麸炒黄）、细辛（去叶）、桔梗（炒）、防风（去枝）、川芎各 120 克，葛根 45 克，甘草（炙）60 克。

【用法】　上药共研为粗末。每服 12 克，用水 220 毫升，加生姜 3 片，煎至 160 毫升，滤去渣，空腹时温服。

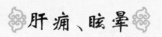

肝痛、眩晕

救肝败毒至圣丹

【来源】　《石室秘录》卷四。

【主治】 肝痈。

【组成】 白芍、当归各 15 克,炒栀子 9 克,甘草(生)9 克,金银花 27 克(煎取汁 400 毫升)。

【用法】 用水 1.4 升,煎取 800 毫升,分 400 毫升泡前药后,再加水 400 毫升同煎,渣又加水 400 毫升,同金银花汁 400 毫升,煎至 200 毫升服。

 ## 宣郁化毒汤

【来源】 《辨证录》卷十三。

【功用】 理气宣郁,清热解毒。

【主治】 肝痈。胁间疼痛非常,手按之更甚者。

【组成】 柴胡 6 克,白芍 30 克,香附子 6 克,薄荷 6 克,当归 30 克,陈皮 3 克,枳壳 3 克,天花粉 9 克,甘草(生)9 克,金银花 30 克。

【用法】 上药以水煎服。

 ## 沉香磁石丸

【来源】 《重订严氏济生方》。

【主治】 上盛下虚,头目眩晕,耳鸣耳聋。

【组成】 沉香(别研)15 克,磁石(火煅,醋淬七次,细研,水飞)、葫芦巴(炒)、川巴戟(去心)、阳起石(煅,研)、附子(炮,去皮、脐)、椒红(炒)、山茱萸(取肉)、山药(炒)各 30 克,青盐(别研)、甘菊花(去枝、萼)、蔓荆子各 15 克。

【用法】 上药共研为细末,以酒煮米糊调和为丸,如梧桐子大。每服 70 丸,空腹时用盐汤送下。

 ## 旋复花丸

【来源】 《御药院方》卷一。

【功用】 除风化痰,清利头目。

【主治】 诸风痰实,头目昏眩欲倒,呕哕恶心,恍惚不宁,神思昏愦,肢体倦怠,颈项强硬,手足麻痹,偏正头痛。

【组成】 旋复花 60 克,防风(去芦头)、吴白芷、甘菊花、天麻、天南星(炮)、白附子(炮)、半夏(汤洗)、陈皮(去白)、川芎、蝎梢(去毒,炒)、僵蚕(炒,去丝)、石膏(研)各 30 克。

【用法】 上药捣为细末,以生姜汁煮面糊调和为丸,如梧桐子大。每服 30～40 丸,食后温生姜汤或清茶送下。

虚风丸

【来源】 《御药院方》卷一。

【主治】 一切虚风,头痛眩晕欲倒,呕吐痰涎,牙关紧闭,手足无力,麻木不仁,不省人事。

【组成】 天蓼木、吴白芷、白鲜皮、白茯苓(去黑皮)、川芎、独活(去芦头)、防风(去芦头)、天南星(酒浸,切片,酒煮)、天麻(酒煮)、乌蛇(酒浸,去皮、骨)、全蝎(微炒)、人参(去芦头)、麻黄(去根、节,炒)、甘草(炙,锉)、白术、细辛(去苗、叶、土)、川乌头(炮裂,去皮、脐)、白僵蚕(去丝,微炒)各 15 克,天雄(炮裂,去皮、脐)、黑附子(炮裂,去皮、脐)各 11 克,马牙硝(别研)、雄黄(飞,研)、朱砂(飞,研)各 7.5 克,龙脑、麝香各 1.5 克。

【用法】 上药二十五味,共研为细末,炼蜜为丸,每 3 克作 1 丸。每服 1 丸,温酒化下,或荆芥汤下亦得,食后、临卧服。

芎麻汤

【来源】 《医宗金鉴》卷四十三。

【主治】 头痛眩晕,泛恶欲吐,头重欲倒。

【组成】 川芎、天麻各适量。

【用法】 上药以水煎,送服。

芎术汤

【来源】 《博济方》卷三。

【主治】 湿邪上犯,眩晕呕逆,头重不食。

【组成】 川芎、半夏、白术各 30 克,甘草(炙)15 克。

【用法】 上药共研为粗末。每服 12 克,加生姜 5 片,水煎服,不拘时候。

芎术汤

【来源】 《三因极一病证方论》卷十六

【主治】 伤湿头痛,头重眩晕,不思饮食。

【组成】 川芎 15 克,白术 15 克,附子(生,去皮、脐)15 克,甘草(炙)、桂心各7.5 克。

【用法】 上药共锉为散。每服 12 克,用水 200 毫升,加生姜 7 片,大枣 1 枚,煎至 140 毫升,去渣,空腹服。

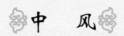

中　风

沉香半夏汤

【来源】 《东医宝鉴·杂病篇》卷二引《资生》。

【主治】 中风痰盛,堵塞气管,影响呼吸。

【组成】 附子(炮)1 只,沉香(与附子等份),人参 15 克,半夏(制)6 克,南星(炮)3 克。

【用法】 上药共研为粗末。每服 9 克,用水 300 毫升,加生姜 10 片,煎至 150 毫升,空腹时服。

补偏愈风汤

【来源】 《医方简义》卷二。

【主治】 气血虚弱,内风沸腾,不拘左偏右偏,手足废瘫。

【组成】 人参 9 克,熟地黄 18 克,茯苓 9 克,生黄芪 18 克,炙黄芪 9 克,白术 6 克,赤芍药 3 克,当归 9 克,杜仲(酒炒)9 克,怀牛膝 9 克,羌活、独活各 4.5 克,当归 9 克,桂枝 2.4 克。

【用法】 加桑寄生 24 克,煎汤代水服。

补脑振痿汤

【来源】 《医学衷中参西录》中册。

【主治】 肢体废痿偏枯,脉象极微细无力,服药久不愈者。

【组成】 生箭芪 60 克,当归 24 克,龙眼肉 24 克,杭茱萸肉 15 克,胡桃肉 15 克,蜜虫(大者)3 枚,地龙(去净土)9 克,生乳香 9 克,生没药 9 克,鹿角胶 18 克,制马钱子末 0.9 克。

【用法】 上药十一味,用前九味煎汤 500 毫升,去渣,将鹿角胶入汤内融化,分2 次送服制马钱子末 0.45 克。

麻黄续命汤

【来源】 《素问病机气宜保命集》卷中。

【主治】 中风中腑,无汗恶寒;以及风寒湿痹,痿症等。

【组成】 麻黄(去节)60克,人参、黄芩、芍药、防己、桂枝、川芎、甘草(炙)各30克,防风90克,附子15克,杏仁60克。

【用法】 上药除附子、杏仁外,捣为粗末,后入二味调匀。每服15～20克,用水230毫升,加生姜5片,煎至150毫升,去渣,空腹时稍热服。

 附子汤

【来源】 《三因极一病证方论》卷二。

【主治】 五脏中风寒,手足不仁,口面㖞斜,昏晕失音,眼目瞤动,牙关紧闭,不得转动。

【组成】 附子(炮,去皮、脐)、桂心各15克,细辛(去苗)、防风(去叉)、人参、干姜(炮)各18克。

【用法】 上药锉散。每服12克,用水225毫升,加生姜5片,大枣1枚,煎取160毫升,去渣,空腹时服;或为末,用酒调下6克。

 乳香应痛丸

【来源】 《太平惠民和剂局方》卷一。

【主治】 一切风气,左瘫右痪,口眼㖞斜,半身不遂,语言謇涩,精神恍惚,痰涎壅塞,筋脉拘挛,或遍身顽痹,脚膝缓弱,行步艰难;打扑伤损,瘀血不散,痛不可忍;行路劳伤,脚水肿疼痛;肾脏风毒,上攻面肿耳鸣,下注脚膝沉重;偏正头痛,攻注眼目。

【组成】 龙骨(酒浸一夜,焙干,研粉,水飞3度,晒干)135克,蜈蚣(去尾针,以薄荷叶裹,煨熟)6条,赤小豆(生用)、虎骨(酥炙焦)各180克,白僵蚕(炒,去丝、嘴)、草乌头(炮,去皮、尖)各360克,白胶香(拣净,炼过)、天麻(去芦,洗)、川牛膝(酒浸,去芦)、川当归(酒浸,去芦)各90克,全蝎(去尾针,微炙)70个,乳香(研)18克,木鳖仁(别研)72粒。

【用法】 上药共研为细末,用醋糊丸,如梧桐子大。每服5～7丸,冷酒或冷清茶送下,不拘时候,但以临睡时服为佳。

【禁忌】 药后忌食诸热物 2 小时;服药期间,忌湿面、炙、酢脯、发热、动风等物。

 清心饮

【来源】 《医醇剩义》卷一。

【主治】 中风中脏。风火上犯,神明散乱,舌不能言,口流涎沫,甚则神昏鼾睡,面色油红。

【组成】 牛黄 1.5 克,琥珀 4.5 克,黄连 1.5 克,丹参 9 克,远志(甘草水炒)1.5 克,菖蒲 2.4 克,橘红 3 克,胆星 1.5 克,麦冬 4.5 克,淡竹叶 20 张。

【用法】 上药以水煎服。

 续命风引汤

【来源】 《备急千金要方》卷十四。

【主治】 中风癫眩不知人,狂言,舌肿出。

【组成】 麻黄、川芎、石膏、人参、防风各 9 克,甘草(炙)、桂心、独活各 6 克,防己、附子、当归各 3 克,杏仁 30 枚,陈姜 15 克。

【用法】 上十三味,咀。以酒 300 毫升,水 1 升,合煎取 400 毫升,分 4 服,白天 3 次,夜晚 1 次。

 搜风丸

【来源】 《儒门事亲》卷十二。

【异名】 人参半夏丸(《儒门事亲》卷十二)。

【主治】 风症偏枯,口眼歪斜,涎多昏愦,痰唾黏稠,或时喘咳者。

【组成】 人参、茯苓、南星各 15 克,半夏、干生姜、白矾(生)、寒水石各 30 克,蛤粉 60 克,薄荷 15 克,藿香 15 克。

【用法】 上药共研为细末,水丸如豌豆大。每服 30 丸,用生姜汤送下。

 稀涎散

【来源】 《重订严氏济生方》。

【主治】 风涎不下,喉中作声,状如牵锯者。

【组成】 半夏(生,切片)14 枚,猪牙皂角(炙)1 条。

【用法】 上作一服,以水 400 毫升,煎至 100 毫升,去渣,入姜汁少许,温服。

不能咽者,徐徐服下。

 舒筋保安散

【来源】《三因极一病证方论》卷二。

【功用】祛风通络。

【主治】左瘫右痪,筋脉拘挛,身体不遂,脚腿少力,干湿脚气,及湿滞经络,久不能去者。

【组成】干木瓜150克,萆薢、五灵脂、牛膝(酒浸)、天麻、续断、白僵蚕(炒去丝)、松节、白芍药、乌药(去木)、威灵仙、黄芪、川当归、防风(去叉)、虎骨各30克。

【用法】上药用酒1升,浸27日,紧封扎。日数足,取药焙干,捣为细末。每服6克,用浸药酒适量调下,吃酒尽,再为米汤调下。

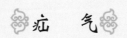 **疝 气**

 沉香荜澄茄散

【来源】《博济方》卷二。

【异名】荜澄茄散(《秘传证治要诀类方》卷三)。

【主治】肾阳不足,内挟积冷,脐腹弦急,痛引腰背,面色萎黄,手足厥冷,胁肋虚满,精神困倦,大便泻痢,小便滑数;并治膀胱、小肠一切气痛。

【组成】荜澄茄、沉香、葫芦巴(微炒)、八角(微炒)、破故纸(微炒)、官桂(去皮)、川苦楝子(炮,捶破,去核用肉)、木香、紫巴戟(穿心者)各30克,桃仁(面炒,去皮、尖)60克,川乌头(炮,去皮、脐)15克,黑附子(炮制,去皮、脐)120克。

【用法】上十二味,同杵为细末。每服6克,用水300毫升,入盐少许,同煎至240毫升,温服。

 牡蛎大黄汤

【来源】《活幼心书》卷下。

【功用】利湿涤热。

【主治】湿热下注,阴茎阴囊水肿作痛。

【组成】牡蛎(用熟黄泥包裹夹,火煅透,出地上冷却)、大黄(纸裹,水浸透,炮,冷却)各60克。

【用法】 上药锉研为末。每服 3 克,用无灰温酒空腹时调服;不能饮酒者,用温汤调,入酒少许同服。

葫芦巴丸

【来源】 《景岳全书》卷五十八引《百一选方》。

【主治】 小肠疝气,偏坠阴肿,小腹有形如卵,上下来去,痛不可忍,或绞结绕脐,攻刺呕吐。

【组成】 葫芦巴(炒)500 克,大巴戟(炒)、川乌头(炮,去皮)各 180 克,川楝子(炒)560 克,茴香 600 克,吴茱萸(汤浸 7 次,炒)300 克。

【用法】 上药共研为末,以酒糊调和为丸,如梧桐子大。每服 15～20 丸,空腹时用温酒送下。

牡丹丸

【来源】 《三因极一病证方论》卷七。

【异名】 消坚丸(《百一选方》卷十五)。

【功用】 散寒化瘀。

【主治】 寒疝,心腹刺痛,休作无时。及妇人月经病,血刺疼痛。

【组成】 川乌头(炮令焦黑,去皮、尖)、牡丹皮 120 克,桂心 150 克,桃仁(炒,去皮、尖,别研)150 克。

【用法】 上药共研为末,炼蜜为丸,如梧桐子大。每服 50 丸,用温酒送下,妇人用醋汤下。

【附注】 方中川乌头,原书缺用量。《仁斋直指》作"一只"。

胡桃散

【来源】 《杨氏家藏方》卷十。

【主治】 小肠气。

【组成】 胡桃肉(汤浸,去皮)、破故纸(炒)、大枣(煮去皮、核)各等份。

【用法】 上药各为细末和匀。每服 6 克,空腹时用温酒调下。

益智仁汤

【来源】 《重订严氏济生方》。

【主治】 肾经积冷,疝痛连小腹挛搐,叫呼不已,脉沉紧。

【组成】 益智仁、干姜(炮)、甘草(炙)、茴香(炒)各9克,乌头(炮,去皮)、生姜各15克,青皮(去白)6克。

【用法】 上药咀。每服12克,用水300毫升,入盐少许,煎至210毫升,去渣,空腹时温服。

 导气汤

【来源】 《医方集解》。

【功用】 疏肝理气,散寒止痛。

【主治】 寒疝疼痛,或囊冷坚硬如石,或牵引睾丸而痛。

【组成】 川楝子12克,木香9克,茴香6克,吴茱萸(汤泡)3克。

【用法】 以长流水煎服。

 海石散

【来源】 《医学入门》卷七。

【功用】 理气和血,化痰清火。

【主治】 气滞血瘀,痰火内结而成之脾痛、疝痛。

【组成】 海浮石6克,香附子3克。

【用法】 上药共研为末。川芎、山枝煎汤,入姜汁令辣,调服。

 八、气血津液病症

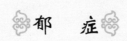 郁 症

 加减发郁汤

【来源】 《嵩崖尊生》卷十一。

【主治】 过食生冷,抑遏少阴之火于脾。

【组成】 升麻、葛根、羌活、柴胡、细辛、香附子、葱白各等份。

【用法】 上药以水煎服。

沉香降气散

【来源】《御药院方》卷四。

【功用】理气降逆,温中和胃。

【主治】三焦痞滞,气不宣畅,心腹疼痛,呕吐痰沫,胁肋鼓胀,噫气吞酸;胃中虚冷,肠鸣绞痛,宿食不消,反胃吐食;及五噎五噎,心胸满闷,全不思食。

【组成】沉香、木香、丁香、藿香叶、人参(去芦头)、甘草(炮)、白术各 30 克,肉豆蔻、缩砂仁、桂花、槟榔、陈皮(去白)、青皮(去白)、白豆蔻、白茯苓(去皮)各 15 克,川姜(炮)、白檀香、枳实(炒)各 60 克。

【用法】上药共研为细末。每用 6 克,入盐少许,用水 250 毫升,同煎至 175 毫升,和渣温服,不拘时候,日进 3 服。

 沉香降气汤

【来源】《太平惠民和剂局方》卷三。

【异名】沉香降气散(《证治准绳·类方》卷二)。

【功用】降气宽中。

【主治】气机淤滞,胸膈痞塞,心腹胀满,喘促短气,干哕烦满,咳嗽痰涎,口中无味,嗜卧减食;胃有留饮,噫醋吞酸,胁下支结,常觉烦闷;中寒呃逆,脾湿洞泄,两胁虚鸣,脐下撮痛;脚气病患者,毒气上升,心腹坚满,肢体水肿。

【组成】香附子(炒,去毛)12.5 千克,沉香 575 克,缩砂仁 1.5 千克,甘草(炙)3.75 克。

【用法】上药共研为细末。每服 3 克,入盐少许,沸汤服。早晨空腹时服,去邪恶气,使无瘴疫。

 越鞠丸

【来源】《丹溪心法》卷三。

【异名】芎术丸(《丹溪心法》卷三)。

【功用】行气解郁。

【主治】气、血、痰、火、湿、食等淤滞,胸膈痞闷,脘腹胀痛,吞酸呕吐,饮食不化。

【组成】苍术、香附子、抚芎、神曲、栀子各等份。

【用法】 上药共研为末,水泛为丸,如绿豆大。每服6~9克,温水送下。亦常用作汤剂,水煎服。

理郁升陷汤

【来源】 《医学衷中参西录》上册。

【主治】 胸中大气下陷,又兼气分郁结,经络阻闭。

【组成】 生黄芪18克,知母9克,当归身9克,桂枝尖4.5克,柴胡4.5克,乳香(不去油)9克,没药(不去油)9克。

【用法】 上药以水煎服。

【加减】 胁下鼓胀,或兼疼者,加龙骨、牡蛎(皆不用煅)各15克;少腹下坠,加升麻3克。

逍遥散

【来源】 《太平惠民和剂局方》卷九。

【功用】 疏肝养血,健脾和中。

【主治】 肝郁血虚,五心烦热,或往来寒热,肢体疼痛,头目昏重,心悸颊赤,口燥咽干,胸闷胁痛,减食嗜卧,月经不调,乳房胀痛,脉弦虚。

【组成】 甘草(炙微赤)15克,当归(去苗,锉,微炒)、茯苓(去皮,白者)、芍药(去白)、白术、柴胡(去苗)各30克。

【用法】 上药共研为粗末。每服6克,用水300毫升,加烧生姜1块,切破,薄荷少许,同煎至210毫升,去渣热服,不拘时候。

梅核气、奔豚气

黄芩射干汤

【来源】 《圣济总录》卷一二四。

【主治】 咽喉似有物噎塞。

【组成】 黄芩(去黑心)、射干各30克,枳实(去瓤,麸炒)、半夏(汤洗七遍,去滑,焙)、甘草(炙,锉)各23克,升麻45克,官桂(去粗皮)38克。

【用法】 上七味,粗捣筛。每服15克,用水230毫升,加生姜5片,同煎至180毫升,去渣温服。

清化丸

【来源】 《丹溪心法》卷二。

【主治】 肺有郁火,痰喘咳嗽,睡不安宁;梅核气,咳逆无痰,喉间如炙脔,咯之不出,咽之不下,燥痰黏结喉头。

【组成】 贝母 30 克,杏仁 15 克,青黛 3 克。

【用法】 上药共研为末,用砂糖,姜汁泡,蒸饼为丸,如弹子大。含化。

 ## 清火豁痰丸

【来源】 《古今医鉴》卷四。

【功用】 清火化痰。

【主治】 上焦郁火,痰涎壅盛,胸膈不利,烦躁,咽喉噎塞,吐不出,咽不下。

【组成】 大黄(酒蒸)90 克,礞石(煅)15 克,沉香 6 克,黄芩(酒炒)60 克,黄连(酒炒)60 克,栀子(炒)60 克,连翘 30 克,天南星(制)60 克,半夏(制)60 克,白术(炒)60 克,枳实(炒)60 克,贝母(去心)45 克,天花粉 30 克,陈皮 30 克,白茯苓 30 克,神曲(炒)30 克,青黛 15 克,玄明粉 21 克,甘草(炙)15 克,白芥子(炒)60 克。

【用法】 上药共研为末,以姜汁、竹沥调和为丸,如梧桐子大。每次用姜汤送下 40 丸。

 ## 七疝汤

【来源】 《寿世保元》卷五。

【主治】 七疝,及奔豚小肠气,脐腹大痛。

【组成】 延胡索、小茴香(酒炒)、川楝子、全蝎(炒)、人参、大附子、山栀子、木香各等份。

【用法】 上药共研为细末。每服 9 克,空腹时温酒调服。

 ## 川楝丸

【来源】 《医级》卷八。

【主治】 奔豚小腹疼痛。

【组成】 川楝子、茴香各 60 克,附子 30 克。

【用法】 上三味,用酒 300 毫升,煮尽为度,焙,晒干,炒,研末。每药末 30 克,用延胡索 15 克,全蝎 18 个,丁香 18 粒,另为末,与前末和匀,酒糊丸,如梧桐子大。每服 50 丸,温酒送下;痛甚者,当归煎汤送下。

木香郁李仁丸

【来源】《圣济总录》卷七十一。

【主治】奔豚气从少腹奔上冲心,昏乱呕吐,痛甚。

【组成】木香 30 克,郁李仁(去皮,生用)90 克,沉香(锉)、槟榔(锉)、官桂(去粗皮)、青陈皮(去白,焙)、附子(炮裂,去皮、脐)、茴香子(炒)各 30 克。

【用法】上八味,捣罗为末。炼蜜为丸,如梧桐子大。茴香子或薄荷酒下 20 丸,一日 3 服。

苦楝丸

【来源】《医垒元戎》。

【主治】奔豚,小腹痛。

【组成】川苦楝、茴香、附子(炮,去皮、脐)各 30 克。

【用法】上三味,酒 1.2 升,煮尽为度,焙干,研细末,每 30 克,入延胡索 15 克,全蝎 18 个,炒丁香 18 个,另研为末,和匀,酒糊为丸,梧桐子大。每用 50 丸,空腹时服。

【加减】痛甚,加当归,煎酒下。

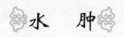
水 肿

郁李仁丸

【来源】《外台秘要》卷七引《广济方》。

【主治】腹中停水,心腹胀满,连两肋满闷,气急冲心,不能坐。

【组成】郁李仁 60 克,牵牛子(熬)45 克,甘遂(熬)30 克,防葵 22 克,附子、桑白皮、槟榔各 30 克,陈皮、泽泻各 15 克,茯苓、泽漆叶(炙)、杏仁(去皮、尖)各 22 克。

【用法】上药十二味,捣末过筛,以蜜调和为丸,如梧桐子大。每次 5 丸,空腹时用米饮送下。每日 2 次,服到 10 丸,微利为度。

【禁忌】服药期间,忌食酢物、生冷、油腻、热面、烤肉、蒜等。

清热渗湿汤

【来源】 《赤水玄珠》卷二。

【主治】 湿热水肿,肢节疼痛,小便不利;夏月湿热伤脾,心烦口渴,泄泻溺赤。

【组成】 黄连、茯苓、泽泻各 3 克,黄柏(盐水炒)6 克,苍术、白术各 4.5 克,甘草(炙)1.5 克。

【用法】 上药以水煎服。

实脾散

【来源】 《普济本事方》卷四。

【主治】 脾阳不足,周身水肿。

【组成】 大附子(炮,去皮、脐)1 个,草果子(去皮)、干姜(炮)各 60 克,甘草(炙)30 克,大腹(连皮)6 个,木瓜 1 个(去瓤,切片)。

【用法】 上药用水于砂器内煮至水一半,劈开干姜,心内不白为度,不得全令水干,恐近底焦,取出锉焙为末。每于空腹中午用沸汤服。

治肿饮

【来源】 《种福堂公选良方》卷三。

【主治】 水肿。

【组成】 灯心草 1 把(先将水 1 升,煎至 500 毫升),萝卜子(微炒)30 克,砂仁(微炒)30 克。

【用法】 将二味研末,倾入灯心草汤内,略滚即入茶壶内,慢慢吃下。吃尽不见效,如前再煎一服。若腹响放屁,小便量多而肿即退。

香苏散

【来源】 《卫生宝鉴》卷十四。

【主治】 水气虚肿,小便亦涩。

【组成】 陈皮(去白)30 克,防己、木通、紫苏叶各 15 克。

【用法】 上四味,共研为末。每服 6 克,用水 300 毫升,加生姜 3 片,煎至 150 毫升,去渣,空腹时温服。

禹功散

【来源】《儒门事亲》卷十二。

【功用】 行气消肿,逐水通便。

【主治】 阳水、阳黄,便秘脉实,元气未虚者。

【组成】 黑牵牛子末 120 克,茴香(炒)30 克。

【用法】 上药共研为细末。以生姜汁调 3～6 克,临卧服。

【加减】 或加木香 30 克。

恶实丸

【来源】《圣济总录》卷八十。

【主治】 水病身体红肿。

【组成】 恶实(又名牛蒡,微炒)30 克。

【用法】 上一味,研末,面糊为丸,如梧桐子大。每服 10 丸,米饮下,勿嚼破。

调经汤

【来源】《妇科玉尺》卷四。

【功用】 化瘀退肿。

【主治】 产后因败血蓄于脏腑,循经流入四肢而化为水,以致面目四肢水肿者。

【组成】 当归、桂枝、赤芍各 3 克,麝香 0.15 克,琥珀(另研)、没药(另研)各 0.6 克,甘草(炙)、细辛各 0.9 克。

【用法】 上药以水煎服。

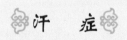

汗 症

茸附汤

【来源】《重订严氏济生方》。

【主治】 精血俱虚,荣卫耗损,潮热自汗,怔忡惊悸,肢体倦乏。

【组成】 鹿茸(去毛,酒蒸)30 克,附子(炮,去皮、脐)30 克。

传世国医灵方

【用法】 上药咀,分作 4 服。用水 300 毫升,加生姜 10 片,煎至 240 毫升,去渣,食前温服。

 泽泻汤

【来源】 《备急千金要方》卷二十。

【异名】 泄热泽泻汤(《圣济总录》卷五十四)。

【功用】 通脉泻热。

【主治】 上焦有热,食后出汗,面、背、身中皆热,名曰漏气。

【组成】 泽泻、半夏、柴胡、生姜各 9 克,地骨皮 15 克,石膏 24 克,竹叶 15 克,莲心 15 克,茯苓、人参各 6 克,甘草(炙)、桂心各 3 克。

【用法】 上药十二味,咀。以水 12 升,煮取 3.6 升,分 5 次服(一云水 6 升煮取 1.8 升,分 3 次服)。

 补中汤

【来源】 《兰室秘藏》卷下。

【主治】 面黄,汗多,目赤,四肢沉重,食欲不振,腹中时痛,咳嗽,两手寸脉短,右手脉弦细兼涩,关脉虚。

【组成】 升麻、柴胡、当归各 0.6 克,神曲(炒)0.9 克,泽泻 2 克,大麦芽面、苍术各 1.5 克,黄芪 7.5 克,甘草(炙)2.4 克,红花少许,五味子 20 个。

【用法】 上药咀,分作 2 服。用水 300 毫升,煎取 150 毫升,去渣,空腹时服。

 参术散

【来源】 《赤水玄珠》卷十一。

【主治】 虚劳自汗不止。

【组成】 人参 30 克,白术 60 克,桂心 21 克。

【用法】 上药共研为末。每服 15 克,以水煎服。

 固本锁精丹

【来源】 《古今医鉴》卷八。

【功用】 大补元气,壮阳固精。

【主治】 元阳虚惫,精气不固,梦寐遗精,夜多盗汗。

【组成】 黄芪75克,人参75克,枸杞子60克,锁阳60克,五味子60克,石莲肉75克,山药60克,海蛤粉75克,黄柏(酒拌,晒干,炒黑色)60克。

【用法】 上药共研为末,用白术180克,水1.3升,煎至500毫升,倒出白术汁另存;再用水1升,煎至500毫升,去渣,与前白术汁同煎,熬至250毫升,如膏,调和前药末,丸如梧桐子大。每服50～70丸,空腹时用温酒或淡盐汤送下。

 ## 补气汤

【来源】 《瑞竹堂经验方》卷一。

【主治】 肺气虚弱,脉浮而软,怔忡无力,少气自汗,鼻塞,腠理不密,易感风寒者。

【组成】 黄芪(去芦,蜜水炙)90克,人参、甘草(炙)各15克,麦门冬(汤浸,去心)30克,苦桔梗(去芦,炒)30克。

【用法】 上药咀。每服12克,用水225毫升,加生姜5片,煎至160毫升,去渣温服,不拘时候。

 ## 益阴汤

【来源】 《类证治裁》卷二。

【功用】 养阴敛汗。

【主治】 阴虚有热,寐中盗汗。

【组成】 山茱萸、熟地、丹皮、芍药、麦门冬、五味子、山药、泽泻、灯心草、地骨皮、莲子各等份。

【用法】 上药以水煎服。

【加减】 气虚,加人参。

痰饮、消渴

 ## 刷痰丸

【来源】 《魏氏家藏方》卷二。

【主治】 痰饮。

【组成】 天南星、半夏、白附子、川乌头(生,去皮)各60克,全蝎15克,天麻30克。

【用法】　先将前四味研为细末,用水浸一夜,次日再研细末;再将全蝎、天麻研细,与前药和匀,以面糊调和为丸,如梧桐子大。每服 20 丸,配生姜汤服下,不拘时候。

治痰茯苓丸

【来源】　《百一选方》卷五引《全生指迷方》。

【异名】　茯苓丸(《妇人大全良方》卷三)、指迷茯苓丸(《证治准绳·类方》卷二)。

【功用】　祛痰化湿。

【主治】　中脘停痰,臂痛难举,或四肢水肿,脉沉细。

【组成】　茯苓 30 克,枳壳(麸炒,去瓤)15 克,半夏 60 克,风化朴硝 7.5 克。

【用法】　上药四味,共研为细末,以生姜汁煮糊为丸,如梧桐子大。每服 30 丸,配生姜汤服下。

【禁忌】　便溏者勿服。

枳术汤

【来源】　《金匮要略》卷中。

【异名】　枳实汤(《产育宝庆集》卷上)、白术汤(《证治准绳·女科》)。

【主治】　水饮内停,心下坚,大如盘,边如旋盘。

【组成】　枳实 7 枚,白术 30 克。

【用法】　上药以水 500 毫升,煮取 300 毫升,分 3 次温服。

参苏饮

【来源】　《太平惠民和剂局方》卷二。

【异名】　十味参苏散(《保婴金镜》)。

【功用】　益气解表,宣肺化痰。

【主治】　虚人外感风寒,内伤痰饮,恶寒发热,头痛鼻塞,咳嗽痰多,胸膈满闷;或痰积中脘,眩晕嘈杂,怔忡哕逆。

【组成】　木香 15 克,紫苏叶、干葛(洗)、半夏(汤洗 7 次,姜汁制,炒)、前胡(去苗)、人参、茯苓(去皮)各 23 克,枳壳(去瓤,麸炒)、桔梗(去芦)、甘草(炙)、陈皮(去白)各 15 克。

【用法】　上药咀。每服 12 克,用水 220 毫升,加生姜 7 片,大枣 1 枚,煎至 140

毫升,去渣,微热服,不拘时候。若因感冒发热,以被盖卧床休息,连进数服,微汗即愈;面有余热,更宜徐徐服之,自然痊愈;若因痰饮发热,但连日频进此药,以退为期,不可预防。

建中散

【来源】 《太平惠民和剂局方》卷三。

【主治】 脾胃不和,中脘气滞,宿寒留饮,停积不消,心腹刺痛,胁肋鼓胀,呕吐痰逆,噫气吞酸,肠鸣泻痢,水谷不化,肢体倦怠,不思饮食。

【组成】 青州枣、厚朴(姜汁制)各500克,干姜(炮)、半夏(汤洗去滑)、甘草(炙)各150克,陈皮(去白)240克,草豆蔻(去皮)、人参、藿香、诃子(煨,取皮)、白茯苓(去皮)、白术各30克。

【用法】 以上前六味,用水6升煮令水尽,焙干,与其余药共研为粗末。每服6克,用水150毫升,加生姜3片,煎至90毫升,去渣温暖,食前。

枳梗汤

【来源】 《医学入门》卷四。

【主治】 结胸痞气及胸满不利,烦闷欲死。

【组成】 枳壳、桔梗、甘草(炙)各等份。

【用法】 上药以水煎,温服。

【加减】 表热或寒热往来,加柴胡、黄芩;内热,加黄连;痰喘,加瓜蒌仁;口燥,去半夏,加天花粉。

枸杞子汤

【来源】 《备急千金要方》卷二十一。

【主治】 消渴。

【组成】 枸杞子枝叶48克,栝楼根、石膏、黄连、甘草(炙)各3克。

【用法】 上五味,咀。以水2升,煮取600毫升分5服,白天3次,夜里2次。重者多次,渴即饮之。

人参宁神汤

【来源】 《杂病源流犀烛》卷十七。

【主治】 上消。胸满心烦,精神不振。

【组成】 人参、生地、甘草(炙)、葛根、茯神、知母、花粉、竹叶、五味子各等份。

【用法】 上药以水煎服。

 二冬汤

【来源】 《医学心悟》卷三。

【功用】 养阴润肺,生津止渴。

【主治】 上消,口渴多次。

【组成】 天冬(去心)6 克,麦冬(去心)9 克,花粉 3 克,黄芩 3 克,知母 3 克,甘草(炙)1.5 克,人参 1.5 克。

【用法】 加荷叶 3 克,以水煎服。

 铅丹散

【来源】 《备急千金要方》卷二十一。

【主治】 消渴。

【组成】 铅丹、胡粉各 15 克,栝楼根、甘草(炙)各 75 克,泽泻、石膏、赤石脂、白石脂各 37.5 克。

【用法】 上八味,研为细末,过筛。每次 2 克,用温开水送下,一日 3 次。身体强壮者每次服 3 克。渴甚者夜 2 服,腹痛者减之。丸服亦佳,一服 10 丸。

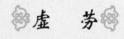 虚　劳

 乐令黄芪汤

【来源】 《备急千金要方》卷十九。

【异名】 乐令建中汤(《太平惠民和剂局方》卷五)。

【功用】 益气养血。

【主治】 虚劳气血两虚,少气懒言,胸心淡冷,心悸惊醒,手脚逆冷,体虚自汗,肠鸣,神倦;风湿,营卫不调,肢节疼痛。

【组成】 黄芪、人参、陈皮、当归、桂心、细辛、前胡、芍药、甘草(炙)、茯苓、麦门冬各 3 克,生姜 15 克,半夏 7.5 克,大枣 20 枚。

【用法】 上药咀,以水 1 升,煮取 400 毫升。每服 100 毫升,白天 3 次,夜里

1次。

白凤膏

【来源】　《修月鲁般经后录》引《十药神书》(录自《医方类聚》卷一五○)。

【功用】　补髓生津,和血顺气。

【主治】　一切劳症,形虚体惫,咳嗽、吐痰、咯血,日晡潮热,肌肉消瘦,气衰言微。

【组成】　黑嘴白鸭1只,大京枣1千克,参苓平胃散500克,陈煮酒1大瓶。

【用法】　先将鸭扎缚其脚,据患者饮酒多少,随量倾酒在器中,烫温,将刀于鸭颈上割开,沥血于酒内,搅匀,一气饮之。又将鸭去毛,就胁下开一孔,取出肠杂,以纸拭干,将枣子去核,每个实填参苓干胃散末,以麻布扎定,填于鸭肚中,用砂糖瓮一个,放鸭在内,以炭火慢煨,一瓶煮酒作3次添入,直至熬酒干为度,取起,次日食之。

十全大补汤

【来源】　《太平惠民和剂局方》卷五。

【异名】　十全饮(《太平惠民和剂局方》卷五、十补汤《仁斋直指》卷十五)。

【功用】　温补气血。

【主治】　诸虚不足,五劳七伤。不进饮食;久病虚损,时发潮热,气攻骨脊,拘急疼痛,夜梦遗精,面色萎黄,脚膝无力;一切病后气不如旧,忧愁思虑伤动血气,喘咳中满,脾肾气弱,五心烦闷;以及疮疡不敛,妇女崩漏等。

【组成】　人参、肉桂(去粗皮,不见火)、川芎、地黄(洗,酒蒸,焙)、茯苓(焙)、白术(焙)、甘草(炙)、黄芪(去芦)、川当归(洗,去芦)、白芍药各等份。

【用法】　上药十味,锉为细末。每服6克,用水150毫升,加生姜3片,枣子2枚,同煎至100毫升,不拘时候温服。

二宜丸

【来源】　《医学入门》卷七。

【功用】　滋阴补血。

【主治】　虚损属于阴亏血虚者。

【组成】　当归身、生地黄各等份。

【用法】 上药酒蒸 7 次,和炼蜜捣丸,如梧桐子大。每服 70 丸,空腹时用酒送下。

 一捻金散

【来源】 《杨氏家藏方》卷八。

【主治】 虚损劳嗽,咯血吐血,心胸不利,上气喘急。

【组成】 半夏、天南星(锉)、巴豆各 60 克,皂角子 180 克,阿胶(锉)60 克,黄明胶(锉)90 克,杏仁 180 克,白矾 45 克。

【用法】 上药,都放入瓶内,外留一孔出烟,盐泥固济,候干。用炭煅令烟尽为度,即用泥塞盖住出烟孔,放冷一夜,研为细末。每服 1.5 克,临卧时用生姜自然汁调成稠膏,入薤汁 75 毫升和服。

 生脉散

【来源】 《医学启源》卷下。

【异名】 生脉汤(《丹溪心法》卷一)。

【功用】 补肺益气,养阴生津。

【主治】 热伤气阴,肢体倦怠,气短懒言,汗多口渴,咽干舌燥,脉微;久咳肺虚,气阴两伤,干咳少痰,短气自汗,脉虚等。现用于中暑、小儿夏季热、功能性低热及其他发热性疾病而见气阴两伤者。此外,还用于心力衰竭、休克等危急病症。

【组成】 麦门冬 1.5 克,五味子 7 粒,人参 1.5 克。

【用法】 以长流水煎服,不拘时候。

 柴前梅连散

【来源】 《玉机微义》卷九引《瑞竹堂经验方》。

【主治】 骨蒸劳热,久而不痊。

【组成】 胡黄连、柴胡、前胡、乌梅各 9 克。

【用法】 上药咀。每次 6 克,用童便 200 毫升,猪胆 1 枚,猪脊髓 1 条,韭根白 1.5 克,同煎至 150 毫升。去渣温服,不拘时候。

 活龟丸

【来源】 《医学入门》卷七。

【功用】 扶衰益弱,补阴和阳。

【主治】 诸虚衰弱及肠风痔漏。

【组成】 大乌龟 1 个,黄连(九蒸九晒)30 克,当归尾 10 克。

【用法】 先以火烧热地,盖龟于其地,逼出臭粪尽,通身用草包扎,外用黄泥固济,炭火煨熟,取肉研如泥,龟壳用牛骨髓涂炙 5~7 次,至透心酥干为末。再将余药研细,共捣为丸,如梧桐子大。每服 50~70 丸,白汤送下。

参归散

【来源】 《脉因症治》卷上。

【主治】 虚劳骨蒸。

【组成】 知母(炒)、人参(炒)、秦艽(去尖芦)、北柴胡(同白术炒)、鳖甲(麦汤浸七次)、前胡各 15 克,乌梅 3 个,地骨皮、川常山(酒浸 3 日)、川归(同柴胡炒)、甘草(炙)、白茯苓各 23 克。

【用法】 上药以水煎服。

建脾丸

【来源】 《三因极一病证方论》卷十一。

【主治】 虚劳羸瘦,身重,胃冷,饮食不消,泄泻不止,或作滞下,久变五色秽臭。

【组成】 钟乳粉、赤石脂(煅)各 45 克,枯矾、干姜(炮)、苁蓉(酒浸)、石斛(酒浸)、五味子、桂心、泽泻、桑寄生、远志(去心,炒)、人参、柏子仁、当归、酸石榴皮、龙骨(煅)、天雄(炮,去皮、脐)、牡蛎粉、白头翁(去苗)、甘草(炙)各 30 克。

【用法】 上药共研为末,炼蜜为丸,如梧桐子大。每次 30 丸,空腹时用米汤送下。

建中汤

【来源】 《备急千金要方》卷十九。

【主治】 五劳七伤,虚羸不足,面目黧黑,手足疼痛,久立腰疼,起则目眩。

【组成】 生姜、芍药、干地黄、甘草(炙)、川芎各 15 克,大枣 30 枚。

【用法】 上药六味,咀。以水 600 毫升渍一夜,明晨再以 500 毫升水同煮,取 300 毫升,分 3 次服。药入四肢百脉似醉状则起效。

泽兰膏

【来源】 《外台秘要》卷三十二引《深师方》。

【主治】 头发早白及毛发不生。

【组成】 细辛、续断、皂荚、石南草、泽兰、厚朴、乌头、莽草、白术各60克,蜀椒90克,杏仁(去皮)28克。

【用法】 上十一味,切碎。以酒渍一夜,加炼成猪脂2千克,铜器中煎三上三下,膏成绞去渣,拔去白发涂药,10日起效。

须发早白

 长春丸

【来源】 《普济方》卷四十九。

【功用】 乌髭发。

【主治】 须发早白。

【组成】 地骨皮、熟地黄各300克,诃子皮、白芷、桂心、杏仁(去皮、尖)各30克,川椒(净)60克,旋复花30克。

【用法】 上药不犯铜铁器,于木臼内,捣为细末,炼蜜为丸,如梧桐子大。每服50丸,空腹时用酒送下。

 驻颜益心神丸

【来源】 《太平圣惠方》卷四十一。

【主治】 须发早白。

【组成】 熟干地黄250克,牛膝(去苗)120克,杏仁250克(汤浸,去皮、尖、双仁,微炒,研如膏),菟丝子90克(酒浸三日,曝干,别捣为末)。

【用法】 上药捣罗为末,都研令匀,以炼蜜和捣三五百杵,丸如梧桐子大。每服40丸,空腹时用温酒送服。

【禁忌】 服药期间,忌食生葱、大蒜、萝卜。

 乌须还少丹

【来源】 《万病回春》卷五。

【功用】 乌须驻颜,返老还童。

【主治】 须发早白。

【组成】 首生童子发(酒煮成膏)120 克,川乌、何首乌、草乌、干漆、辰砂、针砂各 45 克,川椒 135 克,阳起石 60 克,胡椒 15 克,枸杞子 90 克,生地黄(酒浸)90 克,柏子仁 90 克,核桃仁(麸炒黄色)90 克,麝香(面包煨,甘草火煨,面熟为度)0.9 克。

【用法】 上药中,川乌至胡椒等九味药共研为细末,与童子发膏拌匀,入阳城罐内封固,桑柴火烧,以罐红为度,埋在阴地之中,7 日足取出备用;枸杞子等后五味药为细末,与前药合一处,和匀。每服 3 克,好酒送下。百日后每隔 3 日或 7 日服一次。

乌须固本丸

【来源】 《摄生众妙方》卷二。

【主治】 肝肾阴血不足,须发早白。

【组成】 何首乌(米泔水浸 3 宿,竹刀刮去粗皮,切片,以黑豆 1 千克,滚水同泡 2 小时,蒸熟去豆)250 克,黄精(用黑豆 400 克同煮熟,去豆,忌铁器)120 克,生地黄(酒浸)60 克,熟地黄(酒浸)60 克,天门冬(去心)60 克,麦门冬(去心)60 克,白茯苓 60 克,赤茯苓 60 克,白术 60 克,人参 60 克,五加皮 60 克,巨胜子 60 克,柏子仁 60 克,核桃仁 60 克,松子仁 60 克,枸杞子 60 克。

【用法】 上药共研为细末,炼蜜为丸,如梧桐子大。每服 70～80 丸,空腹时用温酒或盐汤送下。

【禁忌】 服药期间,忌葱、蒜、萝卜、豆腐、烧酒等物。戒房事。

草还丹

【来源】 《圣济总录》卷一八七。

【主治】 气血两虚,髭发早白。

【组成】 生干地黄(净洗)、石菖蒲(节密细者)、牛膝(酒浸,切,焙)、菟丝子(入盐少许,炒,趁热捣末)、地骨皮、肉苁蓉(酒浸一夜,细切,焙)各等份。

【用法】 上六味,捣罗为末,炼蜜和丸,如梧桐子大,以丹砂为衣。每次 40 丸,早晨空腹时用温酒送下,下午再服 20 丸。一月内百疾俱退,一年内白发俱黑,身体有力,颜色如童,睡少欲薄。

内伤发热

火郁汤(一)

【来源】 《兰室秘藏》卷下。

【主治】 火郁于中,五心烦热。

【组成】 升麻、葛根、柴胡、白芍各 90 克,防风、甘草(炙)各 15 克。

【用法】 上药㕮咀。每服 15 克,用水 600 毫升,入连须葱白一段,煎至 300 毫升,去渣,不拘时候,稍热服。

火郁汤(二)

【来源】 《证治汇补》卷二。

【主治】 火郁于中,四肢发热,五心烦闷,皮肤尽赤。

【组成】 连翘、薄荷、黄芩、栀子、干葛、柴胡、升麻、白芍各等份。

【用法】 上药以水煎服。

地骨皮散

【来源】 《丹溪心法》卷一。

【主治】 阳毒火炽,浑身壮热,脉长而滑,心烦口渴。

【组成】 地骨皮、茯苓各 15 克,柴胡、黄芩、生地黄、知母各 30 克,石膏 60 克,羌活、麻黄各 22.5 克。

【用法】 上药㕮咀。每服 30 克,加生姜少许煎服。

【加减】 有汗者,去羌活、麻黄。

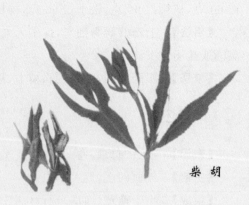

柴胡

火府丹

【来源】 《普济方》卷四十三引《施舍备要方》。

【异名】　火府丸(《圣济总录》卷五十四)。

【主治】　上焦热结,心肺壅滞,面赤心悸,口干头昏。

【组成】　生干地黄(焙)120克,黄芩(去黑心)、木通(锉)各60克。

【用法】　上药共研为末,炼蜜为丸,如梧桐子大。每服15～20丸,食后温米饮下。小儿化破服。药量临时加减。

柴胡抑肝汤

【来源】　《医学入门》卷八。

【功用】　疏肝解郁,凉血退热。

【主治】　寡居独阴,寒热类疟者。

【组成】　柴胡7.5克,赤芍、牡丹皮各4.5克,青皮6克,连翘、生地各1.5克,地骨皮、香附、苍术、山栀各3克,川芎2.1克,甘草(炙)0.9克,神曲2.4克。

【用法】　上药以水煎,空腹时服。

养荣汤

【来源】　《女科百问》卷上。

【主治】　妇女血海虚弱,心中恍惚,时多惊悸,或发虚热,经候不调。

【组成】　白芍药、川芎、熟地黄、姜黄、当归、川姜、青皮、五加皮、牡丹皮、海桐皮、白芷各等份。

【用法】　上药共研为粗末。每服15克,加生姜5片,乌梅1个,清水220毫升,煎至160毫升,温服,不拘时候。

活血润燥生津汤

【来源】　《医方集解》引丹溪方。

【功用】　养血滋阴,生津润燥。

【主治】　内燥。津液枯少。

【组成】　当归、白芍、熟地黄各3克,天冬、麦冬、栝楼各2.5克,桃仁(研)、红花各1.5克。

【用法】　上药以水煎服。

【方论】　方中当归、白芍、地黄养血滋阴,可以补肝;栝楼、天冬、麦冬生津润燥,可以养肺;肝肺阴虚血燥,则血行瘀滞,故配红花、桃仁以活血化瘀。

<h1 style="text-align:center">咳 血</h1>

紫菀丸

【来源】 《普济方》卷一八八引《指南方》。

【主治】 肺家郁热而致的咯血。

【组成】 紫菀(去苗、土、枝、梗)、五味子(炒)各等份。

【用法】 上为细末,炼蜜为丸,如弹子大。每次1丸,含化。

赤芍药散

【来源】 《圣济总录》卷六十八。

【功用】 温阳健脾,凉血止血。

【主治】 虚寒吐血、唾血。

【组成】 赤芍药、当归(切,焙)、附子(炮裂,去皮、脐)、黄芩(去黑心)、白术、甘草(炙,锉)各30克,阿胶(炙燥)60克,生干地黄(焙干)120克。

【用法】 上八味,捣罗为散。每服9克,空腹时用温酒调下,每日服3次。

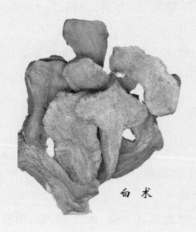

白术

第三篇 妇 科

妇科病是困扰女性的常见疾病。据调查,大多数女性都有这样或那样的妇科隐痛。中医医治此病,是从调理脏腑气血、平衡阴阳入手,从根本上纠正内分泌紊乱,改善女性体质,因而对妇科疾病如各种月经病、不孕症、更年期综合征、不孕不育、产后腰痛腹胀、亚健康等,中医都有着明显的预防和治疗效果。

一、月经不调

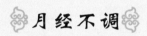

月经不调

 艾附丸

【来源】《杨氏家藏方》卷十五。

【主治】妇人血海虚冷,月水不行,脐腹疼痛,筋脉拘挛,及积年坚瘕积聚。

【组成】白艾叶、枳壳(去瓤,取净)、肉桂(去粗皮)、附子(炮,去皮、脐)、当归(洗,焙)、赤芍药、没药(别研)、木香(炮)各30克,沉香15克。

【用法】上药共研为细末,将艾叶并枳壳用米醋于砂锅内煮,令枳壳烂,同艾叶细研为膏,和药末为丸,如梧桐子大。每服50丸,温酒或米饮送下,空腹时服。

 四制香附丸

【来源】《摄生众妙方》卷十一。

【功用】调经种子,顺气健脾。

【主治】月经不调,久不受孕。

【组成】香附子(125克酒浸,125克盐汤浸,125克童便浸,125克醋浸,各3日,滤干,炒)500克,当归(酒浸)120克,川芎120克,熟地黄(姜汁炒)120克,白芍药(酒炒)120克,白术60克,陈皮60克,泽兰叶60克,黄柏(酒炒)30克,甘草(酒炒)30克。

【用法】 上药共研末,以酒糊调和为丸。每服 70 丸,空腹时用白汤下。

 升阳举经汤

【来源】 《兰室秘藏》卷中。

【主治】 妇人经水不止,右尺脉按之空虚,属气血俱脱者。

【组成】 肉桂(去皮,盛夏不用)、白芍药、红花各 1.5 克,细辛 1.8 克,人参、熟地黄、川芎各 3 克,独活、黑附子(炮裂,去皮、脐)、甘草(炙)各 5 克,羌活、藁本、防风各 6 克,白术、当归、黄芪、柴胡各 9 克,桃仁(汤浸,去皮、尖)10 个。

【用法】 上药共研为粗末。每服 9 克,用水 450 毫升,煎至 150 毫升。空腹时热服。

 元归散

【来源】 《类证治裁》卷八。

【主治】 妇女血滞经闭。

【组成】 延胡索、当归各等份。

【用法】 上药共研末。每服 9 克,加生姜,以水煎服。

 十全济阴丸

【来源】 《济阴纲目》卷六。

【功用】 养血,益气,调经。

【主治】 气血两虚,月经不调,久不怀孕。

【组成】 当归身(酒洗)、熟地黄、香附子(童便煮)各 120 克,干山药、白术各 75 克,枸杞子、人参各 60 克,艾叶(去梗、筋,同香附用陈醋、老酒煮一时,捣烂焙干)60 克,川芎、白芍药、牡丹皮、紫石英(火煅淬)各 45 克,泽兰 3 克,紫河车(在净水内洗去秽血,用银针挑去紫筋)1 具。

【用法】 上药咀片,同河车入砂锅内,用陈老酒 750 毫升、陈米醋 250 毫升、清白童便 250 毫升、米泔水 750 毫升和匀,倾入锅内,浮于药中,如尚少,再加米泔,盖严,用桑柴火慢煮,以河车溶化汁干为度。同取出,用石臼捣烂为饼,日晒露三昼夜,焙干为末,炼蜜捣和为丸,如梧桐子大。每服 50 丸,渐加至 90 丸,空腹时用温盐汤送下。

九制香附丸

【来源】 《饲鹤亭集方》。

【功用】 开郁健脾,调经安胎。

【主治】 妇人经事不调,赤白带下,气血凝滞腹痛,胸闷胁胀,呕吐恶心,气块血块。

【组成】 香附子 420 克,艾叶 120 克。

【用法】 将上药一次用酒,二次用醋,三次用盐,四次用童便,五次用小茴香 60 克,六次用益智仁 60 克,七次用丹参 60 克,八次用姜汁,九次用莱菔子 60 克,先后分别煎汁,按春三日、夏一日、秋三日、冬七日浸制,随后晒干研为细粉,糊丸。每服 9～12 克,开水送下。

 皱血丸

【来源】 《太平惠民和剂局方》卷九。

【功用】 散寒祛瘀,理气调经。

【主治】 妇人血海虚冷,气血不调,时发寒热,或下血过多,或久闭不通,崩中不止,带下赤白,症瘕痞块,攻刺疼痛,小腹紧满;胁肋胀痛,腰重脚弱,面黄体虚,饮食减少,渐成劳状,及经脉不调,胎气多损。

【组成】 菊花(去梗)、茴香、香附子(炒,酒浸一夜,焙)、熟干地黄、当归、肉桂(去粗皮)、牛膝、延胡索(炒)、芍药、蒲黄、蓬莪术各 90 克。

【用法】 上药共研为细末,用乌豆 700 克,醋煮候干,焙为末,再入醋 400 毫升,煮至 200 毫升,为糊和丸,如梧桐子大。每服 20 丸,温酒或醋汤下;血气攻刺,炒姜酒下;症块绞痛,当归酒下。

 姜黄散

【来源】 《妇人大全良方》卷一。

【主治】 小腹久冷,月水不调,及瘀血凝滞,脐腹刺痛。

【组成】 川姜黄(成片子者)120 克,蓬莪术、红花、桂心、川芎各 30 克,延胡索、牡丹皮各 60 克,白芍药 90 克。

【用法】 上药共研为细末。每服 3 克,用水 75 毫升,酒 75 毫升,煎至 100 毫升,热服。

珍宝饮

【来源】 《丹台玉案》卷五。

【主治】 月经一月两至或数日一至者。

【组成】 当归、白芍、人参、白茯苓、生地各 3 克,蒲黄(炒黑)6 克、香附子、川芎、白术、甘草(炙)、黄连各 2.4 克。

【用法】 上药加大枣 2 枚,水煎,空腹时温服。

 定经汤

【来源】 《傅青主女科》卷上。

【功用】 舒肝补肾,养血调经。

【主治】 肝肾气郁,经来断续,或前或后,行而不畅,有块,色正常,小腹胀痛,或乳房胀痛连及两胁。

【组成】 菟丝子(酒炒)30 克,白芍(酒炒)30 克,当归(酒洗)30 克,大熟地(九蒸)15 克,山药 15 克,白茯苓 9 克,芥穗(炒黑)6 克,柴胡 15 克。

【用法】 上药以水煎服。

 泽兰丸

【来源】 《圣济总录》卷一五一。

【主治】 室女血气不调,经止后复来,脐腹冷疼。

【组成】 泽兰叶、牡丹皮、川芎、当归(切,焙)、延胡索、蓬莪术(炮,锉)、京三棱(炮,锉)、芍药、熟干地黄(焙)各 30 克,肉桂(去粗皮)、青陈皮(去白,炒)、乌头(炮裂,去皮、脐)各 23 克。

【用法】 上药十二味,细捣为末,用酒面糊调和为丸,如梧桐子大。每服 20 丸,空腹时用温酒调下。

 理阴煎

【来源】 《景岳全书》卷五十一。

【异名】 理营煎(《仙拈集》卷一)。

【功用】 益肾健脾,活血调经。

【主治】 真阴虚弱,痰饮内停。胀满呕哕,恶心吐泻,腹中疼痛,妇人经迟血滞。

【组成】 熟地 9～21 克或 30～60 克,当归 6～9 克或 15～21 克,甘草(炙)3～6 克,干姜(炒黄色)3～9 克或加肉桂 3～6 克。

【用法】 上药用水 400 毫升,煎至 280～320 毫升,热服。

【加减】 命门火衰,阴中无阳,加附子、人参;外感风寒,邪未加深,但见发热身痛,加柴胡 6 克;寒凝阴盛而邪气难解,加麻黄 6 克;阴盛之体,外感寒邪,恶寒脉细,加细辛 3～6 克,甚者再加附子 3～6 克,或并加柴胡以助之;阴虚内热,宜去姜、桂,单用三味,或加人参;脾肾两虚,水泛为痰,或呕或胀,加茯苓 4.5 克,或加白芥子 1.5 克;泄泻不止,少用当归或去之,加山药、扁豆、吴茱萸、破故纸、肉豆蔻、附子之属;腰腹疼痛,加杜仲、枸杞子;腹胀疼痛,加陈皮、木香、砂仁。

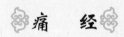

痛 经

延胡索散

【来源】 《济阴纲目》卷一。

【主治】 妇人气滞血瘀,脘腹胀痛,或经行腹痛。

【组成】 延胡索、当归(酒浸)、赤芍(炒)、蒲黄(炒)、桂皮、乳香、没药各 3 克。

【用法】 上药共研为细末。每服 9 克,温酒空腹服。

益母丸

【来源】 《奇方类编》卷下。

【功用】 调气活血。

【主治】 月经不调,经来腹痛,腹有症瘕,久不受孕,产后血瘀腹痛。

【组成】 益母草 500 克,川芎 30 克,赤芍 30 克,归身 30 克,木香 30 克。

【用法】 上药共研为细末,炼蜜为丸,弹子大,每丸重 9 克。每次服 1 丸,一日 2～3 次。

【禁忌】 孕妇忌服。

宁坤丸

【来源】 《采艾编翼》卷二。

【异名】 回生丹(《采艾编翼》卷二)。

【功用】 补气养血,解郁化瘀,调经止痛。

【主治】 妇女崩漏带下,产劳虚损;室女经闭,痛经,月水不调。

【组成】 大黄(细末)500克,红花(炒黄色,入好酒400毫升同煮三五沸,去红花不用,只存汁用)90克,黑豆(水2.25升煮取汁700毫升,去豆)1.2千克,苏木(锉,用河水2.25升煎取汁700毫升,亦去渣不用)90克。

当归、川芎、熟地黄(务自制)、白茯苓(去皮)、苍术(米泔浸)、香附米、乌药、延胡索、桃仁(沸汤泡,去皮,炒,另研)、牛膝(去芦)、蒲黄各30克,白芍(酒炒)、甘草(炙)、陈皮、木香、三棱、五灵脂、羌活、山茱萸(酒浸,去核)、地榆各15克,人参、白术(去芦)、青皮(去白)、木瓜各9克,良姜12克,乳香、没药各30克。

【用法】 以上前三味,先将大黄末用好米醋500～700毫升搅匀,以文武火熬成膏,复添醋750毫升,再搅匀,再熬成膏;次下红花酒、黑豆汁、苏木汤,共倾入大黄膏内搅匀,又熬成膏,取出待用。如有锅巴,即焙干研末。上药与其他药材共研为细末,用大黄膏调和为丸,如弹子大。每服1丸,酒顿化服。

 ## 玄胡索汤

【来源】 《重订严氏济生方》。

【主治】 妇人室女,七情伤感,遂使血与气并,心腹作痛,或连腰胁,或引背膂,上下攻刺,甚作搐搦,经候不调,但是一切血气疼痛,并可治之。

【组成】 当归(去芦,酒浸,锉,炒)、玄胡索(炒,去皮)、蒲黄(炒)、赤芍药、官桂(不见火)各15克,片子姜黄(洗)、乳香、没药、木香(不见火)各90克,甘草(炙)7.5克。

【用法】 上药咀。每服12克,用水220毫升,生姜7片,煎至160毫升,去渣,空腹时温服。

【加减】 吐逆,加半夏、橘红各15克。

 ## 当归须散

【来源】 《医学入门》卷八。

【主治】 妇人月经适来,血气凝滞,小腹疼痛;产后恶露不尽,心腹作痛;跌扑损伤,气血凝结,胸腹胁痛,或发寒热。

【组成】 归尾4.5克,红花2.4克,桃仁2.1克,甘草(炙)1.5克,赤芍、乌药、香附子、苏木各3克,官桂1.8克。

【用法】 上药用水、酒各半煎,空腹时服。

 吴茱萸汤 ▶▶▶

【来源】 《医宗金鉴》卷四十四。

【功用】 祛风散寒,温经止痛。

【主治】 妇女经行腹痛,胞中不虚,惟受风寒为病。

【组成】 当归、肉桂、吴茱萸、丹皮、半夏(制)、麦冬各 6 克,防风、细辛、藁本、干姜、茯苓、木香、甘草(炙)各 3 克。

【用法】 上药以水煎服。

 生血清热方

【来源】 《万病回春》卷六。

【功用】 养血清热,化瘀调经。

【主治】 血虚有热,兼夹瘀滞,经水过期而来,作痛者。

【组成】 当归、川芎、白芍(酒炒)、生地黄、牡丹皮、桃仁(去皮、尖)、红花、木香、延胡索、香附子、甘草(炙)各等份。

【用法】 上药共锉为散。水煎,温服。

 桃核承气汤 ▶▶▶

【来源】 《伤寒论》。

【异名】 桃仁承气汤(《医方类聚》卷五十四引《伤寒括要》)。

【功用】 破血下瘀。

【主治】 瘀热蓄于下焦,少腹急结,大便色黑,小便自利,甚则谵语烦渴,其人如狂,至夜发热,及血瘀经闭、痛经,产后恶露不下,脉沉实或涩。

【组成】 桃核(去皮、尖)50 个,桂枝(去皮)6 克,大黄 12 克,甘草(炙)6 克,芒硝 6 克。

【用法】 以上五味,以水 700 毫升,煮至 300 毫升,每日 3 服。

 宣郁通经汤 ▶▶▶

【来源】 《傅青主女科》卷上。

【功用】 疏肝泻火,理气调经。

【主治】 妇女经前腹痛,少腹为甚,经来多紫黑瘀块者。

【组成】 白芍(酒炒)15 克,当归(酒洗)15 克,丹皮 15 克,山栀(炒)9 克,白芥子(炒研)6 克,柴胡 3 克,香附子(酒炒)3 克,川郁金(醋炒)3 克,黄芩(酒炒)3 克,甘草(生)3 克。

【用法】 上药以水煎,连服 4 剂。

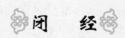

闭　经

归芍饮

【来源】 《丹台玉案》卷五。

【主治】 临经并经后腹痛。

【组成】 当归、白芍、川芎各 3 克,白术、人参、生地、香附子、陈皮各 4.5 克。

【用法】 加大枣 2 枚,以水煎,空腹时服。

玉烛散

【来源】 《儒门事亲》卷十二。

【功用】 养血清热,泻积通便。

【主治】 血虚发热,大便秘结;或妇女经候不通,腹胀作痛;或产后恶露不尽,脐腹疼痛;或胃热消渴,善食渐瘦;或背疮初发。

【组成】 当归、川芎、熟地、白芍、大黄、芒硝、甘草(炙)各等份。

【用法】 上药共锉为散。每服 24 克,水煎去渣,空腹时服。

水蛭饮

【来源】 《圣济总录》卷一五一。

【功用】 祛瘀通经。

【主治】 室女月水不通,腹满有瘀血。

【组成】 水蛭 80 只(糯米同炒,米熟去米),桃仁(汤浸,去皮、尖,麸炒)100 枚,虻虫(去翅、足,微炒)80 只,大黄(锉,炒)90 克。

【用法】 上四味,细锉。每服 9 克,用水 250 毫升,煎至 90 毫升,去渣温服。当下血,如未下,明日再服。

化血丹

【来源】 《医学衷中参西录》上册。

【功用】 止血化瘀。

【主治】 咯血,吐血,鼻出血,二便下血;并治妇女闭经成癥者。

【组成】 花蕊石(煅存性)9克,三七6克,血余炭(煅存性)3克。

【用法】 上药共研为末,分2次,开水送服。

 ### 四物苦楝汤

【来源】 《医垒元戎》。

【主治】 杂症腹痛及经事欲行脐腹绞痛。

【组成】 当归、熟地黄、芍药、川芎、延胡索、苦楝(碎,炒焦)各30克。

【用法】 上药共研为末。每服15克,以水煎服。

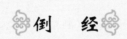 ### 倒 经

 ### 三黄四物汤

【来源】 《审视瑶函》卷六。

【主治】 月经来前,内热迫血上壅,吐血,鼻出血。

【组成】 当归、白芍、川芎、生地、黄连、黄芩、大黄各等份。

【用法】 上药共锉碎。以水煎服。

 ### 顺经汤

【来源】 《审视瑶函》卷六。

【功用】 疏肝理气,活血通经。

【主治】 室女月水停久,倒行逆上冲眼,红赤生翳。

【组成】 当归身、川芎、柴胡、桃仁(泡,去皮、尖)、香附子(制)、乌药、青皮、红花、广陈皮、苏木、赤芍、玄参各适量。

【用法】 上锉一剂。用水400毫升,煎至320毫升,去渣,加酒20毫升,食后温服。

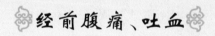

经前泄泻

健固汤

【来源】 《傅青主女科》卷下。

【功用】 补脾渗湿。

【主治】 妇人脾虚湿盛,经前泄水。

【组成】 人参15克,白茯苓9克,白术(土炒)30克,巴戟(盐水浸)15克,薏苡仁(炒)9克。

【用法】 上药以水煎服。连服10剂。

顺经两安汤

【来源】 《傅青主女科》卷上。

【主治】 经前大便下血。

【组成】 当归(酒洗)15克,白芍(酒炒)15克,大熟地(九蒸)15克,山萸肉(蒸)6克,人参9克,白术(土炒)15克,麦冬(去心)15克,黑芥穗6克,巴戟肉(盐水浸)3克,升麻1.2克。

【用法】 上药以水煎服。

术苓固脾饮

【来源】 《辨证录》卷十一。

【功用】 益气健脾,涩肠止泻。

【主治】 妇女行经前泄泻,日久不愈,腹痛喜按,倦怠神疲。

【组成】 白术30克,茯苓、人参、山药、芡实各15克,肉桂1.5克,肉豆蔻1枚。

【用法】 上药以水煎服。

经前腹痛、吐血

正经汤

【来源】 《百一选方》卷十八。

【功用】 益气补血,温经止痛。

【主治】 妇人诸虚不足,心腹疼痛。

【组成】 熟地黄 15 克,人参、桂心、半夏(汤洗七次)、白芍药、牡丹皮、阿胶、麦门冬、当归各 7.5 克,吴茱萸(汤洗七次)6 克。

【用法】 上药共研为粗末。每服 9 克,用水 300 毫升,加生姜 5 片,煎至 200 毫升,温服。

 ## 柴胡丁香汤

【来源】 《兰室秘藏》卷中。

【主治】 妇人年三十岁,临经先腰脐痛,甚则腹中亦痛,经缩三二日。

【组成】 生地黄 0.6 克,丁香 1.2 克,当归身、防风、羌活各 3 克,柴胡 4.5 克,全蝎 1 个。

【用法】 上药都作一服。用水 300 毫升,煎至 150 毫升,去渣,空腹时稍热服。

 ## 桃仁四物汤

【来源】 《万氏女科》卷一。

【主治】 经水将行,腰胀腹痛,由于气滞血实者。

【组成】 归尾、川芎、赤芍、丹皮、香附、延胡索各 3 克,红花 1.5 克,桃仁 25 粒,生地 1.5 克。

【用法】 上药以水煎服。

【加减】 瘦人有火,加黄芩、黄连;肥人多痰,加枳壳、苍术。

 ## 顺经汤

【来源】 《傅青主女科》卷上。

【功用】 补肾清肝。

【主治】 妇人肾阴不足,肝气上逆,经前一二日,忽然腹痛而吐血。

【组成】 当归(酒洗)15 克,大熟地(九蒸)15 克,白芍(酒炒)6 克,丹皮 15 克,白茯苓 9 克,沙参 9 克,黑芥穗 9 克。

【用法】 上药以水煎服。

传世国医灵方

经绝复行、绝经过早

 ## 益经汤

【来源】 《傅青主女科》卷上。

【功用】 滋阴凉血。

【主治】 妇人年老,月经已停,因阴虚血热又来。

【组成】 大熟地(九蒸)30克,白术(土炒)30克,山药(炒)15克,当归(酒洗)15克,白芍(酒炒)9克,生枣仁(捣碎)9克,丹皮6克,沙参9克,柴胡3克,杜仲(炒黑)3克,人参6克。

【用法】 上药以水煎服。

 ## 安老汤

【来源】 《傅青主女科》卷上。

【功用】 益脾补肝,育阴止漏。

【主治】 老年妇女肝脾两虚,肾水亏耗,月经已绝,忽而复行,或下紫血块,或下血淋漓如红血淋。现用于生殖道炎症,子宫内膜息肉所致的绝经后子宫出血等。

【组成】 人参30克,黄芪(生用)30克,大熟地(九蒸)30克,白术(土炒)15克,当归(酒洗)15克,山茱萸(蒸)15克,阿胶(蛤粉炒)3克,黑芥穗3克,甘草(炙)3克,香附子(酒炒)1.5克,木耳炭3克。

【用法】 上药以水煎服。

 ## 蓬莪术散

【来源】 《郑氏家传女科万金方》卷二。

【主治】 妇人气禀虚弱,经断太早,瘀血未散,腹中常有块痛,头晕眼花,饮食少进。

【组成】 香附子90克,当归(酒洗)、赤芍、熟地、蓬莪术、延胡索、白术(土炒)、枳壳、黄芩、青皮各45克,川芎、三棱、砂仁(炒)、干漆各60克,红花、甘草(炙)各30克。

【用法】 上药研末。每服9克,空腹时用酒调下。

🌀 崩 漏 🌀

禹余粮丸

【来源】 《太平圣惠方》卷七十三。

【异名】 紫石英丸（《普济本事方》卷十）。

【主治】 妇人崩漏不止，面色萎黄，肢体消瘦。

【组成】 禹余粮(烧，醋淬七遍)30～60克，龙骨30克，紫石英(细研，水飞过)30克，人参(去芦头)15克，桂心15克，川乌头(炮裂，去皮、脐)15克，泽泻30克，桑寄生30克，川椒(去目及闭口者，微炒去汗)30克，石斛(去根，锉)30克，当归(锉，微炒)30克，杜仲(去皱皮，炙微黄，锉)30克，肉苁蓉(酒浸一夜，微锉，去皱皮，炙干)30克，远志(去心)15克，五味子15克，牡蛎(烧为粉)30克，甘草(炙微赤，锉)15克。

【用法】 上药捣为细末。炼蜜为丸，如梧桐子大。晚饭前以热酒下2～3丸。

柏叶丸

【来源】 《太平圣惠方》卷七十三。

【主治】 妇人崩中漏下不止，渐加黄瘦，四肝无力，腹内疼痛，不思饮食。

【组成】 柏叶(微炙)30克，续断22克，川芎22克，禹余粮(烧，醋淬7遍)60克，艾叶(微炒)22克，阿胶(捣碎炒令黄燥)30克，牡蛎(烧为粉)30克，地榆(锉)30克，熟干地黄30克，当归(锉，微炒)22克，丹参22克，蛇甲(炙微黄)30克，鹿茸(去毛，涂酥，炙微黄)30克，鳖甲(涂醋，炙微黄)30克，赤石脂30克。

【用法】 上药捣罗为末。炼蜜为捣三五百杵，丸如梧桐子大。每次30丸，空腹时以温酒送下。

定崩四物汤

【来源】 《医略六书》卷三十。

【功用】 去瘀生新，止血定崩。

【主治】 产后风湿袭于冲任，不能去瘀生新，以致崩漏如豆汁，腹胁阵痛，脉浮涩微数。

【组成】 生地(炒松)15克，白芷(炒黑)4.5克，白芍(醋炒)4.5克，川芎3克，当归(醋炒)9克，蒲黄(炒炭)9克，阿胶(血余炭炒)9克，小蓟根9克。

【用法】 上药以水煎,去渣温服。

 ## 牡蛎丸

【来源】 《太平圣惠方》卷七十二。

【功用】 补肾养血,敛血固冲。

【主治】 妇人血海虚损,月水不断。

【组成】 牡蛎粉30克,阿胶(捣碎,炒令黄燥)22.5克,当归(锉,微炒)22.5克,川芎22.5克,续断22.5克,鹿茸(去毛,涂酥,炙令微黄)22.5克,干姜(炮裂,锉)22.5克,代赭石30克,赤石脂30克,甘草(炙微赤,锉)7.5克。

【用法】 上药捣罗为末,炼蜜为丸,如梧桐子大。空腹时,以温酒送下30丸。

 ## 赤石脂散

【来源】 《太平圣惠方》卷七十三。

【主治】 妇人胞宫虚寒,漏下不止,腹内冷疼。

【组成】 赤石脂30克,艾叶(微炒)23克,干姜(炮裂,锉)23克,慎火草30克,当归(锉,微炒)30克,鹿茸(去毛,涂酥,炙令微黄)30克,龙骨30克,阿胶(捣碎,炒令黄燥)30克。

【用法】 上药捣细罗为散。每于空腹时,以温酒送下6克。

 ## 如圣散

【来源】 《圣济总录》卷一五二。

【主治】 冲任虚寒,崩漏下血,淋漓不断,血色淡而无血块者。

【组成】 棕榈(烧黑灰)30克,乌梅30克,干姜(烧过,存五分水分)30克。

【用法】 上三味药,捣罗为散。每服3克,空腹时用乌梅汤调下。久患甚者,不过3服。

 二、带下病

 ## 固经丸

【来源】 《万病回春》卷六。

【主治】　带下属湿热者。

【组成】　黄柏(酒浸,炒)、香附子(炒)各 30 克,山栀(炒黑)60 克,苦参 15 克,白术(去芦)、白芍(酒炒)各 23 克,贝母(去心)、干姜(炒)各 6 克,败龟板(酒炙)60 克,山茱萸(酒蒸,去核)、椿根皮(酒炒)各 15 克。

【用法】　上药研末,以酒糊调和为丸,如梧桐子大。每服 80 丸,空腹时用开水送下。

易黄汤

【来源】　《傅青主女科》。

【主治】　妇人任脉不足,湿热侵注,致患黄带,宛如黄茶浓汁,其气腥秽者。

【组成】　山药(炒)30 克,芡实(炒)30 克,黄柏(盐水炒)6 克,车前子(酒炒)3 克,白果(碎)10 枚。

【用法】　上药以水煎服。

抱龙丸

【来源】　《小儿药证直诀》卷下。

【异名】　保肝丸(《增补内经拾遗方论》卷四)。

【主治】　小儿伤风瘟疫,身热昏睡,气粗,风热,痰盛咳嗽,惊风抽搐,中暑;亦治室女白带。

【组成】　天竺黄 30 克,雄黄(水飞)3 克,辰砂(研)、麝香(研)各 15 克,天南星(腊月酿牛胆中,阴干百日,如无,只将生者去皮、脐,炒干用)120 克。

【用法】　上药为细末。煮甘草(炙)水和丸,如皂子大,温水化服。百日小儿,每丸分 3～4 次服;五岁 1～2 丸;大人 3～5 丸。伏暑用盐少许,嚼 1～2 丸,新水送下;腊月中,雪水煮甘草(炙)和药尤佳。一法用浆水或新水浸天南星 3 日,候透软,煮三五沸,取出乘软,去皮,只取白软者,薄切焙干炒黄色,取末 240 克,甘草(炙)75 克,拍破,用水 500 毫升浸一夜,慢火煮至 250 毫升,去渣,旋洒入天南星末,慢研之,令甘草(炙)水尽,入余药。

茅花散

【来源】　《普济方》卷三三一。

【主治】　妇人血崩不止,赤白带下。

【组成】 茅花(炒)1 握,棕树皮 15 克,嫩荷叶 3 张,甘草(炙)60 克。

【用法】 上药共研为细末。每次 5 克,空腹时用酒调服。

补宫丸

【来源】 《杨氏家藏方》卷十五。

【主治】 妇人诸虚不足,久不妊娠,骨热形羸,腹痛下利,崩漏带下。

【组成】 鹿角霜、白术、白茯苓(去皮)、香白芷、白薇、山药、白芍药、牡蛎(煅)、乌贼鱼骨各等份。

【用法】 上药共研为细末,面糊为丸,如梧桐子大。每服 30 丸,空腹时用温米饮送下。

完带汤

【来源】 《傅青主女科》卷上。

【功用】 健脾燥湿,疏肝理气。

【主治】 脾虚肝郁,湿浊下注,带下色中淡黄,清稀无臭,倦怠便溏,面色白,脉缓或濡弱。

【组成】 白术(土炒)30 克,山药(炒)30 克,人参 6 克,白芍(酒炒)15 克,车前子(酒炒)9 克,苍术(制)9 克,甘草(炙)3 克,陈皮 1.5 克,黑芥穗 1.5 克,柴胡 1.8 克。

【用法】 上药以水煎服。

银杏汤

【来源】 《竹林女科证治》卷二。

【主治】 妊娠白带。

【组成】 熟地黄 30 克,山茱萸肉、薏苡仁、淮山药各 12 克,茯苓 9 克,泽泻、丹皮各 6 克,黑豆 80 克。

【用法】 先将黑豆煎汁 400 毫升,取 200 毫升,入银杏(即白果)10 个,大红枣 20 枚,煎好再入诸药,加水 400 毫升,煎至 320 毫升分服。服此 2 剂,永无白带。

黄柏牛车散

【来源】 《辨证录》卷十一。

【主治】 妇人忧思伤脾,郁怒伤肝,脾土不运,肝血不藏,湿热随血气同下,以致带下色赤。

【组成】 牛膝 30 克,车前子 9 克,黄柏 6 克,白芍 30 克。

【用法】 上药以水煎服。

桂附汤

【来源】 《东垣试效方》卷四。

【主治】 妇人白带腥臭,多悲不乐,大寒。

【组成】 肉桂 3 克,附子 9 克,黄柏(为引用)1.5 克,知母 1.5 克。

【用法】 上药咀。用水 400 毫升,煎至 200 毫升,去渣,稍热服。

【加减】 不思饮食,加五味子;烦恼,面上麻如虫行,乃胃中元气极虚,加黄芪 4.5 克,人参 2.1 克,甘草(炙)、升麻各 1.5 克。

保阴煎

【来源】 《景岳全书》卷五十一。

【主治】 妇带浊遗淋,色赤带血,脉滑多热,便血不止,及血崩血淋,或经期太早,一切阴虚内热动血。

【组成】 生地、熟地、芍药各 6 克,山药、川续断、黄芩、黄柏各 4.5 克,甘草(生)3 克。

【用法】 上药以水 400 毫升,煎至 280 毫升,空腹时温服。

 # 三、妊娠病

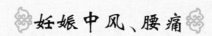 妊娠中风、腰痛

木防己散

【来源】 《太平圣惠方》卷七十四。

【主治】 妇人妊娠中风,口眼㖞斜,手足顽麻。

【组成】 木防己 30 克,羌活 30 克,防风(去芦头)30 克,羚羊角屑 30 克,桂心 15 克,荆芥穗 15 克,薏苡仁 30 克,麻黄(去根、节)30 克,桑寄生 15 克,黄松节 30 克,甘草(炙微赤,锉)15 克。

【用法】　上药捣碎为散。每服 9 克,用水 300 毫升,入生姜 1 片,煎至 200 毫升,去渣,不拘时候温服。

 僵蚕散

【来源】　《医略六书》卷二十八。

【主治】　孕妇中风痰多,口噤脉滑者。

【组成】　白附子 30 克,僵蚕(炒)30 克,半夏(制)30 克,南星(制)30 克,天麻(煨)30 克,蝉衣 30 克。

【用法】　上药共锉为散。每次 15 克,水煎去渣,入姜汁 5 毫升,温服。

 乌蛇丸

【来源】　《太平圣惠方》卷六十九。

【主治】　妇人中风,牙关紧急,手足顽麻,心膈痰涎壅滞。

【组成】　乌蛇肉(酒拌,炒令黄)30 克,天麻 30 克,白附子(炮裂)30 克,乌犀角屑 15 克,半夏 15 克(汤洗 7 遍,以生姜 15 克去皮同捣,炒令干),白僵蚕(微炒)15 克,天南星(炮裂)30 克,干蝎(微炒)15 克,麻黄(去根、节)15 克,独活 15 克,当归(锉碎,微炒)15 克,晚蚕沙(微炒)15 克,麝香(研)7.5 克。

【用法】　上药捣细罗为末,炼蜜和捣三五百杵,丸如梧桐子大。每服 7 丸,温酒送下,不拘时候。

 肾着汤

【来源】　《三因极一病证方论》卷十七。

【主治】　妊娠腰脚肿痛。

【组成】　茯苓、白术各 120 克,干姜(炮)、甘草(炙)各 60 克,杏仁(去皮、尖,炒)90 克。

【用法】　上药共锉为散。每服 12 克,用水 400 毫升,煎至 300 毫升,去渣,食前服。

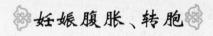 妊娠腹胀、转胞

 滋肾生肝饮

【来源】　《校注妇人良方》卷八。

【异名】 生肝饮（《医级》卷八）。

【功用】 滋肾疏肝。

【主治】 妇人肝肾阴虚,致患转脬,小腹急痛,不得小便;肝火郁于胃中,倦怠嗜卧,饮食不思,口渴咽燥;小便自遗,频数无度;伤寒后,热已退而见口渴。

【组成】 山药、山茱萸各 3 克,熟地黄（自制）6 克,泽泻、茯苓、牡丹皮各 2.1克,五味子（杵,炒）1.5 克,柴胡、白术、当归、甘草（炙）各 0.9 克。

【用法】 上药以水煎服。

 举胎四物汤

【来源】 《医宗金鉴》卷四十四。

【功用】 补气养血,升提举胎。

【主治】 孕妇转脬,小便不通,饮食如常,心烦不得卧者。

【组成】 当归、白芍、熟地黄、川芎、人参、白术各 6 克,陈皮、升麻各 3 克。

【用法】 上药锉碎。以水煎服。服后用探吐法,吐后再服再吐,如此三四次。

 举气汤

【来源】 《杏苑生春》卷八。

【主治】 妊娠转脬,小便不通者。

【组成】 当归、川芎、陈皮、人参、白术各 3 克,甘草（炙）1.5 克,熟地黄、半夏各 2.5 克,白芍 2 克。

【用法】 上药咀。水煎,空腹时服。服后探吐,再服再吐。

 茯苓升麻汤

【来源】 《医学心悟》卷三。

【主治】 孕妇转脬,小便不通。

【组成】 茯苓、赤白各 15 克,升麻 5 克,当归 6 克,川芎 3 克,麻根 10 克。

【用法】 急流水煎服;或调琥珀末 6 克服更佳。

 参术二陈汤

【来源】 《叶氏女科证治》。

【主治】 妊娠气虚,胎不能举,下压膀胱,尿闭腹肿者。

【组成】 人参、白术（蜜炙）、当归、白芍、陈皮、半夏（姜制，炒黄）、甘草（炙）各等份。

【用法】 上药以水煎服。

苓麻饮

【来源】 《卫生鸿宝》卷五。

【主治】 妊娠转胞，小便不通。

【组成】 白茯苓、赤茯苓各6克，升麻4.5克，当归6克，川芎3克，麻根9克。

【用法】 上药以水煎服；或调琥珀末6克同服，更妙。

升麻黄芪汤

【来源】 《医学衷中参西录》。

【主治】 妇人转胞，小便滴沥不通。

【组成】 生黄芪15克，当归12克，升麻、柴胡各6克。

【用法】 上药以水煎服。

妊娠血症、便秘

疏气黄芪丸

【来源】 《圣济总录》卷一五七。

【主治】 妊娠大便不通。

【组成】 黄芪（锉）、枳壳（去瓤，麸炒）各30克，威灵仙60克。

【用法】 上三味，捣罗为末，用面糊调和为丸，如小豆大。每服30丸，温水送下，不拘时服。未通，稍加之。

当归寄生汤

【来源】 《广嗣纪要》卷七。

【主治】 气血亏耗，虚热内生，妊娠漏血，脉弦细者。

【组成】 当归、川芎、艾叶、白术各3克，人参、续断、桑寄生、熟地黄各6克。

【用法】 上药用水400毫升，煎至200毫升，空腹时服。

助气补漏汤

【来源】 《傅青主女科》卷下。

【功用】 益气养阴,清热止血。

【主治】 妊娠气虚血热,小便时常出血,但胎不动,腹不痛者。

【组成】 人参 30 克,白芍(酒炒)15 克,黄芩(酒炒黑)、生地(酒炒黑)各 9 克,益母草 3 克,续断 6 克,甘草(炙)3 克。

【用法】 上药以水煎服。

 芎归人参散

【来源】 《外台秘要》卷三十三引《广济方》。

【主治】 胎漏腹痛。

【组成】 川芎、川当归、人参、阿胶(炒)各等份。

【用法】 上药共锉为散。每服 15 克,加大枣 2 枚,以水煎服。

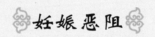 妊娠恶阻

 保生汤

【来源】 《妇人大全良方》卷十二。

【主治】 妊娠恶阻,恶闻食气,或但嗜一物,或大吐,或时吐清水,脉滑大而六部俱匀者。

【组成】 人参、甘草(炙)各 7.5 克,白术、香附子、乌药、橘红各 15 克。

【用法】 上药咀。每服 10 克,用水 220 毫升,加生姜 5 片,煎至 180 毫升,去渣温服,不拘时候;或研末调服。

【加减】 如觉恶心呕吐,加丁香,并加重生姜用量。

【附注】 方中乌药,《校注妇人良方》作"乌梅"。

 茯苓丸

【来源】 《妇人大全良方》卷十二。

【主治】 妊娠恶阻,心中烦闷,头目晕重,恶闻食气,呕吐痰涎,胸腹痞闷,四肢

重弱。

【组成】 赤茯苓、人参、桂心、干姜、半夏(泡洗七次,炒黄)、橘红各 30 克,白术、葛根、甘草(炙)、枳壳各 60 克。

【用法】 上药共研为细末,炼蜜为丸,如梧桐子大。每服 50 丸,米汤饮下,一日 3 次。

 ## 山芋面

【来源】 《寿亲养老新书》卷四。

【主治】 妊娠恶阻,呕逆,头痛,食物不下。

【组成】 生山芋(于砂盆内研令尽,以葛布绞滤取汁)150 克,麻根(去皮,捣碎)1 握。

【用法】 上药研匀,入大麦面 90 克,和匀细切如棋子大。于葱薤羹汁内煮熟,旋食之。

 ## 人参丁香散

【来源】 《妇人大全良方》卷十二。

【主治】 妊娠恶阻,胃寒呕逆,反胃吐食,及心腹刺痛。

【组成】 人参 15 克,丁香、藿香叶各 7.5 克。

【用法】 上药共锉为散。每服 9 克,用水 150 毫升,煎至 100 毫升,去渣温服,不拘时候。

 ## 干姜人参半夏丸

【来源】 《金匮要略》卷下。

【主治】 妇人妊娠呕吐不止。

【组成】 干姜、人参各 14 克,半夏 28 克。

【用法】 上药三味为末,以生姜汁煮糊为丸,如梧桐子大。饮服 10 丸,一日 3 次。

妊娠腹痛、伤寒

 ## 神验胎动方

【来源】 张文仲引徐王方(录自《外台秘要》卷三十三)。

【异名】 佛手散(《普济本事方》卷十)、当归汤《易简方》)、神妙佛手散(《校注妇人良方》卷十二)、芎归汤(《摄生众妙方》卷十一)。

【主治】 妊娠伤胎腹痛。

【组成】 当归9克,川芎6克。

【用法】 上二味,切碎。以水800毫升,酒600毫升,煮取600毫升,分3服。

 安胎丸

【来源】 《仙拈集》卷三。

【主治】 妊娠腹痛,腰酸脚胀。如惯于小产者,可预服之。甚至见红将坠者,亦能保足月。

【组成】 茯苓120克,黄芩、白术、香附子、益母草各60克,延胡索、红花、没药各15克。

【用法】 上药共研为末,以蜜调和为丸,梧桐子大。每服以7丸为限,空腹时用白汤送下,不宜多服。如胎动不安,一日4~5次。胎安则仍一日一服。甚效。

 当归芍药散

【来源】 《金匮要略》卷下。

【异名】 六气经纬丸(《元和纪用经》)。

【功用】 疏肝健脾。

【主治】 妇人妊娠,肝郁气滞,脾虚湿胜,腹中疠痛。现用于妇女功能性水肿、慢性盆腔炎、功能性子宫出血、痛经、妊娠阑尾炎,以及慢性肾炎、肝硬化腹水、脾功能亢进等属脾虚肝郁。

【组成】 当归9克,芍药18克,茯苓12克,白术12克,泽泻12克,川芎9克。

【用法】 上六味,杵为散。每服6克,温酒送下,一日3次。

 地黄当归汤

【来源】 《素问病机气宜保命集》卷下。

【功用】 补血安胎。

【主治】 妊娠冲任血虚,腹中疼痛。

【组成】 当归30克,熟地黄60克。

【用法】 上药咀。用水600毫升,煎至200毫升,去渣顿服。

胎动不安

安胎当归汤

【来源】 《外台秘要》卷三十三引《小品方》。

【主治】 妇女妊娠五月,举动惊愕,胎动不安,小腹痛引腰胳,小便疼,下血者。

【组成】 当归、阿胶(炙)、川芎、人参各6克,大枣(擘)4枚,陈皮6克。

【用法】 上药以酒、水各300毫升,煮取300毫升,去渣,内胶令烊,分2服。

加减安胎饮

【来源】 《古今医鉴》卷十二。

【主治】 妊娠日月未足,因劳役怒气,调养不节,或房室所伤,或因宿有冷气,而痛如欲产。

【组成】 知母、杜仲、木香、续断、香附子、陈皮、乌药、紫苏、白芍、川芎、当归、白术、黄芩各等份。

【用法】 上药以水煎服。

加味圣愈汤

【来源】 《医宗金鉴》卷四十六。

【功用】 养血安胎。

【主治】 妊娠伤胎,腹痛不下血。

【组成】 熟地(酒拌,蒸半日)、白芍(酒拌)、川芎、人参、当归(酒洗)、黄芪、杜仲、续断、砂仁各等份。

【用法】 上药以水煎服。

枳芩散

【来源】 《郑氏家传女科万金方》卷三。

【主治】 妊娠胎漏下血。

【组成】 枳壳(麸炒)、黄芩各15克,白术90克。

【用法】 上药以水煎服。

芎归补中汤

【来源】 《校注妇人良方》卷十三。

【功用】 益气补中,养血祛瘀。

【主治】 气血虚弱,半产漏下。

【组成】 艾叶、阿胶(炒)、川芎、五味子(杵,炒)、黄芪(炙)、当归、白术(炒)、芍药(炒)、人参、杜仲(炒)各3克,甘草(炙)1.5克。

【用法】 上药共研为末。每服15克,以水煎服。

 宜胎饮

【来源】 《大生要旨》卷二。

【主治】 怀孕四五月,阴虚火旺,咳嗽,或痰血,或鼻出血,五心烦热,胎动不安。

【组成】 生地9克,归身、麦冬(去心)各4.5克,白芍(酒炒)6克,阿胶、杜仲(盐水炒)、续断(盐水炒)、条芩、枳壳各3克,川贝4.5克。

【用法】 上药以河水煎服。

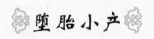 **堕胎小产**

保胎资生丸

【来源】 《先醒斋医学广笔记》卷二。

【异名】 资生丸(《先醒斋医学广笔记》卷二)。

【功用】 益气健脾固胎。

【主治】 妊娠三月,阳明脉衰,胎无所养,胎堕。

【组成】 人参(人乳浸,饭上蒸,烘干)90克,白术90克,白茯苓(研细末,水澄蒸,晒干,入人乳再蒸,晒干)45克,广陈皮(去白,略蒸)60克,山楂肉(蒸)60克,甘草(去皮,蜜炙)15克,淮山药(切片,炒)45克,白扁豆(炒)45克,白豆蔻仁(不可见火)10.5克,藿香叶(不见火)15克,莲肉(去心,炒)45克,泽泻(切片,炒)10.5克,桔梗(米泔浸,去芦,蒸)15克,芡实粉(炒黄)45克,麦芽(炒,研磨,取净面)30克,川黄连(如法炒七次)9克,薏苡仁(炒三次)45克。

【用法】 上药共十七味,共研为细末,炼蜜为丸,如弹子大,每丸重6克。用白

传世国医灵方

开水或清米汤、陈皮汤、炒砂仁汤嚼化下。

【禁忌】 忌桃、李、雀肉、蛤、生冷食物。

千金保胎丸

【来源】 《万病回春》卷六。

【主治】 妇人气血不足,冲脉有伤,受胎经二月而胎堕者。

【组成】 当归(酒洗)60克,川芎30克,熟地(姜汁炒)120克,阿胶(蛤粉炒)60克,艾叶(醋煮)、砂仁(炒)各15克,条芩(炒)60克,益母草60克,杜仲(去粗皮,姜汁酒炒)120克,白术(土炒)120克,陈皮30克,续断(酒洗)30克,香附子(酒、醋、盐水、童便各浸2日,炒)60克。

【用法】 上药共研为细末,煮枣肉为丸,如梧桐子大。每服100丸,空腹用米汤送下。

安胎丸

【来源】 《万病回春》卷六。

【主治】 瘦人血少有热,胎动不安,素惯半产。

【组成】 当归、川芎、白芍、条芩各30克,白术(去芦)15克。

【用法】 上药共研为细末,以酒糊调和为丸,如梧桐子大。每服50丸,空腹时用茶汤送下,每日3服。妊娠宜常服之。

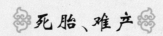

达生散

【来源】 《郑氏家传女科万金方》卷三。

【功用】 预防难产。

【组成】 大苏梗、当归(酒洗)、白芍(酒洗)、广陈皮各3克,川芎2.1克,甘草(炙)1.5克,大腹皮(黑豆汁洗净,晒干)2.4克。

【用法】 上药用水200毫升,加生姜3片,煎至160毫升,空腹时服。孕妇每月服3帖,至5个月服5帖,6个月服6帖,逐月递加。至10月停服。孕期如未服过此药,临产前用本方加大剂量服一帖。

【加减】 体虚者,加人参2.4克;大便秘结,头目眩晕,恶心呕吐,加姜汁炒川连 3 克,姜汁炒山栀 3 克;有痰,加天花粉 2.4 克;胸膈痞闷,加焦神曲 3 克。八九月后,可加白芷 4.5 克,川贝母 3 克,麸炒枳壳 2.4 克。

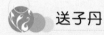

送子丹

【来源】 《傅青主女科》卷下。

【主治】 血虚难产。

【组成】 生黄芪 30 克,当归(酒洗)30 克,麦冬(去心)30 克,熟地(九蒸)15 克,川芎 9 克。

【用法】 上药以水煎,连服 2 剂。

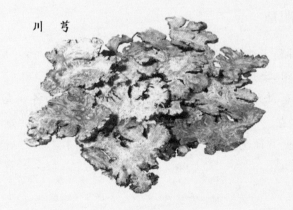

川芎

第四篇　儿　　科

　　儿童尤其是幼儿患病时,因孩子无法准确地陈述病情,给治疗增加了难度,同时提升了误诊的发生概率。在临床上,中医药采用传统方法,对小儿反复发作的婴幼儿腹泻、上呼吸道感染、小儿疝气、小儿哮喘、小儿麻疹、小儿厌食及营养不良等常见病能够准确判断,治疗方法也相对简单,最重要的是其治疗效果稳固,体现出中医治病去病根的长处。

口疮、鹅口疮

牛黄生肌散

　　【来源】　《外科大成》卷三。

　　【主治】　牙疳,臭烂穿腮者。

　　【组成】　牛黄、珍珠、琥珀、人中白、胡黄连、乳香、没药各3克,儿茶6克,硼砂1.5克,冰片0.9克。

　　【用法】　上药共研为末。搽患处。

保命散

　　【来源】　《普济方》卷三六〇引《医方妙选》。

　　【异名】　朱矾散(《片玉心书》卷五)。

　　【主治】　小儿鹅口疮。

　　【组成】　白矾(烧灰)7.5克,马牙硝(细研)15克,朱砂(水飞)7.5克。

　　【用法】　上药和匀研细。每用少许,取白鹅粪,以水搅取汁,调涂舌上、颊内。未用药时,先以消毒纱布揩拭舌上污垢,然后用药敷之。

青液散

　　【来源】　《婴童百问》卷四。

　　【主治】　婴幼儿鹅口疮,口疮,重舌。

　　【组成】　青黛3克,朴硝3克,冰片0.9克。

【用法】 上药共研为细末。蜜调,以鹅翎蘸少许敷患处。

吐乳、泄泻

乳吮散

【来源】《小儿卫生总微论》卷十。

【主治】 婴儿吐乳不定。

【组成】 枇杷叶(去毛,炙焦黄色)7.5克,母丁香7.5克。

【用法】 上药共研为细末。每服0.3～0.5克,涂乳头上令小儿吸吮,便止。

木香豆蔻丸

【来源】《御药院方》卷十一。

【主治】 小儿泄泻,经久不止,食少腹胀,面黄神疲。

【组成】 木香、草豆蔻仁、槟榔、陈皮、青皮(去白)各30克,京三棱120克,肉豆蔻(去壳)5枚。

【用法】 上药共研为细末,以面糊调和为丸,如黄米大。每服50丸,枣汤服下。

参苏饮子

【来源】《普济方》卷三九五。

【主治】 小儿伏热吐泻,虚烦闷乱,引饮不止。

【组成】 人参(去芦)、白术、白茯苓(去皮)、甘草(炙)、紫苏叶、土木瓜、香薷叶、厚朴(去皮,姜制)、半夏曲、白扁豆(炒)、陈橘红各等份。

【用法】 上药共锉为散。每服6克,用水150毫升,煎至100毫升,去渣温服,不拘时候。

斗门丸

【来源】《杨氏家藏方》卷十八。

【功用】 温阳止泻。

【主治】 小儿肠胃虚弱,泄泻糟粕,或便白沫,昼夜无度。

【组成】 附子1枚(重18克,炮,去皮、脐、尖),硫黄(另研)、肉桂(去粗皮)、龙骨(别研)、诃子(煨,去核)、丁香、干姜(炮)各7.5克。

【用法】 上药共研为细末,煮面糊为丸,如黍米大。每服30丸,乳食前用温米饮送下。

 ## 术附汤 ▶▶▶

【来源】 《活幼口议》卷十九。

【主治】 小儿脏腑虚寒,泄泻通利,手足厥冷。

【组成】 附子(炮)半个,白术0.3克,干姜(炮)6克,甘草(炙)3克。

【用法】 上药咀。每服3克,用水150毫升,煎至75毫升,去渣温服。手足暖,止后服。

小儿积食、厌食

 ## 加味平胃散 ▶▶▶

【来源】 《医宗金鉴》卷五十四。

【功用】 化积消滞。

【主治】 小儿饮食过度,积滞内停,脘腹膨胀,大便不通。

【组成】 南苍术(炒)、厚朴(姜炒)、大腹皮(制)、甘草(生)、陈皮、莱菔子(焙)、山楂、麦芽(炒)、神曲(炒)各等份。

【用法】 引用生姜,以水煎服。

 ## 启脾丸 ▶▶▶

【来源】 《增补内经拾遗方论》卷一引《经验良方》。

【功用】 健脾益气,消食和中。

【主治】 小儿伤食,呕吐泄泻,腹胀腹痛;小儿疳积,面黄消瘦。

【组成】 人参(去芦)、白术(土炒)、白茯苓(去皮)、干山药、莲肉各30克,山楂(蒸,去核)、甘草(蜜炙)、陈皮、泽泻各15克。

【用法】 上药各研为细末,荷叶煮汤,以炊饭为丸,如梧桐子大。每服70～80丸,食后用米饮送下。

姜糖饮

【来源】 《儿科证治简要》。

【功用】 温中散寒,暖脾益胃。

【主治】 不乳症。先天虚寒或后天为寒邪所伤,致脾阳不振,运化失职,出生后二三日内不吮乳,面色灰暗或微青,四肢发凉,哭声无力,指纹青暗,舌质淡,苔白润。

【组成】 生姜 3～5 片,红糖 3～6 克。

【用法】 水煎或开水冲服。

健脾散

【来源】 《证治准绳·幼科》卷七。

【主治】 小儿脾胃虚弱,湿滞中阻,胸腹胀满,不思饮食。

【组成】 白茯苓(去皮)、人参各 30 克,厚朴(用姜汁炙)90 克,苍术(米泔浸一夜)120 克,陈皮(去白)150 克,甘草(半生半炙)60 克,草果子(去皮)60 克。

【用法】 上药共研为末。每服 3 克,加生姜、大枣,水煎服。

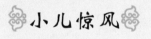

小儿惊风

龙胆丸

【来源】 《太平圣惠方》卷八十五。

【主治】 小儿惊热不退,变而为痫。

【组成】 龙胆草(去芦、头)22 克,牛黄(细研)7.5 克,龙齿 22 克。

【用法】 上药捣罗为末,研入麝香 6 克,炼蜜和丸,如黄米大。每次 5 丸,荆芥汤送下,不拘时候。

可保立苏汤

【来源】 《医林改错》卷下。

【功用】 大补元气,温养脾肾。

【主治】 小儿因伤寒、瘟疫或痘疹、吐泻等症,病久气虚,致患慢惊,四肢抽搐,项背后反,两目天吊,口流涎沫,昏沉不省人事。

【组成】 黄芪(生)45 克,党参 9 克,白术 6 克,甘草(炙)6 克,当归 6 克,白芍 6 克,枣仁(炒)9 克,山茱萸 3 克,枸杞子 6 克,故纸 3 克,核桃(连皮打碎)1 个。

【用法】 上药以水煎服。

消风散

【来源】 《儒门事亲》卷十二。

【功用】 祛风化痰。

【主治】 风痰风厥,涎盛不利,半身不遂,失音不语,留饮飧泄,痰多呕逆,眩晕,口歪搐搦,僵仆目眩,小儿惊悸狂妄,胃脘当心而痛,上肢两胁,咽嗝不通,偏正头痛。

【组成】 川芎、羌活(去芦)、人参(去芦)、白茯苓(去皮)、白僵蚕、蝉壳各 30 克,陈皮(去白)、厚朴(去粗皮,姜制)各 30 克。

【用法】 上药共研为细末。每服 6 克,清茶调下。

神圣丸

【来源】 《直指小儿方》卷二。

【主治】 小儿惊风,痰盛搐搦,口皮牵引。

【组成】 乌蛇肉(米醋浸,炙)、白僵蚕(炒)、防风、天麻、天南星(牛胆制)各 15 克,五灵脂、代赭石(煅,醋浸)各 7.5 克,全蝎(焙)、朱砂各 3 克。

【用法】 上药共研为末,粟为糊丸,如梧桐子大。每服 1 丸,急惊用荆芥汤调下,慢惊用姜汤送下。

化风丹

【来源】 《婴童百问》卷上。

【功用】 祛风化痰,退热镇搐。

【主治】 小儿惊痫。

【组成】 胆南星、羌活、独活、防风、天麻、人参(去芦)、川芎、荆芥、甘草、全蝎各等份。

【用法】 上药共研为末,炼蜜为丸,芡实大。薄荷汤下。

水银扁丸子

【来源】 《太平惠民和剂局方》卷十。

【功用】 清热定惊,化痰利气。

【主治】 小儿惊风壮热,涎盛喘粗,或发抽搐,目睛上视。及因乳哺不节,胸满呕逆,精神迷闷,发痫瘈疭。

【组成】 黄明胶(炒令黄燥)4 克,腻粉、干蝎(全者)、百草霜(研)、牛黄(研)、铅霜(研)、青黛(研)各 7.5 克,巴豆(去皮、膜、脂,煮黄)、黑铅(同水银结砂子)、水银各 30 克,香墨(烧、淬)9 克。

【用法】 上药共研为细末,入研药匀,以陈粟米饭为丸,如绿豆大,捏扁。每一岁儿服 1 丸,四岁儿以上服 4 丸,乳食后用干柿汤或薄荷汤送下。以利下青黏滑涎为度。此药不得化破。

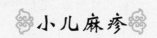 小儿麻疹

 一丸春

【来源】 《丹台玉案》卷六。

【主治】 痘疹顶陷不贯。

【组成】 天麻、僵蚕、天花粉各 10 克,全蝎、甘草(炙)各 6 克,象皮、光乌各 9 克,礞石、朱砂、狗宝各 3 克,牛黄 1.5 克,麝香 1 克。

【用法】 上药共研为末,以米饭为丸,如龙眼大,朱砂为衣。每服 1 丸,临卧时用酒浆化下。

 独圣散

【来源】 《丹溪心法》卷五。

【异名】 牛蒡僵蚕散(《普济方》卷四〇三)、牛蚕散(《医学入门》卷八)、独胜散(《赤水玄珠》卷二十八)。

【主治】 小儿痘疮陷入。

【组成】 牛蒡子(炒)15 克,白僵蚕 7.5 克。

【用法】 上药共研为末。入紫草 3 茎煎。连进 3 服,其痘便出。

传世国医灵方

十三味羌活散

【来源】 《景岳全书》卷六十三。

【功用】 解热散毒。

【主治】 风邪壅滞肌肤。

【组成】 羌活、独活、防风、桔梗、荆芥、柴胡、前胡、地骨皮、甘草（炙）、蝉蜕、川芎、天花粉、天麻各等份。

【用法】 上药共研为细末。每服 6～9 克,用水 150 毫升,入薄荷叶 3 片,煎至 60 毫升,温服。

十神解毒汤

【来源】 《证治准绳·幼科》卷四。

【主治】 小儿痘疹,身发壮热,腮红脸赤,毛焦色枯;及不论痘疹已出未出,燥渴欲饮,睡卧不宁,小便赤涩。

【组成】 当归尾、生地黄、红花、牡丹皮、赤芍药、桔梗、木通、大腹皮、连翘、川芎各等份。

【用法】 上药以水煎服。

退红解毒汤

【来源】 《痘疹会通》卷四。

【功用】 清热解毒,凉血透疹。

【主治】 痘疹初期,发热三四日不退,疹点大小不等,或红斑紫斑,黑赤焦枯,或腰疼。

【组成】 紫草、丹皮、甘草（炙）、连翘、川连、防风、木通、北柴胡、地骨皮、赤芍、桔梗、荆芥、红花、蝉蜕、栀子、羌活、炒黄芩、糯米、竹叶、石膏各等份。

【用法】 上药以水煎服。

除热清肺汤

【来源】 《张氏医通》卷十五。

【功用】 养阴清肺。

【主治】 麻疹尽透而壮热咳嗽,大便秘结者。

【组成】 石膏9克,黑参、生地黄、赤芍、贝母、栝楼根各3克,麦门冬(去心)4.5克,甘草(炙)1.5克。

【用法】 上药以水煎,温服。

宣毒发表汤

【来源】 《痘疹活幼至宝》卷终。

【功用】 透疹解毒,宣肺止咳。

【主治】 麻疹透发不出,发热咳嗽,烦躁口渴,小便赤者。

【组成】 升麻、葛根各2.5克,前胡2.5克,桔梗0.6克,枳壳(麸炒)2.5克,荆芥、防风各1.5克,薄荷、甘草(炙)各0.6克,木通、连翘、牛蒡子、杏仁、竹叶各2.5克。

【用法】 上药以水煎服。

【加减】 天气大寒,加蜜炙麻黄;天气大热,加黄芩。

【附注】 方中升麻、葛根透疹解毒;荆芥、防风、牛蒡、薄荷解肌散邪,助升麻、葛根透疹;枳壳、桔梗、前胡、杏仁宣肺祛痰止咳;连翘清泄上焦之热;木通导热下行;竹叶清热除烦;甘草(炙)解毒和中,并和诸药。综合成方,具有宣毒发表之功。故对麻疹初起,欲出未出者,用之有效。

门冬清肺汤

【来源】 《证治准绳·幼科》卷六。

【主治】 麻疹退后,热毒乘肺,咳甚气喘。

【组成】 天门冬(去心)、麦门冬(去心)、知母、贝母、桔梗、款冬花、甘草(炙)、牛蒡子、杏仁(去皮、尖、研)、马兜铃、桑白皮、地骨皮各等份。

【用法】 上药共锉为细末。用水150毫升,煎至100毫升,去渣,食后温服。

痘 疮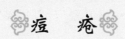

内托散

【来源】 《证治准绳·幼科》卷五。

【主治】 小儿痘疮顶陷不起,根窠不红或灰白色,寒战咬牙者。

【组成】 人参、黄芪、甘草(炙)、川芎、当归、防风、白芷、桔梗、白芍、厚朴、木香、肉桂各等份。

　　【用法】　加生姜1片，大枣1枚，上药以水煎服。浆不满者，水、酒各半煎服。

 开豁腠理汤

　　【来源】　《幼科折中》卷上。

　　【功用】　解肌透疹。

　　【主治】　麻疹欲出之时，腮红目赤，壮热憎寒，身体疼痛，呕吐泄泻，咳嗽烦渴。

　　【组成】　防风、荆芥、紫苏、桔梗、前胡、干葛、升麻、羌活、天花粉、陈皮、甘草（炙）、枳壳各等份。

　　【用法】　上药以水煎服。

 绿袍散

　　【来源】　《治疹全书》卷下。

　　【主治】　痘疹误服辛热之药，以致热毒蕴结，咽喉肿痛，口舌生疮，赤眼肿痛。

　　【组成】　薄荷15克，青黛75克，硼砂7.5克，儿茶9克，甘草（炙）9克，黄柏3克，铜青、冰片各3克，元明粉、百药煎各7.5克，荆芥15克。

　　【用法】　上药共研为细末。每用0.4～0.8克，点舌上，令其白化，或井花水调点。

 紫草饮

　　【来源】　《政和本草》卷八引《经验后方》。

　　【功用】　清热凉血，解毒透疹。

　　【主治】　痘疹欲出未出，或疹一起出齐。

　　【组成】　紫草60克。

　　【用法】　上药用滚开水200毫升浸泡，以物盖定，勿令泄气，待温，量儿大小服之。

　　【禁忌】　便利者忌服。

　　【加减】　出痘，加陈皮、葱白尤妙；如发斑疹，加钩藤，用酒调服。

 柴葛煎

　　【来源】　《景岳全书》卷五十一。

【功用】　透疹解毒,养阴清热。

【主治】　痘疹、瘟疫、表里俱热。

【组成】　柴胡、干葛、芍药、黄、甘草(炙)、连翘各等份。

【用法】　上药用水 220 毫升,煎服。

 柴归饮

【来源】　《景岳全书》卷五十一。

【功用】　养营透疹。

【主治】　痘疮及麻疹初起,发热未退者。

【加减】　血热者,加生地;阴虚者,加熟地;气虚脉弱者,加人参;虚寒者,加炮姜、肉桂;火盛者,加黄芩;热渴者,加干葛;腹痛者,加木香、砂仁;呕恶者加炮姜、陈皮。若治麻疹,或以荆芥易干葛;阴寒盛而邪不能解者,加麻黄、桂枝。

【组成】　当归 6～9 克,芍药(或生或炒)4.5 克,柴胡 3～4.5 克,荆芥穗 3 克,甘草(炙)2.1～3 克。

【用法】　上药用水 220 毫升煎服。

 真珠散

【来源】　《董氏小儿方论》。

【主治】　斑疱疮疹,入眼疼痛,翳膜,眼赤羞明。

【组成】　栝楼根 30 克,蛇蜕皮(全,炙)3 克。

【用法】　上药共研为末,用羊子肝 1 枚,批开去筋膜,搽入药 6 克,用麻缕缠定,放米泔内煮熟。如少小未能吃羊肝,以熟羊肝研和为丸,如黄米大,以生米泔下 10 丸,乳头擦之亦可,每日 3 服。儿小未能食肝,与乳母食亦佳。

 加减消毒饮

【来源】　《医宗金鉴》卷五十八。

【主治】　痘初出以致起胀时,热邪在里,蒸热有汗。

【组成】　升麻、牛蒡子(炒,研)、山豆根、紫草、连翘(去心)、生地黄、赤芍、川黄连、甘草(生)各适量。

【用法】　引用灯心,以水煎服。

风痧、白喉

除瘟化毒汤

【来源】 《白喉治法抉微》。

【功用】 清肺解毒。

【主治】 白喉初起,症状轻而白膜未见。

【组成】 粉葛根6克,金银花6克,枇杷叶(去毛、蜜炙)4.5克,薄荷1.5克,生地6克,冬桑叶6克,小木通2.4克,竹叶3克,贝母(去心)6克,甘草(生)2.4克。

【用法】 水煎服,一日1～2剂。

吹喉青黄散

【来源】 《白喉条辨》。

【功用】 清热解毒,消肿去涎。

【主治】 白喉。喉间红肿而痛,甚则颈项亦肿,痰涎较多。

【组成】 飞青黛、西牛黄、老式大泥冰少许(新式者不可用)、西瓜霜、西月石、濂珠各适量。

【用法】 上药研极细末。用吹喉中。若咽燥者,用上白蜜,或鲜嫩侧柏叶捣汁调敷。

加减滋阴清肺汤

【来源】 《喉痧症治概要》。

【主治】 疫喉,白喉,内外腐烂,身热苔黄,或舌质红绛,不可发表。

【组成】 鲜生地18克,细木通2.4克,薄荷叶2.4克,金银花9克,京玄参9克,川雅连1.5克,冬桑叶9克,连翘壳9克,鲜石斛12克,甘中黄2.4克,大贝母9克,鲜竹叶30张,鲜芦根(去节)30克。

【用法】 上药以水煎服。

血府逐瘀汤

【来源】 《医林改错》卷上。

【功用】 活血祛瘀,行气止痛。

【主治】 上焦瘀血,头痛胸痛,胸闷呃逆;失眠不寐,心悸怔忡;瘀血发热,舌质暗红,边有瘀斑或瘀点,唇暗或两目暗黑,脉涩或弦紧。妇人血瘀经闭不行,痛经,肌肤甲错,日晒潮热,青盲等眼疾。现用于高血压、精神分裂症、脑震荡后遗症、慢性粒细胞性白血病、血栓性静脉炎、色素沉着、性功能低下、更年期综合征、顽固性头痛、顽固性低热、眼底出血等属瘀血内阻,日久不愈者。

【组成】 当归、生地各 9 克,桃仁 12 克,红花 9 克,枳壳、赤芍各 6 克,柴胡 3 克,甘草(炙)3 克,桔梗 4.5 克,川芎 4.5 克,牛膝 10 克。

【用法】 上药以水煎服。

 养阴清肺汤

【来源】 《重楼玉钥》卷上。

【功用】 养阴清肺。

【主治】 白喉。喉间起白如腐,不易拨去,咽喉肿痛,初起发热,或不发热,鼻干唇燥,或咳或不咳,呼吸有声,喘促气逆,甚至鼻翼翕动,脉数。

【组成】 大生地 6 克,麦冬 3.6 克,甘草(炙)1.5 克,玄参 4.5 克,贝母(去心)2.5 克,丹皮 2.5 克,薄荷 1.5 克,炒白芍 2.4 克。

【用法】 上药以水煎服。

【加减】 体虚,加大熟地;热甚,加连翘,去白芍;燥甚,加天冬、茯苓。

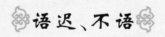 **语迟、不语**

 鸡头丸

【来源】 《太平圣惠方》卷八十九。

【主治】 小儿诸病后,六七岁不能语者。

【组成】 雄鸡头(烧灰)1 枚,鸣蝉(微炒)3 枚,甘草(炙微赤,锉)15 克,川大黄(锉,微炒)30 克,麦门冬(去心,焙)30 克,当归(锉,微炒)23 克,黄芪(锉)23 克,川芎 23 克,远志(去心)15 克,木通(锉)15 克,人参(去芦头)15 克。

【用法】 上药捣粗罗为末,炼蜜为丸,如绿豆大。每服 5 丸,以粥饮送下。量视儿大小加减,不拘时候服。

菖蒲散

【来源】 《小儿卫生总微论》卷十五。

【主治】 外感风寒,客于哑门,卒不能语。

【组成】 菖蒲、桂心、远志(去心,甘草(炙)水煎)各 7.5 克。

【用法】 上药共研为细末。每用 3 克,以水 200 毫升,煎至 100 毫升,温服,不拘时候。

🌸鸡胸、龟背、牙齿不长🌸

 加减葶苈丸

【来源】 《片玉心书》卷五。

【功用】 清肺泻火。

【主治】 小儿肺热,致成龟胸,其胸高起状如龟样者。

【组成】 大黄(煨)、天冬(去心)、杏仁(去皮、尖,另研)、百合、桑白皮(炒)、木通、甜葶苈(炒)各适量。

【用法】 上药共研末,以蜜调和为丸。滚白水送下。

 龟背丸

【来源】 《永类钤方》卷二十一。

【异名】 龟胸丸(《婴童百问》卷五)。

【主治】 饮热伤肺,肺气胀满,而成龟胸、龟背。

【组成】 大黄(炒)0.9 克,天门冬(去心,焙)、百合、杏仁(去皮、尖,炒)、木通、桑白皮(蜜炙)、甜葶苈(隔纸炒)、朴硝、制枳壳各等份。

【用法】 上药共研为末,以蜜调和为丸。食后用温汤化服。

 枳壳防风丸

【来源】 《婴童百问》卷五。

【异名】 枳壳丸(《丹溪心法附余》卷二十二)。

【主治】 小儿龟背。

【组成】 枳壳（麸炒）、防风（去芦）、独活（去芦）、大黄（煨）、前胡（去芦）、麻黄（去节）、当归各 3 克。

【用法】 上药共研为细末，面糊为丸，如黍米大。每服 10 丸，食后米汤下。

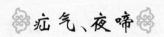 疝气、夜啼

 调中散

【来源】 《幼幼集成》卷二。

【主治】 婴孩盘肠气，腹内筑痛。

【组成】 青木香、川楝子、没药、白茯苓、上青桂、杭青皮、莱菔子、陈枳壳、尖槟榔、甘草（炙）各等份。

【用法】 入葱白 6.6 厘米，盐 3 克，水煎，空腹时服。

 刘寄奴散

【来源】 《普济方》卷三六一。

【主治】 小儿夜啼不止。

【组成】 刘寄奴 15 克，甘草（炙）3 克，地龙（炒）7.5 克。

【用法】 上药咀。用水 300 毫升，煎至 100 毫升，去渣，不拘时候服用。

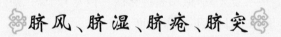 脐风、脐湿、脐疮、脐突

 复生饮

【来源】 《丹台玉案》卷六。

【主治】 小儿脐风。

【组成】 牙皂、僵蚕、穿山甲各 1.8 克，麻黄、防风、胆星、半夏各 1.5 克，甘草（炙）0.9 克，大黄（后入，略煎一滚）3 克。

【用法】 待此儿脱下脐带，煎五六沸去渣，再入前药煎。临服加入姜汁、竹沥各 20 毫升，麝香少许调匀，徐徐以匙灌之。以通利则有生机。

 黄柏黑散

【来源】 《外台秘要》卷三十六引《古今录验》。

【主治】 小儿脐中有渗出液,久不愈。

【组成】 黄柏(炙)30 克,釜底墨 1.2 克。

【用法】 上二味,捣和为散。以粉洒于脐中,即愈。

胎黄、胎风、胎毒

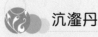 **沆瀣丹**

【来源】 《幼幼集成》卷二。

【功用】 清热解毒,泻火导滞。

【主治】 小儿一切胎毒,胎热胎黄,面赤目闭,鹅口疮,重舌木舌,喉闭乳蛾,浑身壮热,小便黄赤,大便秘结,麻疹斑痧,游风疥癣,流丹斑疹,痰食风热,痄腮面肿,十种火丹,诸般风搐。

【组成】 杭川芎(酒洗)、锦庄黄(酒洗)、实黄芩(酒炒)、川厚朴(酒炒)各 27克,黑牵牛(炒,取头,末)18 克,薄荷叶 13.5 克,粉滑石(水飞)18 克,尖槟榔(童便洗,晒)23 克,陈枳壳(麸炒)13.5 克,净连翘(除去心隔,取净)、京赤芍(炒)各18 克。

【用法】 上十一味,依方炮制,和匀焙燥,研极细末,炼蜜为丸,如芡实大。月内之儿,每服 1 丸,稍大者 2 丸,俱用茶汤化服。但觉有泄泻,则药力行,病即减矣。如不泄,再服之。重病每日 3 服,以愈为度。

【禁忌】 服药期间,乳母切忌油腻;胎寒胎怯,面色青白者忌服。

 断痫丸

【来源】 《圣济总录》卷一七二。

【异名】 断痫丹(《袖珍方》卷四引《汤氏方》)。

【主治】 小儿胎风,久为惊痫,时发时止。

【组成】 蛇蜕(微炙)9 厘米,蝉蜕(去土,炒)4 枚,黄芪(锉)、细辛(去苗、叶)、钩藤钩子、甘草(炙,锉)各 15 克,牛黄(研)1.5 克。

【用法】 上七味,捣研为末,和匀。煮面糊和丸,如小豆大。一岁小儿服 2～3丸,二三岁小儿服 10～15 丸,人参汤下。不拘时候。

脾胃虚弱、口涎

 调中正胃散

▶▶▶

【来源】 《活幼口议》卷十九。

【功用】 健脾温中。

【主治】 小儿脾胃虚寒,吐逆烦闷,神困力乏,饮食不美,虚弱思睡,睡不安稳。

【组成】 藿香叶、白术、人参、白茯苓、甘草(炙)、陈皮(去白)、山药、白扁豆(炒)、半夏曲、川白姜(炮)各等份。

【用法】 上药共研为末。每服3克,水150毫升,生姜2小片,大枣半枚,煎二三沸服。

 助胃膏

▶▶▶

【来源】 《太平惠民和剂局方》卷十。

【功用】 补脾健胃,温中理气。

【主治】 小儿胃气虚弱,乳食不进,腹胁胀满,肠鸣泄泻,大便色青,或时夜啼,胎寒腹痛。

【组成】 白豆蔻仁、肉豆蔻(煨)、丁香、人参、木香各30克,白茯苓(去皮)、官桂(去粗皮)、白术、藿香叶、缩砂仁、甘草(炙)各60克,橘红(去白)、山药各120克。

【用法】 上药共研为细末,炼蜜和成膏。每服如芡实大1丸,用米饮化下,不拘时候。量儿大小加减。

第五篇 眼 科

眼睛是人体感官中最重要的器官,是人们感知世界的"取景器",同时还是透视身体健康的窗口。因此,防止眼病,维护人体视觉器官的健康不容小觑。目前,中医治疗主要包括内治和外治,运用具有祛风、清热、除湿、活血通络、祛瘀散结及退翳明目等各种不同作用的药物或手法来达到治疗效果。

眼科通治方

炉甘石散

【来源】 《重订严氏济生方》。

【异名】 炉脑散(《医学入门》卷八)。

【主治】 一切眼疾,下疳疮。

【组成】 炉甘石250克(用黄连120克,于银石器内煮一沸时,去黄连,取甘石研)。

【用法】 上药和匀,治眼疾每用0.15克,汤泡放温,时时洗之;治下疳,为末干搽。

金液汤

【来源】 《一草亭目科》。

【功用】 疏风散热,活血明目。

【主治】 赤眼,以及赤眼日久不治或治而无效,风凝热积血滞,遂成外障者。

【组成】 软前胡3克,白桔梗2.5克,直防风3克,川独活1克,京芍药3克,肥知母1.5克,荆芥穗1.5克,苏薄荷1.8克,蔓荆子(炒,研)2克,北柴胡(炒)3克,片姜黄(炒)1.5克。

【用法】 上药咀片。水煎,饭后热服。

光明散

【来源】 《青囊秘传》。

【主治】 一切目疾。

【组成】 川黄连 9 克,黄柏 9 克,黄芩 9 克,炉甘石(水飞)9 克,梅片 0.9 克,辰砂 0.9 克,荸荠粉 6 克。

【用法】 先以三黄浸煮汁,入后药研至无声,澄清晒干,再研细。白蜜调,点于眼中。

【加减】 眼湿痒者,加胆矾。

 ## 光明拨云锭子 ▶▶▶

【来源】 《丹溪心法附余》卷十二。

【主治】 一切眼疾。

【组成】 炉甘石 500 克(煅过。以黄连 250 克,用水 400 毫升,煎 5～7 沸,淬七次,取净末 60 克),硼砂 30 克,冰片、珍珠、乳香、没药各 3 克,乌贼骨 6 克,麝香 0.6 克,血竭 9 克,黄连 350 克,龙胆草、当归、芍药、大黄、黄柏、黄芩、川芎、生地黄、白芷、防风、木贼、薄荷、羌活、红花、菊花各等份。

【用法】 前九味研极细;后十六味,水浸 3 日,煎成膏,合前药末捏成锭。净水磨化滴眼。

 ## 复明膏(一) ▶▶▶

【来源】 《古今医统》卷六十一。

【主治】 眼目一切翳膜。

【组成】 制甘石坯子 150 克,黄丹 30 克,人参、当归、青盐、乳香、没药、芦荟各 3 克,硼砂 6 克,珍珠 1.5 克,麝香 0.9 克,白芨 4.5 克,海螵蛸、黄连粉、黄柏粉、蕤仁粉各 15 克,好蜜 120 克。

【用法】 上药各研为极细末,先将好蜜炼去沫,滴水不散,然后入前项所研细末,慢火熬制,搅匀,做成锭子,银盒收贮。每以新汲水磨匀点眼角。

 ## 复明膏(二) ▶▶▶

【来源】 《丹台玉案》卷三。

【主治】 一切翳障,并时行眼疾。

【组成】 川黄连(煎极浓,去渣)2.5 千克,秋梨(取汁)10 千克。

【用法】 二汁同雪水熬成膏,入熟蜜 500 克,人乳 1.25 毫升,羊胆汁 250 毫

传世国医灵方

升,和匀,晒微干成饼。用井花水磨,点眼睛。

煮肝散

【来源】《儒门事亲》卷十二。

【主治】 小儿疳积,眼生翳膜;大人雀目。

【组成】 青蛤粉、夜明砂、谷精草各等份。

【用法】 上药共研为细末。每次15～21克,猪肝内煮熟,细嚼,用清茶送下。

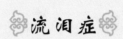

流泪症

和肝散

【来源】《银海指南》卷三。

【主治】 肝气不和,目赤肿痛;或因郁怒伤肝,肝阳上元,两目昏花,羞明翳雾,眵泪俱多,甚则瞳神散大,视物无形。

【组成】 香附子500克(分作四份:一份以酒浸,一份以盐水浸,一份以蜜浸,一份以童便浸,每浸3日夜后晒干)。

【用法】 上药研为细末,和匀。每服6克,白滚汤调下。

真珠散

【来源】《圣济总录》卷一○七。

【主治】 肝虚,迎风流泪。

【组成】 珍珠末、丹砂(研)各22克,贝齿(灰火中烧,为末)5枚,干姜末22克。

【用法】 上四味,合研匀细,用熟绢帛罗3遍。每仰卧点少许于眼中,合眼少时。

木贼散

【来源】《证治准绳·类方》卷七。

【主治】 眼出冷泪。

【组成】 木贼、苍术、蒺藜、防风、羌活、川芎、甘草(炙)各等份。

【用法】 上药以水煎服。

木贼煎

【来源】 《景岳全书》卷五十一。

【主治】 疟疾,形实气强,多湿多痰。

【组成】 半夏、青皮各 15 克,木贼、厚朴各 9 克,白苍术、槟榔各 3 克。

【用法】 用陈酒 400 毫升,煎至 320 毫升,露一夜,于未发之先两小时温服。

暴风客热

 草龙胆散

【来源】 《太平惠民和剂局方》卷七。

【异名】 龙胆草散(《普济方》卷七十四)。

【主治】 风热上冲,眼暴赤肿痛,睛疼连眶,睑眦赤烂,瘀肉侵睛,时多热泪;逆损肝气,久视损伤眼力,或风沙尘入眼涩痛,致成内外障翳。

【组成】 蒺藜(炒,去刺)、龙胆草各 180 克,赤芍药 250 克,甘草(炙)、羌活、防风(去叉、枝)各 30 克,菊花(去枝)15 克,茯苓(去皮)120 克。

【用法】 上药共研为末。每服 6 克,食后及临卧时用温酒调下。

 汤泡散

【来源】 《太平惠民和剂局方》卷七。

【异名】 清明散(《秘传眼科龙术论》卷七)。

【主治】 肝经不足,客热风邪上攻,眼目赤涩,睛疼睑烂,怕日羞明,夜卧多泪;或时行暴赤,两太阳穴疼,头晕昏眩,视物不明,渐生翳膜。

【组成】 赤芍药、当归(洗,焙)、黄连(去须)各等份。

【用法】 上药共研为末。每用 6 克,极滚汤泡,趁热熏洗,冷即再温,一日洗3～5次,以愈为度。

 驱风散

【来源】 《世医得效方》卷十六。

【主治】 烂弦风赤,浮翳、胬肉攀睛,涩痒眵泪。

【组成】 防风(去芦)、龙胆草各 15 克,铜青 9 克,五倍子 6 克,淡竹叶 1 握(去根)。

【用法】 上药共研为末。每服 1.5 克,热汤 60 毫升泡,停冷澄清,洗眼。

【加减】 病甚者,加大黄;丹毒,加麻仁。

目赤、肿痛

既济解毒汤

【来源】 《卫生宝鉴》卷二十三。

【功用】 泻火解毒,导热下行。

【主治】 上热,头目赤肿而痛,胸膈烦闷不得安卧;身半以下皆寒,足胫尤甚,大便微秘,脉浮数,按之弦细。

【组成】 大黄(酒蒸,大便利勿用)、黄连(酒炒)、黄芩(酒炒)、甘草(炙)、桔梗各 9 克,柴胡、升麻、连翘、当归身各 3 克。

【用法】 上药咀,作一服。用水 300 毫升,煎至 150 毫升,去渣,食后温服。

【禁忌】 服药期间,忌酒、湿面、大料及生冷硬物。

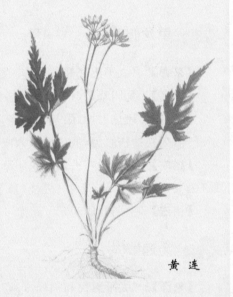

黄连

羚羊角饮子

【来源】 《审视瑶函》卷三。

【主治】 眼目红赤肿胀,流泪,眵多黏稠,干涩不适,头痛,珠痛胀急者。

【组成】 羚羊角(锉末)、犀角(锉末)、防风、桔梗、茺蔚子、玄参、知母、大黄(炮)、草决明、黄芩(炒)、车前各等份,甘草(炙)减半。

【用法】 上药共锉碎。用水 400 毫升,煎至 320 毫升,去渣,食后温服。

青金散(一)

【来源】 《儒门事亲》卷十二。

【主治】 眼目暴赤肿痛，不能开；鼻息肉闭塞，颌面疼痛。

【组成】 芒硝、青黛各 1.5 克，乳香、没药各少许。

【用法】 上药共研为细末。鼻内搐之。

 青金散（二）

【来源】 《御药院方》卷十。

【功用】 清脑明目。

【主治】 风热上攻，目睛疼痛。

【组成】 龙脑、青黛、薄荷叶、朴硝各 3 克，乳香 0.3 克。

【用法】 上药共研为细末。每用 0.15 克，鼻内搐之。

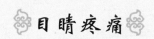 **目睛疼痛**

 蔓荆实汤

【来源】 《圣济总录》卷一〇六。

【主治】 目睛疼痛，上连头痛。

【组成】 蔓荆实（去皮）、甘菊花、羌活（去芦头）、黄芩（去黑心）、川芎、防风（去叉）各 30 克，石膏 90 克，甘草（炙，锉）15 克。

【用法】 上八味，粗捣筛。每服 5 克，用水 230 毫升，煎至 160 毫升，去渣，食后及临卧温服。

 决明子丸

【来源】 《证治准绳·类方》卷七。

【主治】 风热上冲眼目，或外受风邪，眼目疼痛，视物不明。

【组成】 决明子（炒）、细辛（去苗）、青葙子、蒺藜（炒，去角）、芜蔚子、川芎、独活、羚羊角（镑）、升麻、防风（去叉）各 15 克，玄参、枸杞子、黄连（去须）各 90 克，菊花 30 克。

【用法】 上药共研为细末，炼蜜和丸，如梧桐子大。每服 20 丸，加至 30 丸，淡竹叶煎汤送下。

白涩症、溢血

青金散

【来源】《圣济总录》卷一〇七。

【功用】久服长生,明目。

【主治】五脏积热,眼干涩难开。

【组成】青蒿花(三月三日采,阴干)适量。

【用法】上药一味,捣罗为散。每服 9 克,空腹用井花水调下。

洗心汤

【来源】《丹台玉案》卷三。

【主治】心经积热上攻,眼涩睛痛。

【组成】白术、当归、大黄、赤芍、荆芥、甘草(炙)、薄荷各 4.5 克。

【用法】上药以水煎,空腹时服。

桑白皮汤

【来源】《审视瑶函》卷三。

【功用】清肺利湿。

【主治】肺脾湿热熏蒸,两目涩痛,不红不肿,名曰白涩症。现用于慢性结膜炎、泡性结膜炎及由于肺脾湿热而成的病症。

【组成】桑白皮 4.5 克,泽泻、黑玄参各 2.4 克,甘草(炙)0.75 克,麦门冬(去心)、黄芩、旋复花各 3 克,菊花 1.5 克,地骨皮、桔梗、白茯苓各 2.1 克。

【用法】上药共研为末。用水 400 毫升,煎至 320 毫升,去渣温服。

退赤散

【来源】《审视瑶函》卷三。

【功用】清肺凉血。

【主治】肺经有火,血热妄行,白睛溢血,成片状或点状,常因咳嗽而起。

【组成】桑白皮(蜜制)、甘草(炙)、牡丹皮(酒洗)、黄芩(酒炒)、天花粉、桔梗、

传世国医灵方

赤芍药、归尾、瓜蒌仁(去壳、油,为霜)各等份。

【用法】 上药共研为细末。每服 6 克,用麦门冬去心煎汤调下。

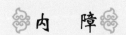

内 障

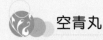

空青丸

【来源】 《太平圣惠方》卷三十三。

【主治】 黑风内障,肝肾风虚,上焦客热,昏暗不见物。

【组成】 空青(烧过,细研)15 克,赤茯苓 30 克,甘菊花 15 克,覆盆子 30 克,枸杞子 30 克,羚羊角屑 15 克,羌活 23 克,人参(去芦头)23 克,槐子(微炒)23 克,车前子 15 克,玄参 23 克,决明子 30 克,楮实(水淘去浮者,微炒)30 克。

【用法】 上药捣罗为末,入空青,研令匀,炼蜜和丸,如梧桐子大。每于食后以竹叶汤下 20 丸。

卷帘散

【来源】 《杨氏家藏方》卷十一。

【主治】 久新眼病,昏涩难开;翳膜遮睛,或成胬肉,或连睑赤烂,常多冷泪,或暴发赤眼肿痛。

【组成】 炉甘石(碎)120 克,黄连(捶碎,用水 250 毫升煮数沸,去渣)21 克,朴硝(研细)15 克。

【用法】 先将炉甘石末入坩埚内,煅令外有霞彩为度,入黄连、朴硝,水中浸,飞过,候干;又入黄丹 1.5 克,水飞过,候干;次入青盐、胆矾、铜青各 1.5 克,硇砂、腻粉、白丁香、乳香、铅白霜各 0.3 克,黄连末 15 克,白矾(半生半熟,飞过)6 克,上药共研为细末,和匀。每用少许点眼。

明目夜光丸

【来源】 《疡医大全》卷十一引《治眼奇方》。

【主治】 内障翳膜。

【组成】 生地(酒洗)、钗石斛、当归(酒洗)、菟丝子(酒煮,捣烂)、青葙子、枸杞子各 60 克,人参、山茱萸肉(去核)、怀牛膝(酒洗)、粉丹皮、元参各 30 克,白茯苓、山药各 45 克,密蒙花、菊花各 15 克,北五味 21 克。

【用法】 上药共研末,炼蜜为丸。每次 9 克,空腹时用开水送服。

 益气聪明汤

【来源】 《东垣试效方》卷五。

【功用】 益气升阳,聪耳明目。

【主治】 脾胃气虚,致患内障,目糊,视物昏花,神水变淡绿色;次成歧视(复视),久则失明,神水为纯白色。亦治耳聋,耳鸣。现多用于老年性白内障、色弱、色盲、听力减退等属于气虚清阳不升引起的病症。

【组成】 黄芪、甘草(炙)、人参各 15 克,升麻、葛根各 9 克,蔓荆子 4.5 克,芍药 3 克,黄柏(酒制,锉,炒黄)3 克。

【用法】 上药咀。每服 9 克,用水 300 毫升,煎至 150 毫升,去渣热服。临卧近五更再煎服之。

 明目地黄丸

【来源】 《医学心悟》卷四。

【主治】 内障,隐涩羞明,细小沉陷。

【组成】 生地(酒洗)500 克,牛膝 60 克,麦冬 180 克,当归 150 克,枸杞子 90 克。

【用法】 上药共研为末,用甘菊花 180 克熬膏,和炼蜜为丸。每服 9 克,开水下。

 卓肝汤

【来源】 《圣济总录》卷一一二。

【主治】 肝肾气虚,风邪热毒,上攻眼目,气虚衰微,目视如烟雾,如蚊蝇飞舞,将变内障。

【组成】 大黄(锉,炒)、车前子、细辛(去苗叶)各 30 克,黄芩(去黑心)、芜蔚子、玄参各 60 克。

【用法】 上药六味,粗捣筛。每服 3 克,用水 200 毫升,黑豆 3～7 枚,同煎至120 毫升,去渣放温,食后、临卧服。

 青风羚羊汤

【来源】 《医宗金鉴》卷七十七。

【主治】 青风内障。

【组成】 羚羊角 3 克,玄参 3 克,地骨皮 3 克,车前子 4.5 克,川芎 3 克,羌活 3 克,细辛 1.5 克。

【用法】 上药共研为粗末。以水 300 毫升,煎至 150 毫升,空腹时温服。

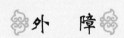

外　　障

复明膏

【来源】 《儒门事亲》卷十五。

【主治】 眼目外障。

【组成】 白丁香(腊月收者尤佳,水飞,称)25 克,黄连 30 克,防风(去芦,锉一指许)30 克,新柳枝(径 3 厘米者)3 片。

【用法】 上四味,用新水 1.5 升,雪水更妙,春秋两三时,冬月一夜,于银、石器内熬至 900 毫升,滤去渣,另用蜜 500 克,密陀僧少许研极细末,入蜜搅匀另熬,以无漆匙撩点,下蜜中急搅,候沸汤定,一入搅蜜,一入旋又搅药汁,都下在内搅匀,再熬三两沸,色稍变,用新绵重滤去渣,盛器内,点眼如常。

流气饮

【来源】 《太平惠民和剂局方》卷七。

【功用】 疏风泻火,退翳明目。

【主治】 风热上攻,眼目昏暗,视物不明,常见黑花;当风多泪,怕日羞明,眵多赤肿,隐涩难开;或生障翳,倒睫卷毛,眼弦赤烂,及妇人血风眼,时行暴赤肿眼,眼泡紫黑。

【组成】 大黄(炮)、川芎、菊花(去枝)、牛蒡子(炒)、细辛(去苗)、防风(去苗)、山栀(去皮)、白蒺藜(炒,去刺)、黄芩(去芦)、蔓荆子(去白皮)、荆芥(去梗)、木贼(去根、节)、甘草(炙)、玄参(去芦)各 30 克,苍术(米泔浸一夜,炒)60 克,决明子 45 克。

【用法】 上药捣罗为末。每服 7.5 克,临卧时用冷酒调下。如婴儿有病,只令乳母服之。

泻肝汤

【来源】 《秘传眼科龙木论》卷四。

【主治】 风热入眼,致患鹘眼凝睛外障,初起痒痛泪出,眼珠难以回转,不辨人物。

【组成】 防风、大黄、茺蔚子、黄芩、黑参、桔梗、芒硝各30克。

【用法】 上药共研为末。每次3克,以水150毫升,煎至75毫升,食后去渣温服。

眼外伤

一绿敷

【来源】 《证治准绳·类方》卷七。

【主治】 眼泡打伤,赤肿疼痛。

【组成】 芙蓉叶、生地黄各等份。

【用法】 上药捣烂,敷眼泡上;或研末,以鸡蛋清调敷。

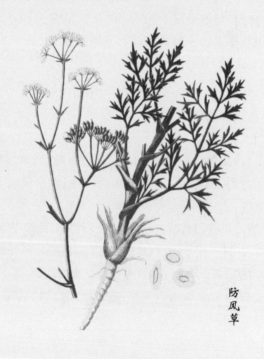

防风草

第六篇　耳鼻喉科、口腔科

　　耳鼻喉、口腔部疾病从古至今一直都是被历代医者重视的研究范畴。早在《内经》里就有牙齿和全身健康关系的记载,而《诸病源候论》和《礼记》中也提到饭后不漱口是龋齿的原因,此外孙思邈、李时珍也分别在《备急千金要方》和《本草纲目》中记载了保护口腔的秘方。人体五官反映着人体整个健康和协调的情况,因此五官的保健十分重要。

耳肿、耳痛、耳疖

滴耳油

- 【来源】　《医宗金鉴》卷六十五。
- 【功用】　清热,解毒,消肿。
- 【主治】　耳疖;耳内闷肿出脓。
- 【组成】　核桃仁(研烂,拧油去渣,得油 3 克)适量。
- 【用法】　兑冰片 0.6 克。每用少许,滴于耳内。

蔓荆子散

- 【来源】　《仁斋直指》卷二十一。
- 【主治】　内热,耳出脓汁,或耳鸣而聋。
- 【组成】　蔓荆子、赤芍药、生地黄、桑白皮、甘菊花、赤茯苓、川升麻、麦门冬(去心)、木通、前胡、甘草(炙)各等份。
- 【用法】　上药共锉为散。每服 9 克,用水 300 毫升,加生姜 3 片,红枣 2 枚,煎至 150 毫升,饭后服。

清耳膏

- 【来源】　《医方类聚》卷七十八引《吴氏集验方》
- 【主治】　耳内或痒或痛。
- 【组成】　附子尖(生)、石菖蒲、蝉蜕(生,去土)各等份。

【用法】 上药共研为末。耳痛者用麻油调入；耳痒者，用生姜汁调成锭子，用纱布裹好，塞入耳中。药干更换。

商陆塞耳方

【来源】 《圣济总录》卷一一五。

【主治】 耳肿。

【组成】 商陆（生者，洗）适量。

【用法】 用刀子削如枣核，塞入耳中，一日2次。

耳疳丸

【来源】 《摄生众妙方》卷九。

【主治】 耳疳，出脓及黄水。

【组成】 白矾（枯）1.5克，麝香0.15克，胭脂胚0.75克，陈皮（烧灰）1.5克。

【用法】 制丸备用。先用棉签拭去脓水，再将药丸送入耳内。

耳脓散

【来源】 《青囊秘传》。

【主治】 耳疳，脓水不止。

【组成】 水龙骨（煅）3克，海螵蛸3克，飞青黛3克，枯矾1.5克，五倍子（炒黄）3克，煅黄鱼齿1.5克，细薄荷1.5克，梅片0.9克，川雅连0.9克，蛀竹屑0.9克，石榴花瓣（炙脆）3克。

【用法】 上药共研为极细末。用时取少许吹耳。

鼻窒、鼻息肉、鼻渊

奇授藿香丸

【来源】 《医宗金鉴》卷六十五。

【功用】 疏风散热，清肝通窍。

【主治】 胆热移脑，复感风寒，致患鼻渊，鼻流黄色浊涕者。现用于慢性鼻炎、副鼻窦炎及过敏性鼻炎等。

【组成】 藿香连枝叶 240 克。

【用法】 上药研为细末,以猪胆汁和丸,如梧桐子大。每服 15 克,食后用苍耳子汤送下,或以黄酒送下。

取渊汤

【来源】 《辨证录》卷三。

【主治】 鼻渊。

【组成】 辛夷 6 克,当归 30 克,柴胡 3 克,炒栀子 9 克,玄参 30 克,贝母 3 克。

【用法】 上药以水煎服。

辛夷丸

【来源】 《证治准绳·类方》卷八。

【功用】 祛风化痰,清热通窍。

【主治】 头风,鼻流白色黏液。现用于慢性鼻窦炎。

【组成】 南星、半夏(各姜制)、苍术(米泔浸)、黄芩(酒炒)、辛夷、川芎、黄柏(炒焦)、滑石、牡蛎(煅)各等份。

【用法】 上药共研末,糊丸。薄荷汤送下。

二丁散

【来源】 《奇效良方》卷五十九。

【主治】 鼻不闻香臭,或鼻中生息肉;偏头风。

【组成】 苦丁香、丁香、粟米、赤小豆各 7 粒,石膏少许。

【用法】 上药共研为细末。吹鼻中。

丽泽通气汤

【来源】 《兰室秘藏》卷上。

【功用】 益气升阳,祛风散寒。

【主治】 肺气不足,外感风寒,鼻塞不闻香臭。

【组成】 黄芪 12 克,苍术、羌活、独活、防风、升麻、葛根各 9 克,甘草(炙)6 克,川椒、白芷各 3 克。

【用法】 上药咀。每服 15 克,加生姜 3 片,大枣 2 枚,葱白 10 厘米,同煎至

150毫升,去渣,空腹时温服。

【加减】 冬月加麻黄(不去节)。

【禁忌】 服药期间,忌食一切冷物,忌风寒凉处坐、卧、行、立。

 ## 探渊丹

【来源】 《辨证录》卷三。

【主治】 鼻渊,涕流黄浊,不堪闻者。

【组成】 辛夷3克,当归15克,麦冬60克,茯苓9克,黄芩6克,白芍30克,天花粉9克,生地15克,桔梗6克。

【用法】 上药以水煎服。

 ## 硇砂散

【来源】 《外科正宗》卷四。

【主治】 鼻中息肉,初如石榴子,渐大下垂,名为鼻痔。

【组成】 硇砂3克,轻粉1克,冰片0.2克,雄黄1克。

【用法】 上药共研为细末。用草结蘸药勤点痔上,每日用5~6次。

 ## 通草散

【来源】 《备急千金要方》卷六。

【主治】 鼻齆,气息不通,不闻香息。

【组成】 木通、细辛、附子(炮,去皮、脐)各等份。

【用法】 上药共研为细末。绵裹少许,纳鼻中。

【附注】 本方在原书中无方名,现据《三因极一病证方论》卷六补。

 ## 真珠散

【来源】 《太平圣惠方》卷三十七。

【主治】 鼻中息肉,呼吸不通利。

【组成】 珍珠、白矾(烧为灰)、桂心各30克,木通(锉)15克。

【用法】 上药捣细罗为散。每次1.5克,绵裹纳鼻中,一日换3次。

通鼻膏

【来源】《太平圣惠方》卷三十七。

【异名】辛夷膏(《普济方》卷五十六)。

【主治】鼻孔窒塞,香臭不闻,妨闷疼痛。

【组成】白芷5克,川芎15克,木通15克,当归23克,细辛23克,莽草23克,辛夷30克。

【用法】上药细锉,以猪脂500克,煎令白芷色黄,滤去渣,盛于不津器中。候冷,绵裹枣核大,纳鼻中,一日换3次。

 香膏

【来源】《外台秘要》卷二十二引《古今录验》。

【异名】木香膏《圣济总录》卷一一六)。

【主治】鼻中不通利,窒塞。

【组成】当归、川芎、青木香、细辛、通草、蘡核仁、白芷各15克。

【用法】上七味,切,以羊髓微火煎,白芷色黄膏成,去渣。以小豆许纳鼻中,每日2次。以愈为度。

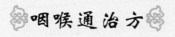 咽喉通治方

辛乌散

【来源】《重楼玉钥》卷上。

【异名】角药(《重楼玉钥》卷上)。

【主治】喉风,颈项及口外红肿;亦治牙床水肿。

【组成】赤芍梢30克,草乌30克,桔梗15克,荆芥穗15克,甘草(炙)15克,柴胡9克,赤小豆18克,连翘15克,细辛15克,紫荆皮30克,皂角15克,小生地15克。

【用法】上药不宜见火,置日中晒燥,共为细末,收入瓷瓶,勿令走气。临用以冷水调,噙口内,取风痰如神。凡颈项及口外红肿,即以角药敷之,亦可用角药作洗药,以荆芥同煎水频频洗之,洗后仍用角药敷上。

【加减】痰涎极盛者,加摩风膏浓汁4～5匙;牙床水肿,加南星末少许。

冰黄散

【来源】 《尤氏喉科秘书》。

【主治】 口舌喉内结毒;兼治丹毒。

【组成】 冰片 2.4 克,人中白、黄柏、薄黄各 3 克,薄荷叶、黄连各 4.5 克,甘草(炙)、青黛、硼砂、朴硝各 1.5 克,枯矾少许。

【用法】 共为细末。内吹、外敷俱可。

 吹喉玉钥匙

【来源】 《喉痧证治要略》。

【功用】 解毒消肿。

【主治】 一切喉症初起,红赤肿痛,或微肿起腐者。

【组成】 炒僵蚕 1.5 克,西月石 1.5 克,玄明粉 15 克,飞辰砂 1.5 克,梅片 1.5 克。

【用法】 先用月石倾入铜勺内烊化,再下玄明粉,炼枯,研极细末,即下僵蚕、辰砂、梅片等末,研至极细粉,收贮待用,勿令泄气。用时吹患处。

【禁忌】 阴虚白喉纯红者忌用。

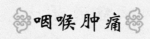 **咽喉肿痛**

 含化射干丸

【来源】 《太平圣惠方》卷十八。

【主治】 热病。脾肺壅热,咽喉肿塞,连舌根痛。

【组成】 射干 30 克,川升麻 30 克,硼砂(研)15 克,甘草(炙微赤,锉)15 克,豉(炒)70 克,杏仁(汤浸,去皮、尖,双仁,麸炒微黄,细研)15 克。

【用法】 上药捣罗为末,入研了药和匀,炼蜜和捣二三百杵,调和为丸,丸如小弹子大。每次含 1 丸咽津。

 含化犀角丸

【来源】 《太平圣惠方》卷十八。

【主治】 热病。心脾虚热,肺气暴壅,喉中肿痛,口舌干燥,咽津有妨,不下饮食。

【组成】 犀角屑 15 克,射干 23 克,黄药 15 克,子芩 15 克,郁金 15 克,川大黄(锉碎,微炒)15 克,天门冬(去心,焙)30 克,玄参 15 克,川升麻 15 克,络石叶 23 克,甘草(炙微赤,锉)15 克,马牙硝 30 克。

【用法】 上药捣罗为末,入马牙硝,研匀,炼蜜和捣二三百杵,丸如小弹子大。每服不拘时候,常含 1 丸咽津。

均药

【来源】 《喉科紫珍集》卷下。

【功用】 清热解毒,消肿散结。

【主治】 咽喉诸症;手术后,患处坚硬,不消不溃。

【组成】 栀子(炒)21 克,薄荷叶 30 克,黄连 30 克,升麻 9 克,鸡内金(炙黄)4.5 克。

【用法】 上药共研为细末,吹患处。

春风散

【来源】 《古今医鉴》卷九。

【主治】 咽喉肿痛,缠喉风闭塞。

【组成】 僵蚕、黄连(俱锉)、朴硝、白矾、青黛各 1.5 克。

【用法】 腊月初一,取猪胆 5~6 个,将上药装入胆内,绑定,用青纸裹。将地掘一方坑,长宽 33 厘米,上用竹竿横吊,以胆悬定于内。候至立春日取出,置当风处吹干,去皮,以药研末,密收。吹喉中。

青龙散

【来源】 《御药院方》卷九。

【主治】 咽喉肿痛。

【组成】 石膏 240 克,朴硝、甘草(生)各 30 克,青黛 15 克。

【用法】 上药共研为细末。每服 6~9 克,煎薄荷汤调匀,含漱,冷即吐出,不拘时候,误咽不妨。

口 臭

 五香丸

【来源】 《备急千金要方》卷六。

【主治】 口及身臭。

【组成】 豆蔻、丁香、藿香、零陵香、青木香、白芷、桂心各30克,香附子60克,甘松香、当归各15克,槟榔2枚。

【用法】 上十一味,研末,蜜和作丸。常含如大豆1丸咽汁,白天3次,夜里1次。5日口香,10日体香。

 藁本散

【来源】 《圣济总录》卷一一八。

【主治】 口臭生疮,唇疮生肌,漏疳虫蚀。

【组成】 藁本(去苗、土)、川芎各15克,细辛(去苗叶)、肉桂(去粗皮)、当归(切,焙)、杏仁(汤浸,去皮、尖,双仁,生用)、雄黄(研)各7.5克。

【用法】 上七味,捣研为散。每用3克,敷疮上。一日3次。

 清气丸

【来源】 《丹台玉案》卷三。

【功用】 清胃泄热。

【主治】 口臭。

【组成】 青皮、黄连、黄芩、甘草(炙)各15克,石膏、檀香各30克。

【用法】 上药共研为末,蜜丸如弹子大。每服1丸,细嚼,开水送下。

 牙药麝香散

【来源】 《御药院方》卷九。

【功用】 牢牙止痛。

【主治】 牙齿不牢,疳蚀腐臭,牙缝垢黑。

【组成】 绿矾(微炒)30克,石胆(炒)6克,五倍子(去虫瓢)36克,诃子皮、何首乌、白茯苓(去皮)、白龙骨、甘松(去土)、藿香叶各 12 克,缩砂仁 24 克,零陵香 18 克,百药煎 36 克,细辛(去苗)6 克,麝香(研)30 克。

【用法】 上药共研为细末,入已研药令匀。先用热浆水漱口,每用药少许擦牙,含口中少时,后用热水漱口,每日早晨用。

唇疮、唇风

滋唇饮

【来源】 《外科证治全书》卷二。

【主治】 脾热,唇上干燥,渐裂开缝作痛。

【组成】 生地黄 12 克,鲜石斛 9 克,竹茹、石膏(生,研)、当归、白芍(生)各 6 克,甘草(生)3 克。

【用法】 水煎去渣,加白蜜少许和服。

【附注】 原书云:服本方时"外以紫归油润之"。

恶实散

【来源】 《圣济总录》卷一一八。

【主治】 唇肿生核。

【组成】 恶实,又称牛蒡(炒)、乌梅(去核)各 15 克,甘草(炙,锉)7.5 克。

【用法】 上三味,捣罗为散。每服 9 克,用童便 150 毫升,煎至 3~5 沸,和渣趁热含漱,冷则吐之,一日 3 次。

双解通圣散

【来源】 《医宗金鉴》卷六十五。

【功用】 清热祛风,泻火解毒。

【主治】 阳明胃经风火凝结,致患唇风,多生于下唇,初起发痒、红肿,日久破裂流水,如风盛,则唇不时动。

【组成】 防风、荆芥、当归、白芍(炒)、连翘(去心)、白术(土炒)、川芎、薄荷、麻黄、栀子各 15 克,黄芩、石膏(煅)、桔梗各 30 克,甘草(生)60 克,滑石 90 克。

【用法】 上药共研粗末。每次 15 克,用水 220 毫升,煎至 180 毫升,澄清温服。外以黄连膏抹之。

口舌生疮

萍草丸

【来源】《仁斋直指》卷二十一。

【主治】 口舌生疮。

【组成】 浮萍草（晒）、黄柏（研末）、杏仁、青黛各等份，轻粉少许。

【用法】 上药共研末，炼蜜为丸，如皂子大。以绵裹含口中。有涎即吐之。

立效散

【来源】《朱氏集验方》卷九引黎居士方。

【主治】 口吻边生疮，浸淫不愈。

【组成】 槟榔（火煅）适量。

【用法】 上药研为末。入轻粉，敷疮上，立愈。

玄参莲枣饮

【来源】《辨证录》卷八。

【功用】 滋阴降火，养心安神。

【主治】 心阴不足，唾干津燥，口舌生疮，渴欲思饮；久则形容枯槁，心头汗出。

【组成】 玄参 90 克，丹皮、炒枣仁各 30 克，丹参 15 克，柏子仁、莲子心各 9 克。

【用法】 上药以水煎服。

立效饮

【来源】《活幼心书》卷下。

【主治】 小儿牙根、舌上发疮作痛，致语言、饮食不便。

【组成】 净黄连 30 克，北细辛（去叶）7.5 克，玄明粉 6 克。

【用法】 上药细锉，或晒或焙，为末，仍同玄明粉放乳钵内调匀。每用少许点患处；或用 3 克，新汲井水调涂疮上。儿小者畏苦，不肯点咽，用蜜水调抹烂处及舌上,令含化。咽痛,清茶调下。

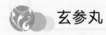

玄参丸

【来源】 《圣济总录》卷一一八。

【功用】 滋阴降火。

【主治】 阴虚火旺,口舌生疮,延久不愈者。

【组成】 玄参、天门冬(去心,焙)、麦门冬(去心,焙)各30克。

【用法】 上三味,捣罗为末,炼蜜和丸,如弹子大。每以绵裹一丸,含化咽津。

甘露饮

【来源】 《太平惠民和剂局方》卷六。

【异名】 甘露饮子(《阎氏小儿方论》)。

【功用】 清热养阴,行气利湿。

【主治】 胃中客热,牙宣口臭,齿龈肿烂,时出脓血;目睑垂重,常欲合闭;或饥饿心烦,不欲饮食;目赤肿痛,不任凉药;口舌生疮,咽喉肿痛;疮疹已发未发;脾胃受湿,瘀热在里,或醉饱房劳,淡热相搏,致生黄疸,身面皆黄,肢体微肿,胸闷气短,大便不调,小便黄涩,或时身热。现用于口腔炎、咽炎、齿龈肿痛,慢性扁桃体炎;亦用于眼科工业性眼灼伤、角膜实质炎。

【组成】 枇杷叶(去毛)、干熟地黄(去土)、天门冬(去心,焙)、枳壳(去瓤,麸炒)、山茵陈蒿(去梗)、生干地黄、麦门冬(去心,焙)、石斛(去芦)、甘草(炙)、黄芩各等份。

【用法】 上药共研为末。每服6克,用水150毫升,煎至100毫升,去渣,食后临卧时温服。小儿一服分两次服。

玄参升麻汤

【来源】 《重订严氏济生方》。

【主治】 心脾壅热,舌上生疮,木舌、重舌、舌肿,或脸颊两边肿痛。

【组成】 玄参、赤芍药、升麻、犀角(镑)、桔梗(去芦)、贯众(洗)、黄芩、甘草(炙)各等份。

【用法】 上药咀。每服12克,用水220毫升,加生姜5片,煎至160毫升,去渣,不拘时服。

凉心散

【来源】 《医宗金鉴》卷五十一。

【功用】 清心热,泻脾火。

【主治】 小儿心脾积热上攻,致舌下近根处肿突,形状似舌,曰生重舌。

【组成】 青黛、硼砂、黄柏、黄连(人乳拌,晒)、人中白(煅)各 6 克,风化硝 3 克,冰片 0.6 克。

【用法】 上药共研为极细末。吹患处。

柴胡汤

【来源】 《圣济总录》卷一一七。

【异名】 柴胡地骨皮汤(《宣明论方》卷一)。

【主治】 口糜生疮。

【组成】 柴胡(去苗)、地骨皮各 30 克。

【用法】 上二味,粗捣筛。每服 9 克,水 150 毫升,煎至 90 毫升,去渣,取少许含咽之。

栝楼根散

【来源】 《证治准绳·类方》卷八。

【主治】 风热,口中干燥,舌裂生疮。

【组成】 栝楼根、胡黄连、黄芩各 22 克,白僵蚕(炒)、白鲜皮、大黄(锉,炒)各 15 克,牛黄(研)、滑石(研)各 7.5 克。

【用法】 上药共研为细末,研匀。每服 6 克,不拘时候,竹叶汤调服。

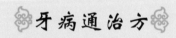

牙病通治方

圣术丸

【来源】 《医级》卷八。

【主治】 中虚食减,牙长出口。

【组成】 白术 500 克。

【用法】 研为细末,面糊为丸,如梧桐子大。每服 9 克,开水送下。

葛根汤

【来源】 《疡医大全》卷十六。

【主治】 牙齿疼痛。

【组成】 葛根 6 克,赤芍药 4.5 克,赤茯苓 1.5 克,甘草(炙)1.5 克。

【用法】 上药以水煎服。

【加减】 风盛,加荆芥、防风、薄荷叶;火盛,加连翘、生地、丹皮、牛蒡子。

插耳皂荚丸

【来源】 《太平圣惠方》卷三十四。

【异名】 皂荚丸(《普济方》卷六十五)。

【主治】 牙疼。

【组成】 皂荚 1 个,豆豉 30 克,蒜(去皮)1 头,巴豆(去皮,麸炒微黄)7 枚。

【用法】 上药捣研为散。每用少许,绵裹如梧桐子大,随病左右纳耳中。立验。

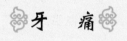
牙 痛

一字救苦散

【来源】 《御药院方》卷九。

【主治】 牙痛。

【组成】 香白芷 30 克,草乌头(去皮、脐,心白者用,心黑不用)15 克,雄黄(另研)4.5 克。

【用法】 上药共研为极细末,与雄黄拌匀。每服用药末少许擦牙痛处,待少时以温水漱之,痛立止。

一捻金散

【来源】 《御药院方》卷九。

【主治】 牙齿疼痛。

【组成】　蝎梢 6 克,川芎 30 克,华阴细辛、香白芷各 15 克。

【用法】　上药共研为细末。每以指蘸药少许擦牙痛处,吐津。误咽无妨,不拘时候。

 神应散

【来源】　《杂类名方》。

【功能】　祛风止痛,牢牙。

【主治】　牙疼。

【组成】　川芎、防风、升麻、细辛、茯苓、白芷、香附子、荜拨、甘松各等份,石膏 3 倍量。

【用法】　上药共研为细末。每晚临卧刷净牙,以指蘸搽,觉热麻漱去。可常用。

 白芷汤

【来源】　《古今医鉴》卷九。

【主治】　牙疼,属阳明虚热有风。

【组成】　防风、荆芥、连翘、白芷、薄荷、赤芍、石膏各等份。

【用法】　上药共锉为粗末。水煎,温服。

 玉女煎

【来源】　《景岳全书》卷五十一。

【功用】　清胃滋阴。

【主治】　水亏火盛,六脉浮洪滑大,少阴不足,阳明有余,烦热干渴,头痛牙疼,失血。现用于急性口腔炎、舌炎、三叉神经痛等属于热阴亏引起的病症。

【组成】　生石膏 9～15 克,熟地 9～15 克(或 30 克),麦冬 6 克,知母、牛膝各 4.5 克。

【用法】　上药用水 300 毫升,煎至 200 毫升,温服或冷服。

【加减】　如火盛极者,加栀子、地骨皮之属;多汗多渴者,加北五味 14 粒;小水不利或火不能降者,加泽泻 4.5 克,或茯苓亦可;如金水俱亏,因精损气者,加人参 6～9 克。

三香散

【来源】 《景岳全书》卷五十一。

【主治】 牙根肿痛。

【组成】 丁香、川椒(取红。如无,以荜拨代之)等份,冰片少许。

【用法】 上药共研为末。敷痛处。

 定痛牙散

【来源】 《普济方》卷六十五。

【主治】 牙齿疼痛。

【组成】 防风、荆芥穗各 60 克,细辛 30 克,草乌 30 克,白芷 30 克,全蝎 22 克,青盐 15 克,朴硝 30 克,青黛 15 克。

【用法】 上药共研为细末。每用少许,先以盐汤漱净,后擦患处,再漱。

 荜拨丸

【来源】 《圣济总录》卷一一九。

【主治】 牙齿疼痛。

【组成】 荜拨、胡椒各等份。

【用法】 上二味,捣罗为末,化蜡为丸,如麻子大。每用 1 丸,纳龋孔中。

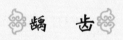 龋　齿

 谷精草散

【来源】 《太平圣惠方》卷三十四。

【主治】 牙齿历蠹。

【组成】 谷精草(烧灰)30 克,马齿苋(干者)15 克,甜瓜蔓苗 15 克,川升麻 15 克,白矾(烧灰)7.5 克,干漆 7.5 克,猪牙皂荚 30 克,干虾蟆(烧灰)90 克。

【用法】 上药捣细罗为散。入钵内,细研令匀。每用 1.5 克,敷于患处,有涎即吐出。每日敷 3 次。

蛀牙散

【来源】 《奇效良方》卷六十二。

【主治】 蛀牙疼痛。

【组成】 白矾(枯)、乳香各等份。

【用法】 上药共研为细末,熔蜡,和成丸,如粟米大。每用 1 丸,塞于蛀牙孔中,疼即止。

定痛散

【来源】 《万病回春》卷五。

【主治】 虫牙痛甚,遇冷、热、酸、咸即痛者。

【组成】 当归、生地黄、细辛、干姜、白芷、连翘、苦参、黄连、花椒、桔梗、乌梅、甘草(炙)各 3 克。

【用法】 上药共锉一剂。水煎,先噙漱,后咽下。

牙齿松动、牙根肿痛

出牙齿乌头散

【来源】 《太平圣惠方》卷三十四。

【主治】 牙齿动摇,终不牢固。

【组成】 川乌头 7.5 克,巴豆(去皮)17 枚,大硼砂 0.15 克,硇砂 0.15 克,大蜘蛛(炙干)1 枚,腻粉 1.5 克。

【用法】 上药捣细罗为散,研入巴豆令匀。每用少许附着牙根。一时间,牙即自出。

香芎汤

【来源】 《圣济总录》卷一二〇。

【异名】 香芎散(《御药院方》卷九)。

【主治】 风壅齿痛不可忍,或牙齿动摇,并口内生疮者。

【组成】 川芎、羌活(去芦头)、细辛(去苗、叶)、防风(去叉)、莽草、郁李仁(去皮,研)各 15 克。

　　【用法】　上六味,捣为粗末。每用 15 克,以水 220 毫升,煎 3～5 沸,趁热漱之,冷即吐出。

 清胃散 ▶ ▶ ▶

　　【来源】　《医宗金鉴》卷五十一。

　　【功用】　清胃泻火。

　　【主治】　小儿热蓄于胃,牙根肿如水泡,胀痛难忍,名曰重龈。

　　【组成】　生地、丹皮、黄连、当归、升麻、石膏(煅)各等份。

　　【用法】　用灯心为引,以水煎服。

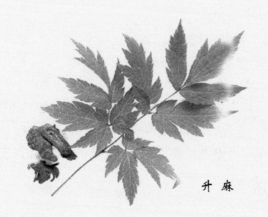

升麻

传世国医灵方

第七篇 外 伤 科

在日常生活中,人们难免会遇到外伤,比如割伤、烫伤、冻伤、跌打损伤或虫兽咬伤等。在治疗上,中医除选用食疗药物内服外,还使用药物外敷疗法,或者二者同时使用。经过长年研究实践发现,中医中药治疗外伤,能够清热解毒、活血化瘀、杀菌消炎、清除坏死组织,最终达到伤口快速愈合的目的。

❧ 痈 疽

 黑鲫膏

【来源】《备急千金要方》卷二十二。

【主治】附骨疽,肿热,未破、已破或脓出不愈者。

【组成】鲫鱼1条。

【用法】将鲫鱼破腹勿损,纳白盐于腹中,以针缝之,于铜器中,火上煎之令干,作末。敷疽疮中。无脓者,以猪脂调和敷之;已破,则干搽。少痛勿怪。

【附注】本方在原书中无方名,现据《三因极一病证方论》卷十五补。

 滋阴八物汤

【来源】《外科正宗》卷三。

【主治】悬痈初起,红赤焮肿,隐隐作痛。

【组成】川芎、当归、赤芍、生地、牡丹皮、天花粉、甘草(炙)各3克,泽泻1.5克。

【用法】上药用水400毫升,加灯心20根,煎至320毫升,空腹时服。

【加减】大便秘结,加蜜炒大黄3克。

 槟苏散

【来源】《外科正宗》卷三。

【功用】祛风胜湿,行气消肿。

【主治】风湿流注,脚肿酸痛,麻木不仁,呕吐不食。亦治肛门痈(生于大腿肚)、箕门痈(生于股内近膝),肿痛寒热,胸腹胀满,脉沉无力。

【组成】 槟榔、紫苏、木瓜、香附子、陈皮、大腹皮各 3 克,木香 0.9 克,羌活 1.5 克。

【用法】 上药用水 300 毫升,加生姜 3 片,葱白 3 段,煎至 150 毫升,空腹时服。

 ## 漏芦汤

【来源】 《备急千金要方》卷五。

【异名】 漏芦连翘汤(《备急千金要方》卷十)、漏芦煮散(《普济方》卷二八五)。

【主治】 小儿热毒痈疽,丹毒,疮疖。并用于预防时行疮痘。

【组成】 漏芦、连翘、白蔹、芒硝、甘草(炙)各 0.8 克,大黄 3 克,升麻、枳实、麻黄、黄芩各 1.2 克。

【用法】 上十味,咀。用水 300 毫升,煎服 100 毫升。小儿生 1~7 日,取 20 毫升,分 3 服;8~15 日,取 30 毫升,分 3 服;16~20 日,取 40 毫升,分 3 服;20~30 日,取 60 毫升,分 3 服;30~40 日,取 100 毫升,分 3 服。

 ## 敷药解毒散

【来源】 《证治准绳·幼科》卷三。

【主治】 一切毒疮,风疹痒痛。

【组成】 大黄、黄柏、山栀、寒水石各等份。

【用法】 上药共研为末,水调搽。若破而脓水淋漓,用当归膏或清烛油调尤善。

 ## 敷药散

【来源】 《慈禧光绪医方选议》。

【功用】 祛风,清热,消肿。

【主治】 丹毒,痈肿。

【组成】 绿豆 30 克,蝉蜕 3 克,荆芥穗 9 克,泽兰 9 克,秦皮 6 克,夏枯草 6 克,连翘 9 克,白芷 9 克,蔓荆子 9 克。

【用法】 上药共研细面。每用 9~12 克,淡蜜水调敷。

醒消丸

【来源】 《外科全生集》。

【功用】 消肿止痛。

【主治】 痈毒初起,红肿疼痛坚硬,尚未作脓。

【组成】 乳香末、没药末各 30 克,麝香 4.5 克,雄精 15 克。

【用法】 上药共研和匀,取黄米饭 30 克捣烂,入末再捣,为丸,如萝卜子大,晒干,忌烘。每服 9 克,热陈酒送服,醉盖取汗。酒醒痈消痛息。

熟地黄散

【来源】 《太平圣惠方》卷六十一。

【主治】 痈发后,脓溃不止,肌体虚热,口干食少。

【组成】 熟干地黄 30 克,黄芪(锉)30 克,麦门冬(去心)30 克,黄芩 15 克,人参(去芦头)30 克,石膏 30 克(或 60 克),川芎 15 克,当归 15 克,白茯苓 30 克,甘草(生)15 克。

【用法】 上药捣筛为散。每服 12 克,以水 300 毫升,煎至 180 毫升,去渣,不拘时候温服。

吹鼻散

【来源】 《圣济总录》卷十五。

【主治】 脑风头痛。

【组成】 芦荟、龙脑(研)、瓜蒂(捣)、硝石(研)各等份。

【用法】 上药共研为末。每用少许,吹于鼻中。

连翘败毒散

【来源】 《古今医鉴》卷十五。

【功用】 清热解毒,消散痈肿。

【主治】 痈疽、疔疮、乳痈,及一切无名肿毒,初期憎寒壮热,头痛拘急。

【组成】 柴胡、羌活、桔梗、金银花、连翘、防风、荆芥、薄荷叶、川芎、独活、前胡、白茯苓、甘草(炙)、枳壳各等份。

【用法】 上药锉,加生姜煎。如疮在上,饭后服;在下,饭前服。

【加减】 如热甚并痛甚,加黄连、黄芩;如大便不通,加大黄、芒硝下之。

疮 疡

诸疮一扫光

【来源】 《外科正宗》卷四。

【功用】 清热燥湿,杀虫止痒。

【主治】 痒疮或干或湿,多痒少痛。

【组成】 苦参、黄柏各500克,烟胶500克,木鳖肉、蛇床木、点红椒、明矾、枯矾、硫黄、枫子肉、樟冰、水银、轻粉各90克,白砒15克。

【用法】 上药共研为细末,熟猪油1.12千克,化开,入药搅匀,丸作龙眼大,瓷瓶收贮。用时搽擦,2次即愈。

海浮散

【来源】 《疮疡经验全书》卷四。

【功用】 祛腐生肌,止痛止血。

【主治】 疮疡溃后,脓毒将尽,乳癌溃破等。

【组成】 乳香、没药各等份。

【用法】 上药共研细末。搽患处。恶肉自消。

消痈万全汤

【来源】 《石室秘录》卷二。

【功用】 清热解毒,消肿散痈。

【主治】 身体手足生疮疽。

【组成】 金银花21克,当归15克,甘草(生)、蒲公英各9克,牛蒡子6克,芙蓉叶7个(无叶时,用桔梗9克),天花粉15克。

【用法】 上药以水煎服。

胶髓膏

【来源】 《外科启玄》卷十二。

传世国医灵方

【主治】 恋眉疮。

【组成】 轻粉 3 克,川椒末 1.5 克,烟胶 3 克。

【用法】 上药共研末,将猪骨髓煎熟调匀,搽上即愈。

铁扇散

【来源】 《救伤秘旨》。

【功用】 生肌收口。

【主治】 金疮。

【组成】 象皮(切片,焙干)、花龙骨各 15 克,陈石灰、柏香(附松香中黑色者)、松香(与柏香同熔化,倾水中,取出晾干)、枯白矾各 30 克。

【用法】 上药共研细末。遇破伤者,用敷血出处,以扇搧之,立时收口结疤。如伤处发肿,黄连煎汁涂之。

【禁忌】 用药后,戒饮酒,恐血热妄行,忌卧热处,勿厚裹。

铁箍散

【来源】 《保婴撮要》卷十一。

【主治】 疮疖痈疽。

【组成】 芙蓉叶、黄柏、大黄、五倍子、白及各等份。

【用法】 上药共研为末。用水调搽患处四围。

连翘托里散

【来源】 《医方类聚》卷一九一引《烟霞圣效方》。

【功用】 清热解毒,泻火通便。

【主治】 素体壮实,常患疮疡,红肿疼痛,大小便不通。

【组成】 连翘 15 克,川大黄 90 克,牡蛎(炮)30 克,甘草(炙)15 克,山栀子 15 克,独活 15 克,黄芪 15 克,金银花(拣净)15 克。

【用法】 上药共研为粗末。每服 15 克,用水 300 毫升,煎取 210 毫升,去渣冷服,以利为度,量虚实加减。

四妙汤

【来源】 《圣济总录》卷一六九。

【主治】 小儿麸豆疮欲出,浑身壮热,情绪不乐,不思饮食。

【组成】 紫草、升麻、糯米各 30 克,甘草(生)7.5 克。

【用法】 上四味,粗捣筛。每服 6 克,用水 150 毫升,煎至 90 毫升,去渣,分 2 次温服。

金黄散

【来源】 《外科精义》卷下。

【主治】 丹毒,热疮。

【组成】 黄连、大黄、黄芪、黄芩、黄柏、郁金各 30 克,甘草(炙)15 克,龙脑(另研)1.5 克。

【用法】 上药共研为细末,入龙脑研匀。若治湿毒丹肿,新水调扫患处,或蜜水调如稀糊,用小纸贴之,或小油调扫;如久不愈,热疮毒赤,干搽或水调涂。

桃花散

【来源】 《普济方》卷二七五。

【异名】 桃花活血散(《疡科选粹》卷八)。

【功用】 生肌活血。

【主治】 一切恶疮、金疮。

【组成】 寒水石(煅)250 克,龙骨、虎骨、乌鱼骨各 30 克,白蔹、白石脂、赤石脂各 15 克,黄丹少许。

【用法】 上药加白及 15 克,同为细末。干搽或调敷。

附子饼

【来源】 《外科发挥》卷三。

【主治】 溃疡气血虚寒,不能收敛。

【组成】 炮附子(去皮、脐)适量。

【用法】 上药研末,以唾津和为饼,置疮口处,将艾壮于饼灸之。每日灸数次,但令微热,勿令痛。如饼干,再用唾津调和,以疮口湿润为度。

何首乌散

【来源】 《普济方》卷二七二引《医方集成》。

【主治】 遍身疮肿痒痛。

【组成】 防风、苦参、何首乌、薄荷各等份。

【用法】 上药共研为粗末。每用 15 克，水、酒各一半，煎 10 沸，热洗。于避风处睡一觉，其痛甚者 3 日愈。

 ### 柴胡清肝散

【来源】 《保婴撮要》卷十三。

【异名】 柴胡栀子散（《保婴撮要》卷十三）。

【主治】 肝经风热，或乳母怒火，患一切疮疡。

【组成】 柴胡、黄芩（炒）、人参、川芎各 3 克，山栀（炒）4.5 克，连翘、甘草（炙）各 1.5 克，桔梗（炒）2.1 克。

【用法】 上药以水煎，母子服之。

 ### 破棺丹

【来源】 《卫生宝鉴》卷十三。

【主治】 疮肿，一切风热。

【组成】 大黄（半生半熟）60 克，芒硝、甘草（炙）各 30 克。

【用法】 上药共研为末，炼蜜为丸，如弹子大。每服半丸，食后，以清茶、温酒任化下，童便研化服亦得。

【禁忌】 服药期间，忌饮冷水。

 ### 桃枝当归膏

【来源】 《东垣试效方》卷三。

【主治】 一切恶疮。

【组成】 当归身（去细梢，洗去土，干）3 克，杏仁（汤浸，支皮、尖）100 个，肥嫩柳枝 105 克（切 3.3 厘米许，水洗，干），肥嫩桃枝 45 克（切 3.3 厘米许，水洗，干），黄丹（水飞）180 克，麻油 500 毫升。

【用法】 上药先令油熬热，下桃枝、柳枝熬令半焦，以绵裹当归、杏仁，同熬至桃、柳枝黑焦为度，去药渣，滤油澄净，去渣秽令净，再上火令沸，旋入黄丹，熬成滴水不散为度。或只摊纸上，不透为度。用时贴患处。

附子八物汤

【来源】 《三因极一病证方论》卷三。

【异名】 人参附子汤(《御药院方》卷一)、附子汤(《玉机微义》卷四十八)。

【主治】 历节风,四肢疼痛;疮疡阳气脱陷,呕吐畏寒,泄泻厥逆。

【组成】 附子(炮,去皮、脐)、干姜(炮)、芍药、茯苓、甘草(炙)、桂心各 90 克,白术 120 克,人参 90 克。

【用法】 上药共研为粗末。每服 12 克,用水 300 毫升,煎至 210 毫升,去渣,空腹时服。

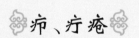

疖、疔疮

 清神散

【来源】 《外科正宗》卷二。

【功用】 清热解毒,镇惊安神。

【主治】 脱疽、疔疮、发背热毒甚者。腠理发越不尽,烦躁闷乱,睡则谵言,呕吐不食。

【组成】 甘草节(炙)15 克,豆粉 30 克,大朱砂 9 克,梅花片 1.5 片,牛黄 0.9 克。

【用法】 上药共研为细末。每服 3 克,淡竹叶、灯心汤调服。

图书在版编目（CIP）数据

传世国医灵方 / 柳书琴主编. —上海：上海科学
技术文献出版社，2016
（中华传统医学养生丛书）
ISBN 978-7-5439-7085-4

Ⅰ.①传…　Ⅱ.①柳…　Ⅲ.①验方—汇编—中国
Ⅳ.①R289.5

中国版本图书馆 CIP 数据核字（2016）第 150766 号

责任编辑：张　树　王倍倍

传世国医灵方
CHUANSHI GUOYILINGFANG

柳书琴　主编

*

上海科学技术文献出版社出版发行
（上海市长乐路 746 号　邮政编码 200040）
全 国 新 华 书 店 经 销
四川省南方印务有限公司印刷

*

开本 700×1000　　1/16　　印张 20　　字数 390 000
2016 年 9 月第 1 版　　　2016 年 9 月第 1 次印刷
ISBN 978-7-5439-7085-4
定价：78.00 元
http://www.sstlp.com